Mike Mandl (Herausgeber)

DIE ESSENZ VON SHIATSU

Aus der Perspektive der Meisterschaft

Ivan Bel – Kazunori Sasaki – Alice Whieldon – Philippe Vandenabeele
Yuichi Kawada – Chris McAlister – Tomas Nelissen – Tzvika Calisar
Wilfried Rappenecker – Joyce Vlaarkamp – Mihael Mamychshvili
Michel Odoul – Mike Mandl – Viorel Mihai

BACOPA VERLAG

IMPRESSUM

Bildnachweis

Adobe Stock
Konstantin Aksenov / stock.adobe.cm
Oval Design / stock.adobe.cm
ustas / stock.adobe.cm
emma / stock.adobe.cm
jedi-master / stock.adobe.cm
enjoynz / / stock.adobe.cm
SeanPavonePhoto/ stock.adobe.cm
Li Ding / stock.adobe.cm
yoko_ken_chan/ stock.adobe.cm

Unsplash
Roméo A. auf Unsplash
Zhaoli JIN auf Unsplash
David Emrich auf Unsplash
Nelly Antoniadou auf Unsplash
David Adamson auf Unsplash
Heather Shevlin auf Unsplash
Francesco Ungaro auf Unsplash
五玄土 ORIENTO auf Unsplash
kazuend auf Unsplash
Taiki Ishikawa auf Unsplash
Weichao Deng auf Unsplash
Hu Chen auf Unsplash
Content Pixie auf Unsplash
Jennifer Goolsby auf Unsplash
Ray Wyman Jr auf Unsplash
Pietro De Grandi auf Unsplash
Jeremy Broekman auf Unsplash
Sora Sagano auf Unsplash
Weichao Deng auf Unsplash
ezra-jeffrey-comeau auf Unsplash

Gestaltung und Layout
Warum Diju
Dinah Hoppenstedt
www.warum-diju.de

BACOPA Verlag 4521 Schiedlberg | Austria, Waidern 42
e-mail: office@bacopa.at | verlag@bacopa.at
www.bacopa.at | www.bacopa-verlag.at

Printed in the European Union
ISBN: 9783991141242
1. Auflage, 2025

INHALTSVERZEICHNIS

EINLEITUNG

DIE ESSENZ VON SHIATSU
Aus der Perspektive der Meisterschaft

Shiatsu ist im Vergleich zu anderen traditionellen Heilkunst-Systemen eine relativ junge Methode: Nicht wesentlich mehr als 100 Jahre alt, hat sich Shiatsu rasch entwickelt und genauso rasch verbreitet. Zuerst in Japan. Dann auf der ganzen Welt. Aus einem Konglomerat an verschiedenen Wurzeln ist in kurzer Zeit ein Baum mit vielen Zweigen und noch mehr Blüten hervorgegangen. Im Zuge dieses Entstehungsprozesses haben etliche andere manuelle Behandlungstechniken, therapeutische Zugänge und Gedankenmodelle aus diversen philosophischen Richtungen Einfluss auf die Evolution von Shiatsu ausgeübt und die Shiatsu-Blüten auf teils sehr unterschiedliche Art und Weise gefärbt und geformt. Dazu gesellen sich zeitgemäße Strömungen, individuelle Interpretationen und die fokussierte Weiterentwicklung von spezifischen Aspekten dieser so schönen Berührungskunst. Fazit: Wir leben in einer bunten Shiatsu-Welt. Wir erfreuen uns großer Shiatsu-Vielfalt.

Was aber verbindet all diese unterschiedlichen Shiatsu-Stile? Gibt es überhaupt eine klar zu definierende Essenz von Shiatsu? Auf welchen Grundprinzipien baut es auf? Wie funktioniert es? Was ist die Rolle von Ki? Was die Rolle der Meridiane? Wie zentral ist das Hara? Und: Was zeichnet eine gute Praktikerin / einen guten Praktiker aus?

Dieses Buch widmet sich der Spurensuche: Zu Wort kommen global führende Shiatsu-Expert:innen mit jahrzehntelanger Erfahrung. Zu Wort kommen die Menschen hinter Pionierleistungen und Innovationen, die Meister:innen unterschiedlichster Shiatsu-Stile und -Schulen. Ihre Perspektiven auf grundlegende Shiatsu-Fragen sollen dazu beitragen, ein tieferes Verständnis für die wesentlichen Aspekte unserer Kunst zu erlangen. Einen fruchtbaren wie herausfordernden Diskurs anstoßen, der für Impulse und Inspiration sorgen und Horizonte erweitern will.

Es ist mir dabei ein großes Anliegen aufzuzeigen, dass es weder den „einen“ Shiatsu-Stil noch das „eine“ Shiatsu gibt. Dass es nicht um richtig und falsch, um besser oder schlechter geht. Dass diverse Zugänge, Interpretationen und Meinungen gerade das sind, was Shiatsu als Gesamtheit auszeichnet. Auch wenn – oder gerade weil – ich selbst als Praktiker und Schulleiter der International Academy for Hara Shiatsu für einen bestimmten Stil und eine bestimmte Shiatsu-Philosophie stehe, konnte ich aus jedem einzelnen Beitrag dieses Buches etwas für mich lernen, etwas für meine Praxis mitnehmen.

Das kann ein einzelner Satz gewesen sein, der mir geholfen hat, eine bereits bestehende Einsicht zu verdichten und zu vertiefen. Eine bestimmte Perspektive, aus der heraus ich Shiatsu oder einen bestimmten Aspekt von Shiatsu noch nicht betrachtet hatte. Das kann eine kontroverse Meinung gewesen sein, die mich zum Reflektieren und Hinterfragen angeregt hat. Oder eine frische Neubetrachtung von bereits zu selbstverständlich gewordenen Routinen.

Von anderen lernen zu dürfen, ist ein großes Geschenk. Dies lebenslang zu dürfen ein noch größeres Geschenk. Shiatsu bietet uns diese Möglichkeiten. Und dieses Buch will ebenso verstanden werden: als ein Angebot des Lernens, des Hinterfragens und des Vertiefens. Es ist ein Geschenk der führenden Shiatsu-Vertreter:innen an Dich. Eine Bestandsaufnahme von deren über Jahre zusammengetragenen und erworbenen Erfahrungsschatz. Es bewahrt diesen Schatz und möchte ein Buch sein, auf das man auf seiner individuellen Shiatsu-Reise immer wieder zurückgreifen kann, um Neues zu entdecken, Vertrautes wiederzuentdecken oder Bekanntes zu vertiefen. Es ist ein Angebot, mit den Meister:innen der Berührungskunst in Dialog zu treten.

Denn wenn es eine Essenz von Shiatsu gibt, dann ist es Kommunikation: die Kommunikation zwischen zwei Menschen. Und auch ein Buch ist eine Form von Kommunikation: zwischen der lesenden und der beitragenden Person. Was mich daher sehr freuen würde: Wenn dieses Buch generell zum Thema Kommunikation in der Shiatsu-Welt beitragen würde. Zur Kommunikation zwischen Praktizierenden, Lehrenden, Stilen und Schulen. Denn so unterschiedlich sich die Blüten von Shiatsu auch ausgeformt haben, klar ist, dass wir alle diese spezielle Form der Körperarbeit lieben und schätzen und mit ihr zum Wohle aller Lebewesen (zu denen man jeweils auch selbst zählt) beitragen wollen.

Wenn wir uns mehr austauschen, schaffen wir mehr Verbindung und mehr Verständnis für die Vielfalt des Shiatsu. Wir alle können den Stamm und die Wurzeln von Shiatsu stärken, auf dass dieser Baum weiterhin so schön wachsen und sich entfalten kann wie bisher.

Danke, dass Du dieses Buch erworben hast. Es würde mich sehr freuen, wenn es zu lesen für Dich genauso eine Quelle der Inspiration ist wie seine Entstehung für mich!

Mike Mandl

ÜBER DIE AUSWAHL DER BEITRAGENDEN PERSONEN

Ja. Warum ist diese eine Person im Buch und jene andere nicht? Als Herausgeber fiel die Verantwortung für die Auswahl mir zu. Wobei mir bewusst war und ist: Allen recht getan ist eine Kunst, die niemand kann. Schlimmer noch: Welche Auswahl an Beitragenden man auch immer trifft, niemand wird mit dieser hundertprozentig einverstanden sein. Jeder Mensch hat diesbezüglich andere Kriterien und Präferenzen.

Ich habe jedenfalls versucht, so viel Objektivität wie möglich in die Auswahl der Mitautor:innen einfließen zu lassen. Und daher beschlossen, anhand einiger neutraler Parameter vorzugehen und meine persönliche Meinung weitestgehend aus dem Spiel zu lassen ...

Einige dieser Parameter waren:

- Potenzielle Beitragende sollten mindestens 20 Jahre Shiatsu-Erfahrung aufweisen und einen maßgeblichen Beitrag zur internationalen Shiatsu-Szene geleistet haben.

- Sie sollten neben der Praxis- auch über Lehrerfahrung verfügen.

- Sie sollten repräsentativ für einen bestimmten Shiatsu-Stil stehen, um die Vielfalt möglichst umfassend abzubilden.

- Dazu galt es, eine gewisse geografische Streuung zu berücksichtigen wie auch eine Mischung zwischen Tradition und Moderne.

- Last but not least habe ich ein ausgewogenes Verhältnis von Yin und Yang angestrebt.

Auf der Basis dieser Parameter erstellte ich eine Liste und schrieb die entsprechenden Vertreter:innen unserer Zunft an.

Aber nur, weil alle Parameter vorhanden waren, bedeutete dies nicht automatisch, dass die angeschriebenen Personen auch Zeit und Lust und Raum hatten, um an einem solchen Projekt mitzuarbeiten. Das war zu akzeptieren. Was ich persönlich schade finde: die Unausgewogenheit von Yin und Yang. Es gibt wesentlich mehr Beiträge von Männern als von Frauen. Geplant war eine ausgeglichene

Balance. Leider waren zu wenige Meisterinnen zur Teilnahme bereit. Irgendwann muss man jedoch auch die Verantwortung für das reale Zustandekommen des Buches übernehmen und die Motivation zur Mitarbeit ebenfalls zu einem mitentscheidenden Parameter machen.

Nun, nach allen überwundenen Schwierigkeiten – das Zusammenstellen einer Anthologie ist keine einfache Sache, habe ich gelernt –, bin ich jedenfalls glücklich über das Ergebnis und möchte mich ganz herzlich bei allen bedanken, die viel Zeit und Geduld aufgebracht haben, um ihren Geist in Textform zu bringen und der Shiatsu-Szene auf diese Weise etwas mitzugeben.

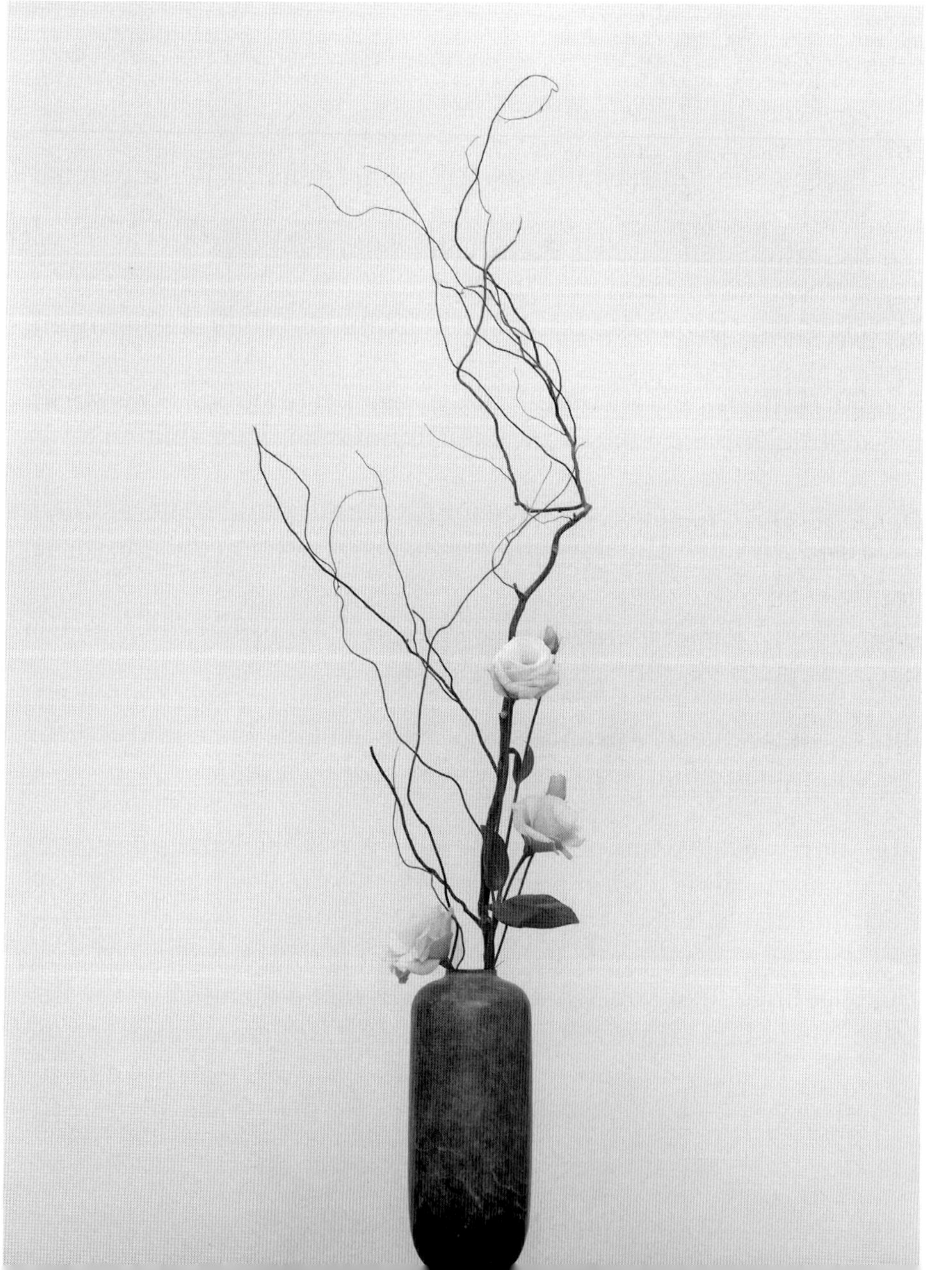

ZUM AUFBAU DES BUCHES

Jeder beitragenden Person wurden die gleichen Fragen gestellt:

- Was ist die Essenz von Shiatsu? Welche Grundprinzipien sind entscheidend?
- Was ist Ki und welche Rolle spielt es im Shiatsu?
- Welche Bedeutung haben die Meridiane im Shiatsu?
- Was ist die Grundidee des Hara im Shiatsu
- Braucht Shiatsu Diagnose?
- Was zeichnet eine gute Praktikerin / einen guten Praktiker aus?

Den Autorinnen und Autoren wurde es freigestellt, in welchem Umfang sie auf diese Fragen eingehen. Das resultierte naturgemäß in kürzeren und längeren Beiträgen. Diese wurden so gereiht, dass sich vor allem ein guter Lesefluss und eine inspirierende Abwechslung ergab; eine wie auch immer geartete Präferenz sollte damit nicht zum Ausdruck gebracht werden. Ebenfalls freigestellt wurde ihnen die Art und Weise des Genderns: Doppelnennung, abwechselnde Verwendung der männlichen und weiblichen Formen, substantiviertes Partizip (Lehrende und Lernende) oder der Doppelpunkt (Praktiker:innen) kommen vor, und auch dabei wurde vor allem auf den stetigen Lesefluss geachtet.

Dasselbe gilt für die asiatischen Termini für Energie. Ob Qi, Ki oder auch Chi, je nach persönlichem Hintergrund und Bezugsrahmen kommen alle Varianten vor. Wer mehr von chinesischen Systeme geprägt ist, wird eher den Begriff Qi verwenden, während die klassische Shiatsu-Sprache eher Ki verwendet.

Aber nun genug der einleitenden Worte: Tauchen wir ein in die Essenz von Shiatsu!

„Das Wichtigste ist, zwei Menschen zusammenzubringen, die eine Zeit lang einen gemeinsamen Weg gehen.

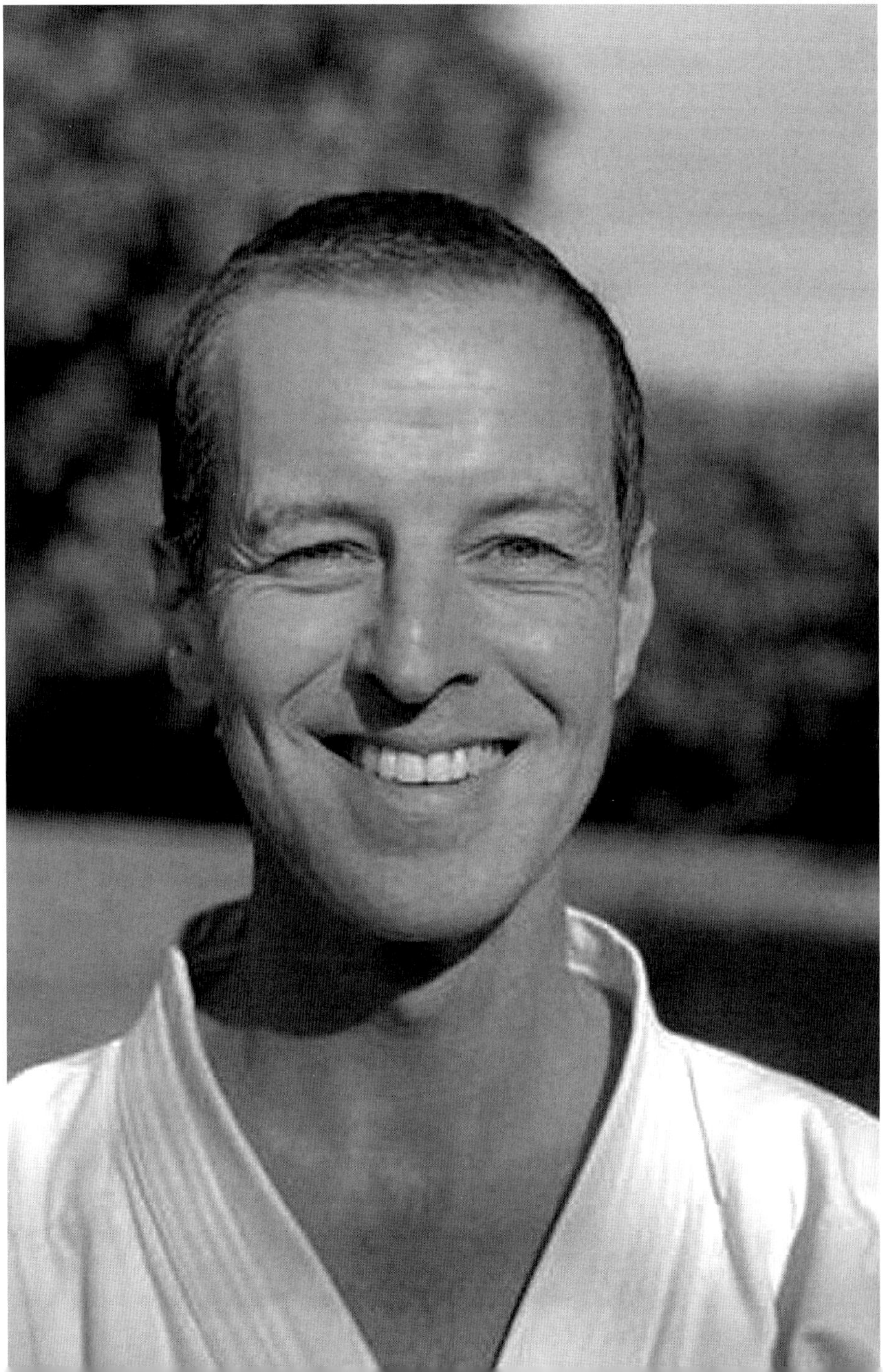

IVAN BEL

Ivan ist ein internationaler Shiatsu-Lehrer französischer Herkunft, Gründer von Ryōhō-Shiatsu sowie der NGO „Missions Shiatsu Humanitaire", die sich für die weltweite Entwicklung von Shiatsu einsetzt. Er hat Shiatsu-Schulen in Belgien, Malawi und Bosnien gegründet. Darüber hinaus unterrichtet Ivan europaweit an vielen Schulen zu etlichen Shiatsu-Fachbereichen, die er mit seinen profunden Kenntnissen der Traditionellen Chinesischen Medizin und den Erfahrungen aus seiner 40-jährigen Ausübung von Kampfkunst ergänzt und vertieft.

Aufs Wesentliche konzentrieren, das Überflüssige loswerden

Eine seiner großen Leidenschaften ist die Beschäftigung mit der historischen Entwicklung von Shiatsu, deren Erforschung und Dokumentation er in der von ihm initiierten Gruppe „History of Shiatsu" verfolgt. Sein Blog www.ryohoshiatsu.com ist in sechs verschiedenen Sprachen übersetzt und erreicht monatlich über 10.000 Leser:innen. Zudem ist Ivan Autor des Buches „L'Esprit du Shiatsu", das auf Französisch, Italienisch und Englisch zu einem Standardwerk für viele Shiatsu-Studierende und -Praktizierende geworden ist.

Mehr über Ivan Bel findest Du hier:

FB Page:
https://web.facebook.com/ivanbelshiatsu
Ryōhō-Shiatsu:
https://www.ryohoshiatsu.com/
Ryōhō-Shiatsu auf Instagram:
https://www.instagram.com/ryoho.shiatsu/
Ryōhō-Shiatsu auf YouTube:
https://www.youtube.com/channel/UCdJpejY84nxPbkH0EUtDJSQ
Missions Shiatsu Humanitaire:
https://www.msh-shiatsu.org/
History of Shiatsu:
https://web.facebook.com/groups/historyofshiatsu

WAS IST DIE ESSENZ VON SHIATSU?

Eine komplexe Frage, die sofort weitere Fragen mit sich bringt: Über welche Essenz von Shiatsu sprechen wir eigentlich? Geht es dabei um praktische, konzeptionelle, historische oder spirituelle Aspekte? Oder geht es darum, was unsere Kunst denjenigen Menschen bringt, die eine Shiatsu-Behandlung erhalten? Wenn wir uns der Essenz von Shiatsu also annähern wollen, ist es wichtig zu wissen, wo wir stehen und wovon wir sprechen.

Beginnen wir daher mit den Wurzeln von Shiatsu, seiner historischen Essenz. Bis 1928 wurde das Wort Shiatsu (指圧) nie veröffentlicht und existierte daher in der allgemeinen Wahrnehmung einfach nicht. In diesem Jahr veröffentlichte der Anmashi (Spezialist für Anma) Kazuma Fukunaga das Buch „*Chikara ōyō ryōhō*" (Krafttherapie), das einen Anhang mit dem Titel „Shiatsuhō" (Shiatsu-Methode) enthält, in dem der Begriff „Shiatsu" erstmals auftaucht. Dieses Buch ist mittlerweile vergriffen. Nur noch ein Exemplar befindet sich in der japanischen Parlamentsbibliothek.

Seit 1925 wird in Japan regelmäßig ein Buch über gängige Gesundheitsmethoden veröffentlicht, das bis heute fast 2.000 aktualisierte Ausgaben umfasst. Wegen der Farbe seines Einbands auch als „Rotes Buch" („Akaihon") bekannt, verfasste dessen Herausgeber Takichi Tsukuda in der Ausgabe von 1929 ein eigenes Kapitel mit dem Titel „Shiatsu". So verbreitete sich der Name von Shiatsu in der Öffentlichkeit und war von besonderem Interesse für die Anmashi, die nach einer Möglichkeit suchten, ihr zunehmend schwindendes Ansehen in der Öffentlichkeit wieder zu steigern.

Angesichts des aufkeimenden Erfolgs des Begriffs Shiatsu, der allmählich die von der Anma-Massage abgeleitete Bezeichnung Appaku-hō (Drucktechnik) ablöste, veröffentlichte Kaisen Tanokura 1931 ein Buch mit dem Titel *„Shiatsu ryōhō"* (Shiatsu-Therapie). In diesem integrierte er Aspekte der westlichen Wissenschaft ins Shiatsu, vor allem Anatomie. Diese Idee wurde von Fukunaga aufgegriffen, der seinen Autorennamen nun in Tenpeki Tamai änderte. Im Jahr 1939 veröffentlichte er das Werk *„Shiatsu hō"* (Shiatsu-Methode), das eine gewisse Reichweite erlangte und dem Namen Shiatsu weiter den Weg ebnete. In der Einleitung zu diesem Buch erläutert Tenpeki Tamai, dass er seit 20 Jahren Shiatsu praktiziert. Wenn wir von dieser Aussage ausgehen, bedeutet dies, dass Shiatsu um 1919 geboren wurde – im Jahr 2019 feierten auch einige Länder den hundertsten Jahrestag der Geburt von Shiatsu. Auf jeden Fall setzte sich Shiatsu mit dem Buch „Shiatsu hō" als neuartiger manueller Stil unter diesem neuen Namen durch und erlangte immer mehr Aufmerksamkeit, bis Shiatsu schließlich 1955 offiziell vom Japanese Ministry of Health and Welfare als Therapiemethode anerkannt wurde. Dies ist die historische Essenz des Begriffs „Shiatsu", der „Fingerdruck" bedeutet.

Was ist nun die konzeptionelle Essenz von Shiatsu? Die Antwort ist vielschichtiger als gedacht, denn Shiatsu liegen viele Konzepte zugrunde. Im Laufe der Jahrhunderte hat Japan viele populäre Heilmethoden entwickelt. Weit in die Geschichte zurückgehend, erschien es laut damaliger Auffassung wichtig, im Fall von Krankheit und Leiden böse Geister zu vertreiben, die das Gleichgewicht von Körper und Psyche störten. Eine Aufgabe, die dem Spezialisten für Verhexung, dem Jugonshi, übertragen wurde. Hier finden wir den schamanischen Einfluss in der japanischen Volksheilkunde.

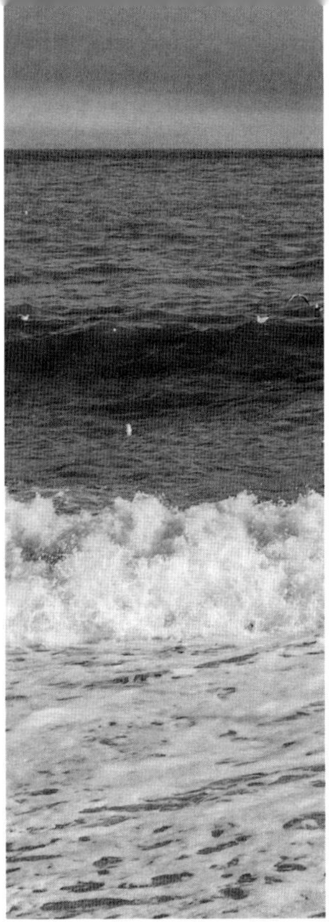

Diese Herangehensweise wurde auch noch gelehrt, als bereits Akupunktur, Moxibustion, Massage oder Diätetik zur medizinischen Ausbildung zählten. Im Laufe der Zeit verschwand jedoch die Vorstellung, es mit Geistern zu tun zu haben, und der Schwerpunkt verlagerte sich auf die Bedeutung und das Studium natürlicher Zyklen und Rhythmen. Es ging um gegensätzliche bzw. einander ergänzende Kräfte und Dynamiken, die im Wechsel der Jahreszeiten genauso zum Ausdruck kommen wie in den verschiedenen Phasen des menschlichen Lebens. Die Einflüsse von Umwelt, Beruf, Ernährung und Emotionen auf den Gesundheitszustand und das Wohlbefinden standen nun im Mittelpunkt. Dieser Zugang kann als eine Art von Beobachtungsmedizin verstanden werden, die versucht, das Prinzip von Ursache und Wirkung auf möglichst vielen Ebenen zu verstehen. Auf der Grundlage dieser Beobachtungen entwickelten sich sieben Thesen[1], die auch heute noch für Shiatsu prägend sind:

1. Der Mikrokosmos spiegelt sich im Makrokosmos und umgekehrt. Alles Große findet sich im Kleinen wieder. Alles Kleine findet sich im Großen wieder.

2. Die Umwelt prägt den Menschen. Ein Mensch, der in den Bergen lebt, wird nicht derselbe sein wie ein Mensch, der am Wasser lebt.

3. Alles ist Bewegung. Nichts ist zweimal dasselbe. Das einzig Gleichbleibende ist die konstante Veränderung. Ein Prinzip, das sowohl dem Buddhismus als auch dem Taoismus gemeinsam ist.

4. Bewegungen sind zyklisch. Das ist das Prinzip des Kreises. Aber da nichts immer gleich ist, gibt es eine ständige Entwicklung, wodurch sich eine spiralförmige Bewegung ergibt. Heute wissen wir, dass das Blut in unseren Adern, das Wasser in unseren Waschbecken, der Saft in unseren Bäumen und alle anderen Flüssigkeiten in spiralförmigen Bewegungen zirkulieren.

5. Krankheiten entstehen nicht spontan. Das tun nur Unfälle. Eine Krankheit ist immer das Ergebnis eines mehr oder weniger langwierigen Prozesses, der eine Wurzel, eine Ursache hat. Es ist diese Ursache, die ebenso behandelt werden muss wie die Symptome.

6. Der Körper heilt sich im Allgemeinen selbst. Wenn nicht, braucht er eine helfende Hand (Shiatsu) oder spezifische Wirkstoffe, um seine Selbstheilungskräfte zu stärken (zum Beispiel von Pflanzen). Praktizierende sind keine Heilenden. Sie sind lediglich externe, helfende Personen, die dieses natürliche Prinzip stimulieren.

7. Die beste Medizin ist oft die einfachste. Es mag überraschen, dass die einfache Anwendung von Fingerdruck auf den Körper diesen wieder gesund machen kann. Man muss es nur ausprobieren, um festzustellen, wie wirksam es ist.

Tokujirō Namikoshi (1905–2000), der großen Einfluss auf die Entwicklung und Anerkennung von Shiatsu in Japan hatte, bringt dies mit seinem berühmten Satz auf den Punkt: „Das Herz von Shiatsu ist wie das Herz einer Mutter; wenn wir drücken, lassen wir die Quellen des Lebens sprudeln" („Shiatsu no kokoro haha no gokoro, oseba inochi no izumi waku"). In diesem Satz finden wir mehrere grundlegende Konzepte: dass Shiatsu mit Einfühlungsvermögen und Liebe praktiziert wird, dass die praktizierende Person nicht heilt, sondern die Kräfte der Selbstheilung aktiviert, und dass Freude aus diesem Prozess entsteht und ihn begleitet. Im letzten Kapitel seines Buches von 1939 sagt Tenpeki Tamai, dass man, um ein guter Praktiker zu sein, jeden Tag das Herz-Sutra rezitieren müsse, um einen Sinn für Mitgefühl zu entwickeln.

Nach der Geschichte und den Konzepten können wir nun versuchen, das Wesen von Shiatsu selbst zu definieren. Es gibt viele verschiedene Shiatsu-Stile, mindestens hundert nach meinem Wissensstand. Und obwohl die Art und Weise, wie die Behandlungen angegangen werden, von einem Stil zum anderen variiert, gibt es doch gemeinsame Prinzipien, insbesondere den Fingerdruck betreffend. Dieser sollte senkrecht, kontinuierlich und stabil sein. Diese Begriffe werden auch in der japanischen Definition von Shiatsu durch das Gesundheitsministerium verwendet. Egal, welcher Körperteil berührt wird, der Druck sollte immer senkrecht zur anatomischen Zone und auf das Zentrum dieser Zone gerichtet sein. Der Begriff „kontinuierlicher Druck" bedeutet, dass der Druck konstant und ohne ruckartige Bewegungen ausgeübt wird und dass er je nach gewünschter Wirkung unterschiedlich lange aufrechterhalten werden kann. Fast alle Shiatsu-Stile stimmen auch darin überein, dass der Druck in drei Stufen ausgeübt wird:

1. Der Finger wird mit der Person in Kontakt gebracht. Dies ist die Phase der Druckpunktberührung (Tsubo).

2. Der Druck wird ausgeübt – ohne Muskelkraft, vielmehr durch Verlagerung des Körperschwerpunkts –, bis das Gewebe des behandelten Körpers Widerstand leistet.

3. Die Druckentlastung erfolgt durch das Zurückziehen des Körperschwerpunkts.

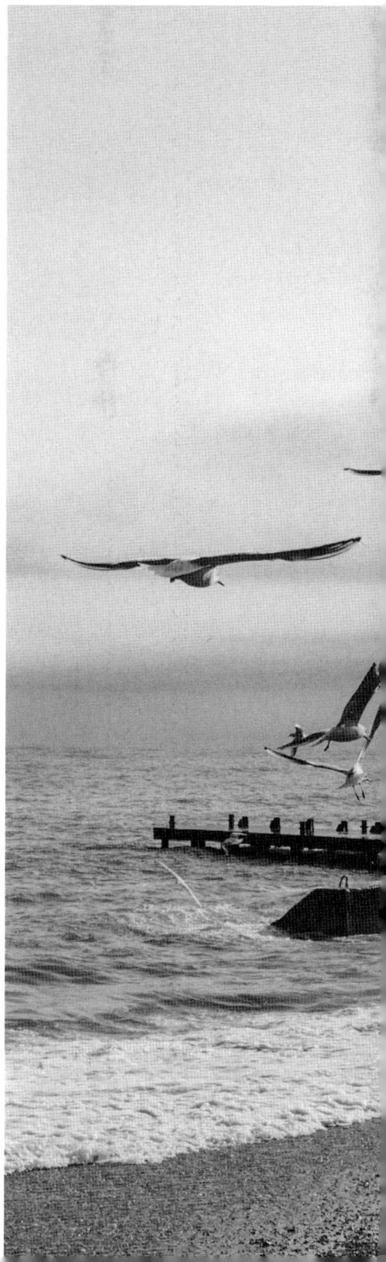

Stabiler Druck bedeutet, dass der oder die Finger in einer Position gehalten werden, was nicht so einfach ist, wie man denken könnte. Aber genau darum geht es ja bei Shiatsu. Der Grund dafür ist leicht zu verstehen. Stabiler Druck ermöglicht es dem Gewebe, den Druck ungestört aufzunehmen, sodass sich in Folge das Nervensystem entspannen kann. Zudem wird Shiatsu mit Kleidung praktiziert und nicht auf der Haut. Kleidung verrutscht wesentlich leichter, also ist es logisch, dass der Druck stabil sein muss.

Shiatsu ist in erster Linie eine manuelle Technik, was bedeutet, dass wir keine Werkzeuge aus Holz, Metall oder Stein verwenden wie zum Beispiel im Fall von Guasha. Es ist die Arbeit eines Körpers an einem anderen Körper. Um den wesentlichen Teil der Technik auszuführen, werden Hände und Finger am häufigsten verwendet, auch wenn aufgrund der historischen Wurzeln von Shiatsu im Anma die Verwendung von Ellbogen, Knie oder Unterarm in bestimmten Stilen präsent ist. Aber nicht nur der körperliche Aspekt, auch die psychische, emotionale Komponente von Shiatsu ist von großer Bedeutung. Erstens, weil es sich bei Shiatsu um eine Beziehung zwischen zwei Menschen handelt. Zweitens, weil es sich um eine therapeutische Beziehung handelt, in der die behandelte Person ihre Lasten, ihre Sorgen und ihre körperlichen Schmerzen offenbaren kann und bei der behandelnden Person ein aufmerksames Ohr dafür findet. Ein Shiatsushi (wörtlich „Shiatsu-Experte") ist nicht in Psychotherapie ausgebildet, aber es ist durchaus so, dass er oder sie im Allgemeinen sehr gut zuhören kann. Empathisches Zuhören ist ein integraler Bestandteil von Shiatsu, denn jeder Mensch möchte im Rahmen einer Behandlung über sich selbst und seine individuellen Herausforderungen sprechen. Da unser Körper nicht von einer Form von Bewusstheit und von den mannigfaltigen Emotionen getrennt ist, ist auch die ganze Person, die wir behandeln, weit mehr als nur ihre Muskeln, Knochen und Gelenke.

Wenn wir nun die historische Geschichte, die Prinzipien der natürlichen Gesundheit, die manuelle Technik und grundlegende Konzepte zusammenfassen, können wir dann die Essenz von Shiatsu erfassen? Ich glaube nicht, denn die Essenz von Shiatsu ist nicht die Summe seiner Einzelteile. Shiatsu ist vor allem Begegnung, ein Prozess, der sich auf mehreren Ebenen abspielt. Es ist die Begegnung zweier Menschen, von denen der eine in Shiatsu ausgebildet ist, aber niemals wirklich weiß, was in der zu behandelnden Person vor sich geht. Und die Shiatsu empfangende Person hat wiederum von Shiatsu meist wenig Ahnung, spürt aber, dass etwas in ihrem Körper-Geist-System nicht im Gleichgewicht ist. Sonst hätte sie den oder die Shiatsushi nicht aufgesucht.

Am Beginn einer Sitzung steht oft ein Gespräch, dann folgt aber bald Stille, um dem Körper den entsprechenden Raum zu geben, um zu fühlen, ohne Sprache, ohne Projektion seitens der Behandelnden. Der Weg der Empfangenden ist ihr eigener, und die Shiatsushis sind letztlich nur als vorübergehende Hilfestellung da, die ruhig und achtsam einen möglichen (Aus)Weg zeigen, ohne die Sichtweise der Empfangenden beeinflussen zu wollen. Diese spezielle Form der Begegnung ist ein wichtiger Aspekt für die Jūsha, die empfangende Person, die vorwärts geht, um sich selbst zu finden. Es ist ein Weg, der mit sich selbst beginnt, über einen anderen Menschen – die gebende Person – führt, um dann wieder zur empfangenden Person zurückzukehren, die mithilfe von Shiatsu in der Lage ist, das zu enträtseln, was enträtselt werden muss. Wie kann das geschehen? Indem die gebende Person unterstützende Hilfe anbietet, um die Ressourcen des Verstandes, des Geistes, der Gefühle und des Körpers in der empfangenden Person in vollem Umfang zu erwecken und zu harmonisieren.

Auch wenn Shiatsu keine Verbände anlegt, bedeutet dies nicht, dass es nicht wichtig ist, den natürlichen Energie-Fluss und die Ausgeglichenheit des Nervensystems wiederherzustellen, Muskelverspannungen zu lösen, Gelenke zu mobilisieren oder Traumata zu bewältigen. An diesem Punkt müssen Shiatsu-Therapeut:innen erkennen, dass sie sowohl diejenigen sind, die in das psychophysische Körpersystem der anderen Person eingreifen, als auch diejenigen, die die Natur dazu anregen, ihre ursprüngliche Harmonie wiederzuerlangen.

Die Essenz von Shiatsu ist daher meiner Meinung nach dieser Moment der gemeinsamen Reise, dieser stille Dialog, in dem die eine Person der anderen hilft, die Mittel zu finden, um sich selbst zu heilen, und der Klient der Praktikerin wertvolle Einsichten ermöglicht, um in seiner Praxis zu wachsen. Manchmal kann sich diese Begegnung über einen langen Zeitraum erstrecken, manchmal kann sie sehr emotional werden. Manchmal nicht. Aber das spielt keine Rolle. Das Wichtigste ist, zwei Menschen zusammenzubringen, die eine Zeit lang einen gemeinsamen Weg gehen.

WELCHE GRUNDPRINZIPIEN SIND IM SHIATSU ENTSCHEIDEND?

Ein Prinzip repräsentiert eine übergeordnete Instanz.
Daraus ergeben sich zwei Folgerungen.

1. Shiatsu basiert auf Grundprinzipien, die es unterstützen.

2. Diese Prinzipien sind so grundlegend, dass wir sie oft auch als universelle Gesetzmäßigkeiten betrachten können.

Im Shiatsu finden wir technische Prinzipien, wie die Art und Weise der Druckausübung, die Tiefe des Drucks, den richtigen Moment, um mit dem Druck aufzuhören, den Rhythmus der Behandlung, die Arbeit mit beiden Händen, das Hören auf die Hände, die Körperhaltung, die Aspekte der Zentrierung, der Stabilität und der vertikalen Ausrichtung. Wir können auch an die Bedeutung der Atmung, des Spürens und der Abwesenheit von Kraft denken. Allein die Liste der technischen Prinzipien ist unfassbar lang.

Zudem gibt es innere Prinzipien wie Einfühlungsvermögen, innere Stärke, Überblick, Wachsamkeit, Aufmerksamkeit, Distanz, die Rolle des Herzens, Begegnung, Trennung und Kontinuität der Arbeit und noch viele mehr. Man könnte meinen, dass es Zeitverschwendung ist, all dies zu studieren oder nur darüber zu lesen, aber in Wirklichkeit sind dies die Grundlagen für die angewandte Technik. Nehmen wir ein einfaches Beispiel: Viele Shiatsu-Schulen unterscheiden sich voneinander durch den Rhythmus, den sie ihrem Druck geben. Martialische Shiatsu-Schulen wie das Kōhō-Shiatsu können recht schnell sein, mit einem Druck von circa einer Sekunde. Die Namikoshi-Schule hat einen durchschnittlichen Rhythmus von drei Sekunden gewählt. Die Iokai-Schule arbeitet mit teils noch längeren Intervallen. Der Rhythmus ist ein technischer Aspekt.

Alle Schüler:innen lernen den jeweiligen Rhythmus ihres Stils und kennen meist nur diesen einen. Studiert man jedoch das Prinzip des Rhythmus, stellt man fest, dass jede Variante gewisse Vorteile hat, die die anderen nicht haben. Ein schneller Rhythmus belebt, ein mittlerer Rhythmus entspannt, und ein langsamer Rhythmus lässt einen in die Tiefe des Gewebes abtauchen. Das Studium des „Rhythmusprinzips" gibt der übenden Person mehr Freiheit, einen technischen Aspekt auf verschiedene Arten auszuführen und dessen praktischen Nutzen zu verstehen. Dank dieses Verständnisses ist die praktizierende Person in der Lage, den Rhythmus ihrer Behandlung an die gewünschte Wirkung anzupassen.

Nehmen wir ein anderes Beispiel: die Beobachtung. Die Beobachtung einer Person als Teil der Diagnose im fernöstlichen bzw. energetischen Sinn beginnt nicht erst auf der Matte. Sie beginnt mit dem Klingeln an der Tür, mit der Art und Weise, wie die Person hinter der Tür steht, mit ihrem Händedruck, dem Tonfall ihrer Stimme ... Wie sie geht, atmet, sitzt, ihre Probleme erklärt, ihre unbewussten Gesten, die Kleidung, die sie trägt, deren Qualität und ob sie gut gepflegt ist, die Gerüche, die sie verströmt, die Falten in ihrem Gesicht – alles ist von Bedeutung!

Wenn man jemandem helfen will, muss man ihn ruhig und aufmerksam beobachten, bis ins kleinste Detail. Dadurch erhält man eine Fülle von Informationen, die im Laufe der Sitzungen helfen, die Person besser zu verstehen und zu begleiten. Das bedeutet jedoch nicht, die Person zu kategorisieren und Menschen in Schubladen zu stecken. Die aus der Beobachtung gewonnenen Informationen bestätigen oder widerlegen eine Intuition, ob in Bezug auf ein Symptom oder einen Prozess. Je mehr Informationen wir sammeln, desto klarer können wir in den Shiatsu-Sitzungen Entscheidungen treffen.

Wie gehen wir eigentlich eine Sitzung an? Anfänger:innen machen oft bei mehreren Behandlungen das Gleiche. Sie wenden jenen Bewegungsablauf (Kata) an, den sie in ihrer Schule gelernt haben. Das ist kein Problem, aber nach einer Weile kann dies sowohl langweilig als auch entfremdend sein. In Wirklichkeit wird ein Bewegungsablauf den Schüler:innen vor allem als pädagogisches Mittel angeboten, um eine mehr oder weniger lange Abfolge zu erlernen und ihre Körper in der Praxis von Shiatsu zu trainieren. Aber eine Kata enthält ein ganzes Alphabet an Informationen, das man erst verstehen lernen muss, um es richtig anwenden zu können.

Erfahrene Praktiker:innen können eine Kata als Grundlage verwenden, werden sie aber an das jeweilige Problem anpassen. Wenn die Kata also damit beginnt, dass die empfangende Person auf dem Bauch liegt, dies aber für die Behandlung nicht von Bedeutung ist, wird sie stattdessen am Rücken liegend behandelt. Das ist gesunder Menschenverstand.

Mithilfe dieser wenigen Beispiele können wir verstehen, warum es heißt, dass die Prinzipien befreien, während die Technik einen festhält. Wie oft haben wir gehört, dass die einzig wirkliche Art, Shiatsu zu praktizieren, dieser oder jener Weg ist? Diese Haltung bindet die Praktizierenden – und auch die Lehrenden – an Richtlinien, die zu verkrampften Haltungen und letztlich zu Konflikten zwischen Shiatsu-Schulen führen. Der beste Weg, diese Situation zu lösen, besteht darin, die der Technik zugrunde liegenden Prinzipien zu verstehen. Auf diese Weise bietet man den Praktizierenden mehr Freiheit in ihrer Praxis und sendet eine wichtige Botschaft aus: Die Schüler:innen sollten nicht das Shiatsu ihrer Lehrer:innen praktizieren, sondern dasjenige, mit dem sie am besten in Resonanz gehen. Dasjenige, in dem sie ihre eigene Persönlichkeit, ihre eigene Menschlichkeit ausdrücken können.

Um also die Eingangsfrage zu beantworten: Ja, es gibt Grundprinzipien. Und zwar viele. Diese Grundprinzipien betreffen äußere und innere Techniken, aber nicht nur das. Nehmen wir zum Beispiel das Prinzip des „Ki musubi“ oder „einen Knoten binden / mit Ki binden“. Dieser Begriff aus dem Shintoismus bringt zum Ausdruck, dass Natur und Mensch miteinander verbunden sind. Dieses Prinzip hilft, diese Verbindung zu erkennen, denn es ist die Basis, um Ki zum Fließen zu bringen (Ki nagare), Ki zusammenzuführen (Ki awase) und Ki zu trennen (Ki hazushi). Und das ist weit mehr als nur ein technischer Aspekt.

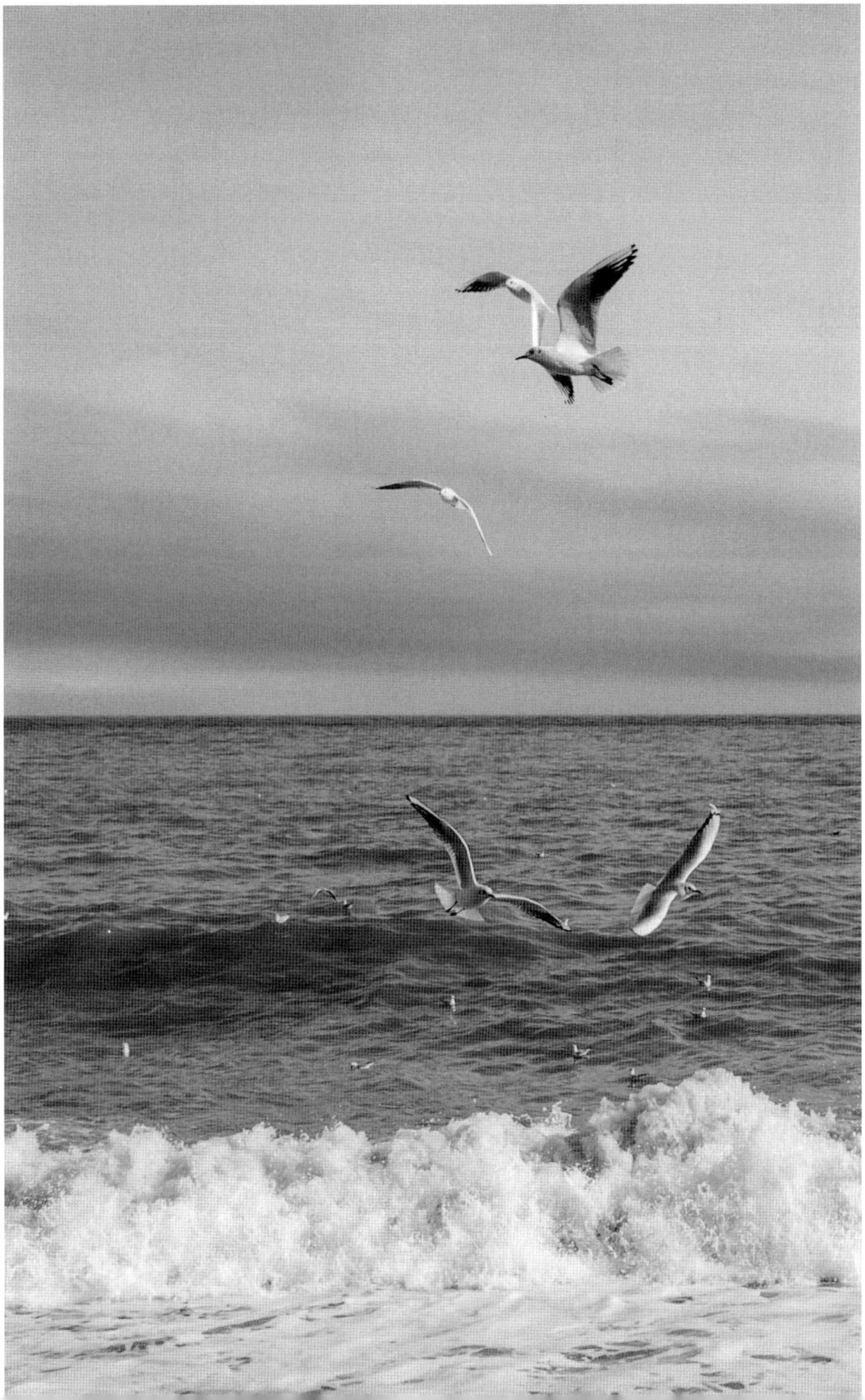

WAS IST KI UND WELCHE ROLLE SPIELT ES IM SHIATSU?

Das ist ein umfangreiches Thema und gleichzeitig Gegenstand vieler Missverständnisse, insbesondere zwischen der medizinischen und der energetischen Welt, aber auch zwischen den verschiedenen Stilen von Shiatsu. Und doch ist es ganz einfach …

Im Fernen Osten ist das philosophische Denken dynamisch und basiert auf Bewegung und Fluss. Die Qualitäten von Yin und Yang kreieren einen ständigen Änderungsprozess in allen Erscheinungsformen, ob in der Dreiheit von Erde, Mensch und Himmel, in den vier Jahreszeiten, den fünf Bewegungsrichtungen, den sechs Schichten usw. Im weiteren Sinne geht es darum, dass auf allen Ebenen des Kosmos, der Erde, der Umwelt, der Beziehungen zwischen den Menschen und im menschlichen Körper „etwas" zirkuliert. Gesundheit ist der Zustand der freien und harmonischen Zirkulation dieses „Etwas" und Krankheit ist das Ergebnis von Stagnation, Überschuss oder Mangel an demselben „Etwas". Die alten Chinesen nannten dieses „Etwas" Qi.

Im Westen hat das von den alten Griechen initiierte philosophische Denken unsere Welt geprägt, allerdings auf eine ganz andere Weise. Für sie waren alle Phänomene erklärbar und beweisbar, wenn man sie nur lange genug und mit den richtigen Mitteln studierte. Die ersten Philosophen waren zusätzlich Geometer, Mathematiker, Astrologen und später Physiker. Die Wissenschaft – im weitesten Sinne des Wortes – ist die Frucht dieser Philosophie. Da alles genau beobachtet werden muss, wurde im Bereich der Medizin der Körper schon in frühen Zeiten geöffnet, um zu verstehen, wie er aufgebaut ist. Andererseits sagt die Betrachtung eines toten Körpers nichts über dessen Vitalität zu Lebzeiten oder die in ihm dann ablaufenden Prozesse aus, nichts über die Bewegung des Blutes, des Herzens oder der Verdauung. Im Laufe der Jahrhunderte entwickelte sich eine feste Vorstellung vom Körper, die in Systeme unterteilt war, und der Arzt wurde zum Spezialisten für eines dieser Systeme oder sogar nur für eines der Organe.

Das Ergebnis ist, dass es heute ein scheinbar unvereinbares Unverständnis zwischen westlicher und östlicher Medizin gibt. Dabei sind sie sich sehr ähnlich. Auch die westliche Wissenschaft hat diverse Arten von Energie definiert, die alle im menschlichen Körper vorhanden sind, wie zum Beispiel die thermische Energie. Unser Körper hat eine durchschnittliche Temperatur von 37 °C. Wir erzeugen jeden Tag eine Menge Wärme. Wir bewegen uns auch jeden Tag. Das führt uns in den Bereich der kinetischen Energie. Dreimal am Tag bauen wir Nahrungsmoleküle ab, um unsere Zellen zu ernähren. Mehr noch: Jedes Mal, wenn wir ein Hormon bilden, umwandeln oder abbauen, handelt es sich um Chemie, um chemische Energie. Wir finden in unserem Körper auch elektrische Energie, denn unser Gehirn und unser Nervensystem arbeiten mit elektrischen Impulsen. Wir sind intern sehr gut verdrahtet, um schnell zwischen dem Gehirn und unseren Zehen zu kommunizieren.

Alle Materie besteht aus Atomen. Auch der menschliche Körper. Milliarden und Abermilliarden von Atomen rotieren in uns und erzeugen so Schwingungen. Schwingung ist eine Welle. Wellen sind Träger von Energie. Wenn Du Dein Auto auf einer abschüssigen Straße parkst, ziehst Du die Handbremse an. Das Auto könnte losfahren, tut es aber nicht. Aber es besteht die Möglichkeit, dass es losfährt. Es beinhaltet potenzielle Energie. Im menschlichen Körper wird diese Handbremse als Schlaf bezeichnet. Wir schalten den Körper auf Pause und am nächsten Tag sind die Batterien wieder aufgeladen. Wir haben das Potenzial, den nächsten Tag in Topform anzugehen.

Überhaupt: Emotionen sind großartige Motoren. Wer ist nicht schon einmal zur Liebe seines Lebens gerannt, ohne sich dabei müde zu fühlen? Auch Überzeugungen und Glaube sind starke Antriebskräfte. Wenn wir sagen, dass „der Glaube Berge versetzt“, dann deshalb, weil für diejenigen, die glauben, nichts unmöglich ist. Willkommen im Bereich der psychischen Energie. Die Wissenschaft ermöglicht es den Menschen im Westen, jede Energieart thematisch zu unterteilen und zu analysieren, aber im Grunde geht es immer um dasselbe. Für die alten Chinesen ist all dies in dem Konzept von Qi – oder Ki auf Japanisch – enthalten.

Qi findet sich übrigens im Wörterbuch unter der Übersetzung „Gas, Luft, Vakuum“ und in dem Kontext, der uns interessiert, unter dem Wort „Atem“. Wenn ein Chinese jemanden sieht, der ganz rot ist und schwitzt, wird er sagen, dass diese Person viel Qi hat. Wenn ein Kind sehr unruhig ist und sich ständig bewegen muss, würde man sagen, dass es viel Qi hat. Wenn ein Mensch voller Ideen, Fantasie und Erfindungsreichtum ist, hat er ebenfalls viel Qi. Wenn er gut schläft und seinen Tag in Bestform beginnt, bedeutet das starkes Qi. Wenn er gut verdaut und einen perfekten Stuhlgang hat, ist das sogar ein Zeichen für hervorragendes Qi. Kurz gesagt, was auch immer geschieht, es lässt sich auf Qi zurückführen.

Das Zeichen für Qi stellte ursprünglich die Sonne und das Feuer als Ursprung des Phänomens dar, das Dampf erzeugt (). Dann verschwanden die Sonne und das Feuer aus dem Zeichen und wurden durch Reis ersetzt, der beim Kochen Dampf freisetzt und den Deckel des Kochgeschirrs zurückdrängt. Dies wird mit dem neueren Zeichen für Qi (氣) erklärt. Diesem Zeichen fehlen jedoch zwei entscheidende Aspekte: das Vorhandensein von Wasser und Feuer. Für Chinesisch- und/oder Japanisch-Kundige besteht jedoch keine Notwendigkeit, dies im Schriftzeichen zu vermerken, denn alle wissen, dass Reis (米) mit Wasser und Feuer gekocht wird. Daher das Vorhandensein des Zeichens für gekochten Reis im Qi-Zeichen. Außerdem weist es darauf hin, dass Energie aus Nahrung entsteht. Auf der Ebene der menschlichen Biologie entsteht Energie durch die Verdauung von Nahrung, wobei in den meisten asiatischen Ländern Reis das Hauptgetreide in der Ernährung ist. Auf universeller Ebene sind es jedoch die Sonne und das Wasser, die Energie und somit Leben hervorbringen.

Unter kommunistischer Vorherrschaft vereinfachte China seine Schrift, um sie für das Volk leichter erlernbar zu machen. So wurde das Reiszeichen entfernt, was zu einer dritten Version des

Zeichens führte: 气. Auch hier gibt es eine interessante semantische Entwicklung, denn der Dampf, das Qi, entsteht aus dem Nichts, genauer gesagt aus der Leere. Dies ist ein überraschend modernes Zeichen, denn die klassische Regel der chinesischen Schrift lautet, dass alle Wörter in ein Rechteck passen, ausgewogen und stabil sein müssen. Hier sehen wir jedoch, dass dieses Zeichen nicht mehr im Gleichgewicht ist, sondern auf einem Bein steht. Wenn es nicht mehr stehen kann, wird es fallen und Bewegung erzeugen. Die Leere erzeugt Bewegung, die Qi erzeugt. Dieses Zeichen ist also nicht nur eine Vereinfachung, sondern verweist auf eine grundlegende taoistische Vorstellung, nämlich die der Leere als Ursprung von allem.

Im Shiatsu ist diese Vorstellung von Qi bzw. Ki von grundlegender Bedeutung für das Verständnis dessen, was in einem lebenden Körper vor sich geht. Das Leben ist das Ergebnis einer riesigen Anzahl von Interaktionen und Bewegungen. Alle anatomisch-physiologischen Systeme haben damit zu tun. Das Atmungssystem umfasst mechanische Bewegung, Gasaustausch, Hormone oder elektrische Impulse ... Das Gleiche gilt für das Herz-, Nerven-, Muskel-, Knochen- und das Verdauungssystem. Nach östlicher Auffassung ist es das Qi, das alles entwickelt, umwandelt und zirkulieren lässt. Wenn dieser Kreislauf im Ungleichgewicht ist, finden wir entweder Stagnation (im Japanischen Teitai), Überfluss (Jitsu) oder einen Mangel an Energie (Kyo). Man spricht auch von richtiger, harmonischer, ausgeglichener Energie (Seiki), sowohl innerlich als auch äußerlich. Oder von unausgewogener, nicht harmonischer Energie (Jaki).

Der Körper produziert eine Vielzahl von Signalen, die auf ein Ungleichgewicht hinweisen, lange bevor dieses spürbar wird oder feststellbare Symptome auftreten. Shiatsushis sind in der Lage, ein Ungleichgewicht zu behandeln, bevor es eine Krankheit auslöst. Keine Krankheit entsteht spontan. Krankheiten sind Prozesse, die entstehen und sich entwickeln. In der westlichen Medizin werden Krebserkrankungen im Idealfall im Stadium 0 erkannt, in dem der Tumor noch nicht ins umliegende Gewebe eingewachsen ist, allzu oft aber auch erst in deutlich späteren Stadien (3, umliegende Lymphknoten befallen, oder 4, Metastasen liegen vor). Energetiker:innen sind jedoch in der Lage, einzugreifen, bevor die Krankheit auftritt, bevor sie einen Namen erhält. Energetiker:innen wissen dafür meist nicht, welche Krankheit sich hinter den von ihnen wahrgenommenen Signalen versteckt. Aber sie sind in der Lage, die Homöostase des Körpers wiederherzustellen, das Qi – oder die Energien aus westlicher Sicht – wieder ins Gleichgewicht zu bringen. Das bedeutet nicht, dass sie nicht auch in fortgeschrittenen Stadien die Energie ausbalancieren können, also wenn sich die Krankheit bereits im Körper manifestiert hat. In solchen Fällen ergänzen sie die westliche Medizin. Bei der Vorbeugung können sie jedoch ganz unabhängig von dieser wirksam sein. Deshalb spielt Shiatsu eine wichtige Rolle bei der Vorbeugung von Krankheiten und der Erhaltung der Gesundheit. Aber bleiben wir bescheiden und erinnern wir uns an das chinesische Sprichwort „Gesundheit ist kein gutes Omen", denn nichts ist ewig und alles ist in Bewegung.

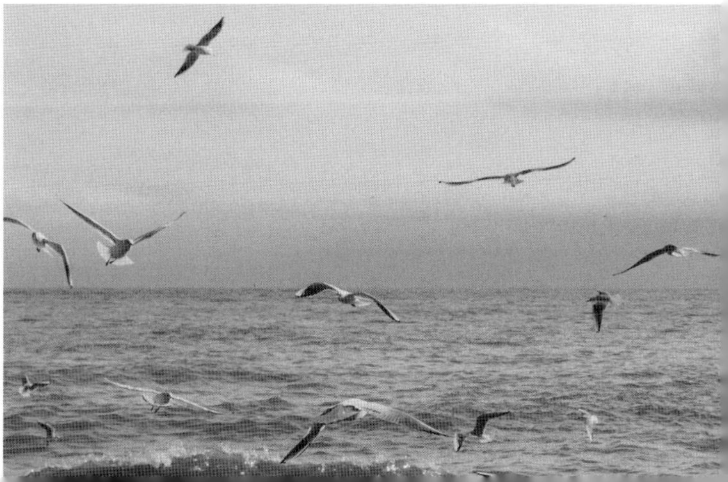

WELCHE BEDEUTUNG HABEN DIE MERIDIANE IM SHIATSU?

Auf diese Frage gibt es mehrere Antworten. Die korrekteste Übersetzung des japanischen Wortes „Keiraku“ oder des chinesischen Wortes „Jīngluò“ ist „Kanäle“, ein Erbe der alten chinesischen Medizin. Es gibt in der TCM in Summe 72 Meridiane[2]. Im Shiatsu studieren wir jedoch meist die zwölf Hauptmeridiane und die acht außerordentlichen Gefäße. Jeder Shiatsu-Stil setzt hier einen anderen Schwerpunkt. Dies bringt uns noch einmal zurück zur Geschichte der Entwicklung von Shiatsu und den drei japanischen Hauptzweigen.

Der erste ist der klassische Zweig, auch als „martialisches Shiatsu“ bekannt. Ein Shiatsu-Stil mit Kampfsporthintergrund. Es wird mit Kyusho (Vitalpunkten) sowie Kuatsu (Wiederbelebungstechniken) gearbeitet. Als die Kampfkunstschulen (vor allem Hakkō ryū Jujutsu und Jigen ryū Jujutsu) Anma und später Shiatsu übernahmen, behielten sie die Tradition bei, die Meridiane zu nutzen, um die Genesung zu unterstützen, die Kampfkünste Ausübenden von Schmerzen zu befreien und sie gegebenenfalls sogar wiederzubeleben. Sie haben auch Aspekte der Anatomie, der Osteopathie, der Bandagen und der Schienen übernommen, um die durch das harte Training lädierten Sportler:innen zu betreuen. Man könnte sagen, dass dies der traditionelle Zweig von Shiatsu ist, in dem Sinne, dass er das Wissen der klassischen chinesischen Medizin bewahrt hat, die in Japan auch als Kampo-Medizin bekannt ist.

Der zweite Zweig ist der sogenannte moderne Zweig, auch bekannt als „anatomisches Shiatsu“. Um in einem von den USA besetzten Japan praktizieren zu können, mussten Heilkunde-Schulen alles loswerden, was für den westlichen Geist zu obskur oder zu schwer zu verstehen schien, vor allem die Energetik. Der Schwerpunkt des Unterrichts lag nun auf Anatomie, Physiologie und Pathologie, zusätzlich zur Technik des Fingerdrucks. Dieser Prozess der Loslösung von der Tradition war bereits im ersten Buch von Tenpeki Tamai, der den Begriff „Shiatsu“ geprägt hat, zu beobachten. So konnten diese Schulen (Namikoshi usw.) schließlich die offizielle Anerkennung durch das japanische Gesundheitsministerium erlangen – der einzigen Institution, die ein staatliches Diplom verleihen darf.

Der traditionelle und der moderne Zweig entwickelten sich beide in den 30er, 40er und 50er Jahren unter dem Einfluss von Okuyama Sensei auf der einen und Namikoshi Sensei auf der anderen Seite. Der dritte Zweig entwickelte sich ein paar Jahrzehnte später, zwischen Ende der 60er und den 70er Jahren. Er kann als neotraditionell bezeichnet werden, da er die Rückkehr der Meridiane in die Praxis einläutete. Ausgelöst durch die Forschungen von Shizuto Masunaga, verbreitete sich dieser Stil rasch in der westlichen Welt, wo er zum dominierenden Stil wurde. Aber wie alles in Bewegung ist, führte Masunagas Vision dazu, dass sich auch andere Zugänge entwickelten, um mit den Meridianen zu arbeiten. Wie zum Beispiel bei Ted Saito in Kanada, Wataru Ohashi in den USA oder Ryokyu Endo in Japan, von denen jeder dem Gebäude neue Ideen hinzufügte. Dann folgten die Westler den japanischen Meistern. Heute sind wir Zeugen von immer mehr Kreationen und Innovationen in der Interpretation und der Anwendung von Meridianen im Shiatsu. Dies zeigt sowohl die Vitalität von Shiatsu als auch das vielseitige Gesicht von Meridianen. Gleichzeitig besteht die Gefahr, dass Shiatsu durch diese enorme Vielfalt sukzessive verzerrt wird und sich dadurch weit von seinen Wurzeln entfernt, sodass es irgendwann einmal schwierig sein könnte, Shiatsu weiterhin Shiatsu zu nennen.

Es ist daher wichtig, die Geschichte von Shiatsu zu kennen. Ein Studium der Kata-Diagramme von Namikoshi zeigt, dass die verwendeten Tsubos meist entlang der Meridianlinien aufgebaut sind, auch wenn Namikoshi nicht mit Meridianen, sondern mit Punkten arbeitet. Letzten Endes können wir also sagen, dass alle Zweige von Shiatsu auf dem Prinzip der Meridiane basieren.

Wie ich eingangs dargestellt habe, ist es ziemlich einfach, der wissenschaftlichen Welt zu erklären, was Ki ist. Komplizierter wird es hingegen, wenn man zu erklären versucht, dass dieses Ki durch Kanäle und mit einer bestimmten Richtung fließt. Es reicht nicht aus, nur darüber zu reden, man muss die Kraft von Ki visuell demonstrieren können, denn Wissenschaftler:innen sind im weiteren Sinn alle geistige Nachfahren des heiligen Thomas, der sagte: „Ich glaube nur, was ich sehe". Deshalb legen wir bei öffentlichen Demonstrationen von Ryōhō-Shiatsu großen Wert darauf, die unmittelbare Wirkung der Meridiane und Punkte auf den physischen Körper visuell darzustellen und die Teilnehmenden aufzufordern, die Übungen selbst durchzuführen, um sich davon zu überzeugen. Es dauert nur ein paar Sekunden, um die Realität der Meridiane zu verstehen. Im Moment stehen wir also vor dem Rätsel von etwas, das eine unmittelbare Wirkung hat, das aber niemand wissenschaftlich versteht.

Es ist nur eine Frage der Zeit, bis wir einen westlich-naturwissenschaftlichen Weg finden, ihre Existenz nachzuweisen. Wir wissen, wie man alle Arten von Wellen und elektrischen Kreisläufen misst, auch am und im Körper. Wir kennen die Piezoelektrizität, die durch die Bewegung der Faszien erzeugt wird. Wir sollten in der Lage sein, die Wege von Energie im Körper zumindest teilweise zu erklären, und zwar mithilfe von Instrumenten, die erst noch erfunden werden müssen. Aber an dem Tag, an dem wir das tun, werden wir erkennen, dass dies trotzdem nur eine begrenzte Sicht auf ein großes Phänomen ist, denn nichts kann das Leben in seiner ganzen Komplexität beschreiben. Wie Laozi sagte: „Das Tao, von dem man sprechen kann, ist nicht mehr das ewige Tao".

Unabhängig davon, ob wir unser Wissen über die Meridiane bewusst einsetzen oder nicht, ist die praktizierende Person in Kontakt mit einem Fluss, der im Körper zirkuliert. Vor allem, wenn wir uns die Zeit nehmen, langsamer zu werden und auf die Empfindungen zu hören, die von unseren Fingern und Händen ausgehen. Je nachdem, wo man Hände oder Daumen ansetzt, sind Intensität, Variabilität und Tiefe des Energieflusses unterschiedlich. Auf diese Weise lernen wir nach und nach die Natur der Meridiane kennen. Versuche doch einfach, Deinen Daumen auf den Lebermeridian zu legen und dort gut fünf Minuten zu verweilen, etwa auf Höhe des Oberschenkels. Dann wiederhole den Vorgang, aber auf der anderen Seite des Oberschenkels, auf dem Gallenblasenmeridian. Du wirst sehr schnell feststellen, dass die gesammelten Empfindungen keineswegs dieselben sind. Idealerweise sollte dieser Test mit einer gesunden Leber und Gallenblase durchgeführt werden. Ki-Störungen (Stagnation, Leere, Überfluss) sind ebenfalls sehr deutlich, aber sie verändern die Wahrnehmung der Situation.

Wenn man beginnt, den Meridianen zu folgen, ist man sich anfangs meist nicht sicher, warum man zu diesem oder jenem Punkt im Körper geht. Mit ein wenig Übung merkt man, dass ein Punkt zum Beispiel hart, verspannt oder schmerzhaft ist. Ein Punkt in einer ganzen Reihe von Punkten. Warum gerade dieser Punkt? Hat er eine Auswirkung auf die gesamte Bahn? Auf das Organ, das mit ihm verbunden ist? Anfänger:innen können diese Fragen nicht wirklich beantworten. Andererseits werden uns die Empfänger:innen mitteilen, wie sie sich fühlen, wenn der Punkt gelöst ist, was im Allgemeinen auf Entspannung, eine bessere Verteilung von Wärme im Körper oder eine geringere physische und psychische Anspannung hinweist. All diese Signale sind Beweise: Es funktioniert. Als ich Student war, verstand ich nicht wirklich, was ich tat, aber ich musste zugeben, dass es Ergebnisse gab. Erst mit den Jahren und einem tieferen Studium der Punkte und Meridiane, der Energiequalitäten und ihrer Zirkulation, begann ich besser zu verstehen, was vor sich ging.

Heißt das, dass die Meridianbehandlung ein Allheilmittel ist? Das kommt ganz darauf an, was man erreichen will. Wenn man einen Wirbel neu positionieren will, wird es wahrscheinlich lange dauern, wenn man nur Akupunkturpunkte verwendet. Anatomische Kenntnisse, Muskelentspannung, Dehnung und Mobilisierung sind diesbezüglich viel effektiver. Wenn man aber will, dass der Wirbel langfristig an seinem Platz bleibt und sich nicht wieder in die falsche Richtung zurückbewegt, dann ist die Arbeit mit den Meridianen interessanter. Umgekehrt reicht es bei Depressionen nicht aus, sich nur um den physischen Körper zu kümmern; die Wiederherstellung des Ki-Gleichgewichts in den Meridianen wird mittel- oder sogar kurzfristig viel interessantere Auswirkungen haben. Man muss also wissen, was man tut, denn es gibt kein Allheilmittel.

Eine der Stärken der Meridiane ist die Möglichkeit, den menschlichen Körper auf eine andere Art zu lesen. Das dichte Muster, das von den 72 Meridianen gebildet wird, bietet ein nützliches und präzises Raster. Wenn Personen schon lange mit Symptomen zu kämpfen haben, die von der klassischen Medizin nicht verstanden werden, können die Meridiane hier nützliche Erklärungen für die Betroffenen liefern. Warum bekomme ich immer ein Fieberbläschen in meinem Mundwinkel? Der Dickdarm-Meridian gibt uns die Möglichkeit zu einer Antwort und wir werden diese Herpes-Infektion mit diesem Organ in Verbindung bringen. Warum habe ich trockene Haut an den inneren Augenwinkeln und eine Entzündung der Tränendrüsen? Der Blasen-Meridian kann helfen. Chronische Schmerzen im Schulterblatt? Der Schmerz befindet sich wahrscheinlich im Dünndarm-Meridian. Diese Leseart des Körpers mag den Patienten ungewöhnlich erscheinen, wird aber gerne akzeptiert, sobald man die Zusammenhänge zwischen den Organen, den Meridianen und den Symptomen erklärt. Die Stärke des Meridiansystems liegt in der Tatsache, dass es Teil eines logischen und vollständigen Systems ist, das als Traditionelle Chinesische Medizin bekannt ist. Wenn ein System aus theoretischen Erklärungen, biologischen Wechselwirkungen und Ergebnissen ein kohärentes Ganzes bildet, ist es sehr funktional.

Ein weiterer Vorteil der Meridiane ist, dass sie die Schwingungsqualität des Körpers beeinflussen. Alles in der lebenden Welt basiert auf einer mehr oder weniger komplexen Welle, die in höheren oder niedrigeren Frequenzen zirkuliert. Bei Tieren und Menschen ist die Situation noch komplexer, weil jeder Teil des Körpers in einem anderen Rhythmus funktioniert. Das Gehirn zum Beispiel arbeitet viel schneller als der Rest des Körpers. Die Leber ist hingegen langsamer als der Magen, vor allem, wenn es um die Zellerneuerung geht. Jeder Teil des Körpers hat also seinen eigenen Funktionsrhythmus, seine eigene Energiefrequenz. Diese Komplexität ist anfällig für Störungen. Wir sprechen von Störungen durch engstirniges Denken, toxische Emotionen, industrielle Nahrungsmittel, stressige Lebensweise, ungesunde Aktivitäten, Verlust des Lebenssinns, äußere Aggressionen aller Art, Umweltverschmutzung, Traumata, körperliche Unfälle und, und, und ...

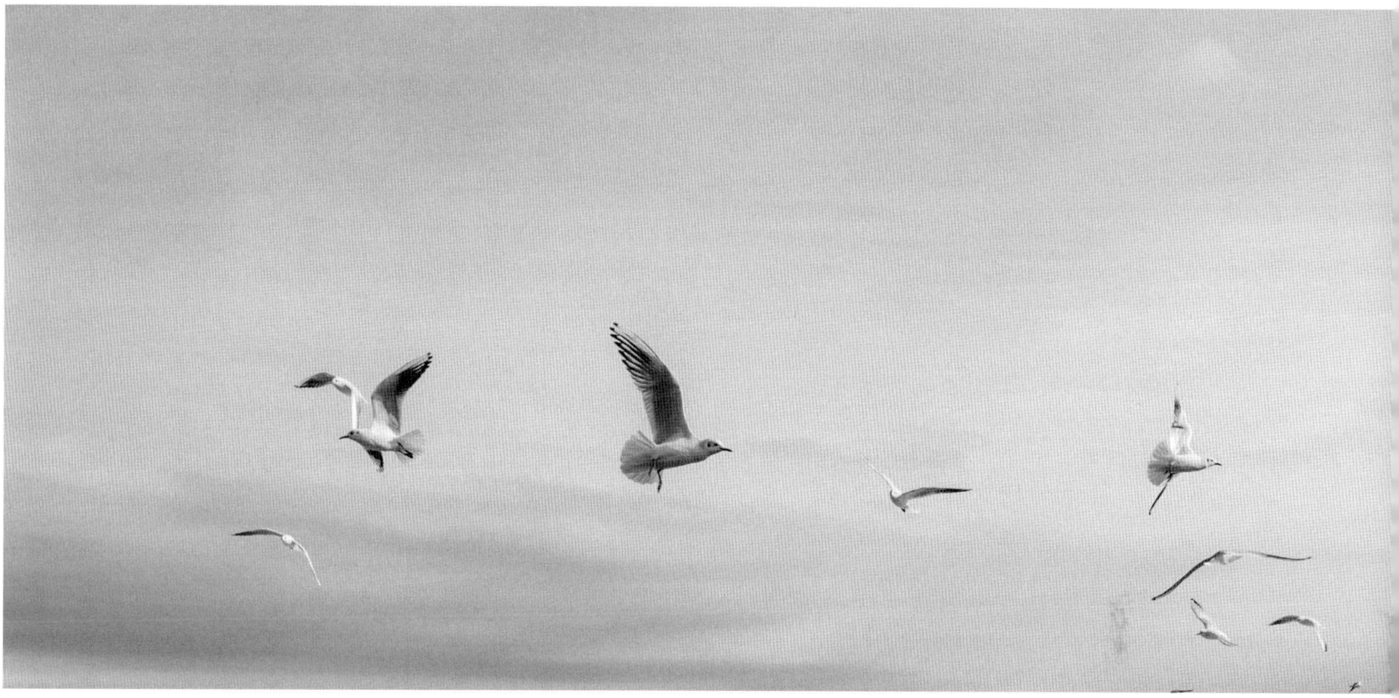

Im Shiatsu sprechen wir diesbezüglich von Störungen im Ki-Kreislauf. Die Sichtweise, die alles mit dem Ki in Verbindung bringt, bedeutet, dass wir durch die Arbeit mit dem Ki viele lebenswichtige Prozesse wiederherstellen und die Homöostase – das ausgeglichene Funktionieren der Körperfunktionen – wiederherstellen können. Die Annäherung an den Menschen über die Meridiane ermöglicht es uns, an allen Schichten zu arbeiten, die den Menschen ausmachen, an der Anatomie, an der Physiologie, an den Symptomen, an den Ursachen, am Verstand, an den Gefühlen und dem Geist. Es ist zum Beispiel nicht einfach, einer Person zu helfen, die an einer posttraumatischen Belastungsstörung (PTBS) leidet, die sich vielleicht völlig abgeschottet hat und/oder keine Gefühle mehr empfindet. Sie durch Berührung wieder in ihren Körper zu bringen, ist ein guter Anfang, aber es wird nicht ausreichen. Sehr schnell muss der Fluss in jedem Meridian reaktiviert werden, bis das gesamte System wieder harmonisch ist. Dann wird die Person überrascht sein, wenn sie eine Verbesserung ihrer Stimmung bemerkt, ihren Körper wieder spürt, das Leben um sie herum wahrnimmt und nicht mehr in ihrem Trauma gefangen ist. Natürlich können wir versuchen, die Behandlung gezielt zu gestalten und das Wissen der TCM zu nutzen, etwa Punkte zu verwenden, die für ihre Wirkung auf die Psyche bekannt sind, aber das ist nicht zwingend notwendig. Letztendlich ist es der Ausgleich der Meridiane, der diese Ergebnisse hervorbringt.

WELCHE BEDEUTUNG HAT DAS HARA IM SHIATSU?

Hara ist in vielerlei Hinsicht ein zentraler Begriff im Shiatsu wie auch in der japanischen Kultur. Das Kanji für Hara ist: 腹. Der linke Teil 月 ist ein Schlüssel, der auf den Begriff „Fleisch“ hinweist, also auf etwas, das mit dem Körper zu tun hat. Für den rechten Teil 复 gibt es mehrere Übersetzungsmöglichkeiten. Die Hauptbedeutung ist „den ursprünglichen Weg gehen / zurückkehren“ oder „zum Leben zurückkehren, wiederauferstehen“. Wenn wir das Schriftzeichen weiter aufschlüsseln, steht der obere Teil für ein Dach, der mittlere Teil für die Sonne und der untere Teil für eine Beinbewegung, daher die Verben „gehen und zurückkehren“.

Der Begriff Hara wurzelt im chinesischen Wort „Fù“. Als die Japaner den Begriff in ihre Sprache aufnahmen, geschah dies in Verbindung mit dem Verb „haru“, das „sich ausdehnen, anschwellen“ bedeutet. Wenn der Bauch anschwillt, ist er entweder voll von guten Dingen oder möglicherweise krank. Wir können bei der Interpretation aber noch weitergehen. Das Hara ist sowohl der Ursprung, der Ausgangspunkt unseres Weges, als auch der Ort, zu dem wir zurückkehren, im Sinne von: zentriert sein, die Kraft des Bauches spüren, den Sitz der Energie wahrnehmen, das Zentrum des Gleichgewichts kultivieren ... Alles kommt aus dem Bauch und kehrt zu ihm zurück. Das Hara ist der zentrale Platz für die Gesundheit des Menschen, für die Herstellung und Erhaltung seiner Vitalität, für seine emotionale Zentrierung sowie für seine spirituelle Entwicklung.

Lange Zeit berücksichtigte die TCM in der Diagnose ebenfalls den Bauch, doch im Laufe der Zeit nahm das Interesse an diesem Bereich im Vergleich zur Puls- und Zungendiagnose ab. In Japan hat man das Hara schon immer hochgeschätzt, so sehr, dass die formale Art der Begrüßung „Genki desu ka“ lautet, wörtlich: „Wie ist die Wurzel deines Ki?“ Mit anderen Worten: Wie geht es deinem Bauch und allem, was mit ihm verbunden ist?

In der Entstehungsgeschichte von Shiatsu gab es mehrere prägende Einflüsse, die seine Entwicklung maßgeblich beeinflusst haben. Angesichts des drastischen Verschwindens der volkstümlichen Heilkünste im frühen 19. Jahrhundert versuchte eine Art „Renaissancebewegung“, diese wiederaufleben zu lassen. Eines der wichtigsten Bücher dieser Zeit war „Anpuku Zukai“ von Shinsai Ōta. Dieses 1827 erschienene Buch stellt eine Vielzahl von Bauchmassagetechniken zusammen, die von Anma abgeleitet sind. Die Pioniere von Shiatsu griffen die Behandlung des Hara in den 1920er und ’30er Jahren wieder auf. Später kehrte Masunaga mit einem besonderen diagnostischen Ansatz für das Hara zurück und vervollständigte damit die Idee, die „Kirche wieder in den Mittelpunkt des Dorfes zu stellen“. Die Behandlung des Bauches wurde zum Mittelpunkt der Shiatsu-Praxis. Wie wir in vielen Shiatsu-Stilen sehen können, geht die Behandlung vom Bauch aus, durchläuft den Körper und kehrt am Ende zum Bauch zurück. Diese Vorgehensweise entspricht der wörtlichen Übersetzung des Wortes Hara: von der Mitte ausgehend und zurückkehrend.

Dank neuerer Studien, die dem Verdauungssystem immer mehr Aufmerksamkeit schenken, untersuchen Wissenschaftler:innen heute die Komplexität der Darmflora und des Darms, insbesondere im Hinblick auf ihre Beziehung zum übrigen Körper und zum Gehirn. Sie haben dabei auch das Vorhandensein von Neuronen im Dünndarm entdeckt. Seitdem wird der Darm als zweites Gehirn bezeichnet, um seine Bedeutung zu unterstreichen. Schließlich bestätigen die Fortschritte in der Wissenschaft, was im Fernen Osten in Bezug auf die Bedeutung des Hara schon seit langem gesagt wird.

Dreimal am Tag durchläuft unsere Nahrung verschiedene Stadien der Transformation. Der Vagusnerv tauscht dabei ständig Informationen zwischen dem Gehirn, dem Herzen und dem Verdauungstrakt aus. Die neuronalen Zellen im Darm speichern Informationen über nützliche Nährstoffe und Gifte, aber auch über Gefühle, die uns durchströmen. Der Austausch von Säften, Säuren und Enzymen zwischen Milz, Bauchspeicheldrüse, Magen, Leber, Gallenblase und dem Darm geschieht fast ununterbrochen. Komplexe hormonelle Phänomene sind ständig am Werk, Parasympathikus und Sympathikus sind ständig aktiv, ebenso wie das Blut und die Lymphe. Leber, Milz und Dickdarm sorgen dafür, dass Infektionserreger neutralisiert werden. Diese vereinfachte Zusammenfassung gibt eine Vorstellung von dem riesigen permanenten Kraftwerk *Unterleib*. Es ist daher logisch, dass die Behandlung des Hara eine der zentralen Säulen von Shiatsu ist.

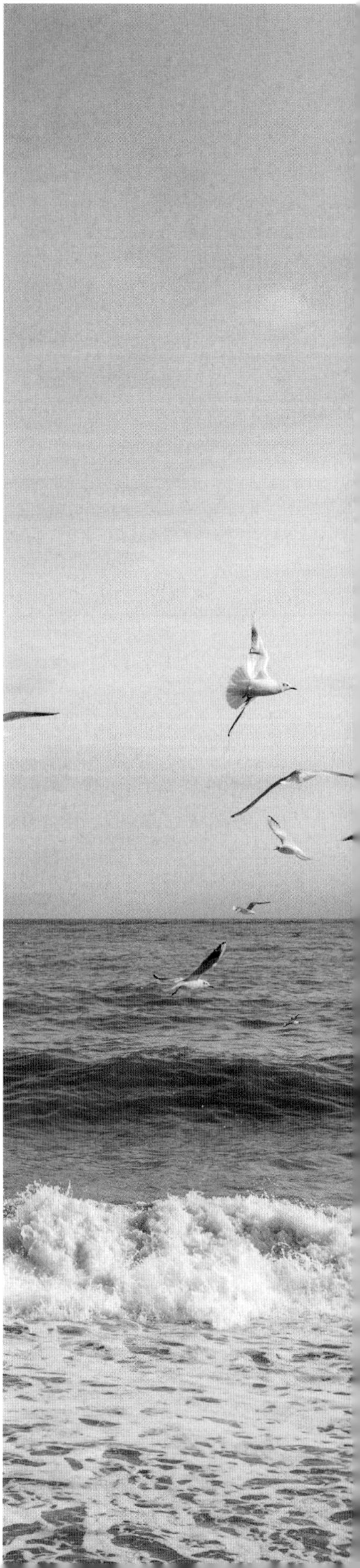

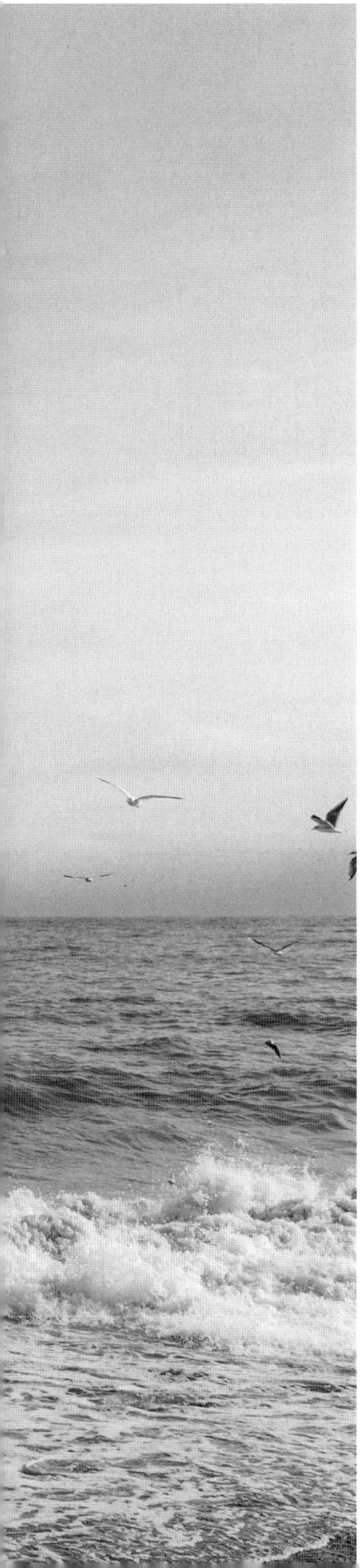

Das Hara ist aber auch für uns Praktizierende wichtig. Im Shiatsu wird der Druckaufbau mit einem inneren Impuls aus dem Hara initiiert, der den Schwerpunkt und das Gewicht der praktizierenden Person verlagert. Im Bauch befindet sich aber nicht nur die innere Kraft, um den Shiatsu-Druck auszuüben, er ist ein Anker für innere Ruhe. Wenn der Bauch stark ist, bleibt der Geist ruhig und gelassen, auch in Anbetracht herausfordernder gesundheitlicher und mentaler Situationen, die viele Empfänger:innen mit in die Praxis bringen. Man muss fest im eigenen Hara verankert sein, um nicht von Krankheit, Trauma oder menschlicher Not überwältigt zu werden und ohne Bewertung, aber mit Empathie praktizieren zu können. Das Hara ist weiters ein wesentlicher Atemraum. Eine tiefe Atmung zentriert, fördert die eigene Verdauung und stabilisiert die Emotionen.

In älteren Texten der TCM wird das Hara auch als der „große Luo-Meridian des Magens" bezeichnet, als „hohle Gasse" (Xū Lǐ). Der Verdauungstrakt wird als eine riesige, leere Röhre betrachtet, die regelmäßig gefüllt und regelmäßig geleert wird. Leere ist ein grundlegender Begriff im fernöstlichen Denken. Im taoistischen Sinne ist die Leere aber kein Mangel, sondern ein freier Raum, der alles und nichts enthalten kann. Beim Hara handelt sich also um einen Bereich, der ebenso alles und nichts enthält. Unser gesamtes Potenzial. Und auch die Leere des Tao. Diese Interpretation fügt der grundlegenden Rolle des Hara für unser biologisches, energetisches, emotionales und spirituelles Leben eine weitere Ebene hinzu. In dem Element, das alle diese Ebenen verbindet, finden wir Shiatsu.

BRAUCHT SHIATSU EINE DIAGNOSE?

Meines Wissens gibt es keine Shiatsu-Schule, die keine Diagnose stellt, auch nicht jene, die dies verneinen, um mit der schulmedizinischen Welt nicht auf Konfrontationskurs zu gehen. Die praktizierende Person muss verstehen, was vor sich geht, um der empfangenden Person bestmöglich helfen zu können. Sonst handelt es sich nur um eine Wohlfühlmassage. Das sollte bei Shiatsu nicht der Fall sein. Seit seiner offiziellen Anerkennung wird Shiatsu von den japanischen Behörden als eine therapeutische Technik definiert. Eine Diagnose ist daher unerlässlich. Natürlich ist die Interpretation dessen, was unter „Diagnose" genau verstanden wird, je nach Shiatsu-Stil unterschiedlich.

Schulen, die sich mehr auf die Anatomie stützen, lassen Klient:innen gerne Bewegungen ausführen, um zu sehen, wie frei oder eingeschränkt sich bestimmte Körperstrukturen zeigen. In energetischen Schulen geht es wiederum mehr darum, den Zustand des Ki zu beurteilen, die Kyo-, Jitsu- und Teitai-Zonen zu finden, zu verstehen, wo sich das Jaki befindet und welche Strategie anzuwenden ist, um ein harmonisches Gleichgewicht herzustellen. In Schulen wiederum, deren Fokus auf der Psychologie liegt, werden mehr Fragen zur Lebenssituation gestellt, um zu verstehen, was zwischen Körper und Geist vor sich geht.

Es wäre absurd, eine Person zu behandeln, ohne sie zumindest zu fragen, warum sie kommt und was für sie getan werden soll. Natürlich hat die östliche energetische Diagnose nichts mit der westlichen medizinischen Diagnose zu tun. Und die pathologischen Konzepte der fernöstlichen Medizin haben wiederum nichts mit der westlichen Medizin zu tun. Welche Ärztin würde schon verstehen, was ein Leberwind ist? Wer die fernöstliche Medizin studiert hat, kann diese Diagnose auf Punkte und Meridiane umlegen. Organe werden dabei nicht als in sich geschlossene physiologische Einheiten, sondern als Zentrum bestimmter energetischer Funktionen gesehen. Eigentlich sollte es keine Konkurrenz zwischen den beiden Systemen geben. Wenn beide Ansätze komplementär zusammenarbeiten, ist das Ergebnis eine unglaublich wirksame Betreuung für die betroffenen Personen.

Das Interessante an der TCM-Diagnose ist die Wahrnehmung des Körpers aus einer anderen Perspektive: Jener, aus der heraus wir die Ungleichgewichte in der Zirkulation des Ki in den Keiraku (Meridianen) verstehen und die Bereiche lokalisieren, in denen Schmerzen auftreten – und wir beides verbinden. Schmerzen in der Schulter? Das kann ein (Dick-)Darmproblem sein. Eine seitliche Migräne? Was ist mit der Gallenblase los? Ein Sprunggelenk, das immer nach innen umknickt? Ist die Milz noch in guter energetischer Verfassung? Für einen westlichen Arzt sind solche Zusammenhänge nicht zu verstehen; für Shiatsu-Praktiker:innen ist die Verbindung von Meridianen mit Körperzonen die Grundlage ihrer Arbeit.

Diagnose hilft uns nicht nur in Bezug auf Schmerzen. Jedes äußere klimatische Phänomen kann eine Herausforderung für den Körper sein. Je nachdem, ob der Körper durch Kälte, Hitze, Feuchtigkeit, Trockenheit oder Wind beeinträchtigt wird, reagiert er unterschiedlich. Mit den Meridianen können wir verstehen, wogegen der Körper zu kämpfen hat. Wir können unterscheiden, ob sich die pathogenen Faktoren noch in einer oberflächlichen Schicht des Körpers befinden oder ob sie bereits in die Tiefe eingedrungen sind, denn die Symptome sind nicht dieselben. Dieses Wissen ermöglicht es Praktizierenden, nicht nur die zu behandelnden Meridiane, sondern auch die entsprechenden Punkte und Behandlungsstrategien auszuwählen. Wenn die Zunge zur Seite gedreht, die Sicht verschwommen ist und die Hände zittern, dann sind das Anzeichen für eine Windpathologie. Der Wind muss zunächst in seinem Vordringen gestoppt werden. Dazu verwenden wir Punkte, um ihn zu blockieren, wie zum Beispiel GB20 (Fengchi, himmlischer Teich). Dann vertreiben wir den Wind mit anderen Punkten und unterstützen die Funktionen von Leber und Gallenblase, da diese besonders empfindlich auf Windeinfluss reagieren. Eine TCM-Diagnose ist daher unerlässlich, um zu verstehen, was zu tun ist. Wenn man nicht weiß, dass es sich um die Auswirkungen von pathogenem Wind handelt, verschwendet man Zeit und ist nicht effektiv. Man kann zwar immer eine allgemeine Behandlung des Körpers durchführen, aber das wird weniger Wirkung auf die speziellen Probleme haben.

Die Wirksamkeit von Behandlungen und damit der Ruf und der Erfolg von uns Shiatsu-Praktiker:innen hängen daher weitgehend von unserer Fähigkeit ab, Probleme zu erkennen und zwischen den Symptomen (den Ästen) und dem Ursprung (der Wurzel) der Disharmonien zu unterscheiden. Wenn wir hier nicht mit einer präzisen Diagnose vorgehen, riskieren wir sogar, eine Situation zu verschlimmern, auch wenn dies äußerst selten vorkommt. Nehmen wir zum Beispiel das Burnout-Syndrom – eine Person ist völlig ausgelaugt, weint, schläft schlecht, hat wenig Appetit und keine Kraft mehr, zur Arbeit zu gehen. Wir lassen die energetische Untersuchung außen vor und gehen guten Mutes an die Arbeit mit den Taiyang-Meridianen (Blase-Dünndarm), um die Vitalität der Person zu steigern. Das ist aber so, als würde man einen Automotor auf Hochtouren laufen lassen, ohne Öl nachzufüllen. Das wird ihn schließlich komplett zerstören. Denn Taiyang ist eine Energie mit hoher Intensität. Man muss verstehen, wie die verschiedenen Schichten des Ki zusammenwirken und darauf achten, zuerst die unterste Shaoyin-Schicht (Nieren-Herz) wieder aufzubauen, um sich dann allmählich, Monat für Monat, durch jede der sechs Schichten bis hin zum Taiyang zu steigern.

Die Kunst der fernöstlichen Diagnose ist komplex und erfordert ein großes Wissen über Anatomie, Physiologie, TCM, Psychologie, die therapeutischen Beziehungen zwischen diesen verschiedenen Aspekten und vieles mehr. Das ergibt ein langes Studium. Nehmen wir als Beispiel nur einmal die Beobachtung der Zunge: Man muss die Form der Zunge, ihre Furchen, ihre Farben, ihren Belag, ihre Bewegungen und sogar die Form der sublingualen Venen kennen. All diese Informationen zusammengenommen bietet uns eine Fülle von Möglichkeiten, die genaue Art der Disharmonie zu bestimmen, unter der die Person leidet. Die Beobachtung der Zunge ist jedoch nur ein Aspekt in der Diagnose. Man muss wissen, welche Fragen man stellt, man muss den Bauch, den Rücken und die Meridiane spüren, den Puls tasten, die Körperhaltung und die Haut beobachten, die Gerüche wahrnehmen, den Atem und die

Sprache hören. Es braucht Erfahrung, all diese Informationen zu sortieren. Dies ist wahrscheinlich der Grund, warum einige Praktiker:innen behaupten, dass es nicht notwendig sei, eine Diagnose zu stellen, da dies einfach allzu langwierige Studien erfordere. In diesem Fall ziehen sie es vor, die Dinge zu vereinfachen, indem sie nur von Yin und Yang oder den Fünf Elementen sprechen, was aber nicht zu einem tiefen Verständnis dessen beiträgt, was in den Empfänger:innen wirklich vorgeht.

Ein weiteres, gerne eingebrachtes Argument, um auf Diagnose verzichten zu können, ist, dass Shiatsu den ganzen Körper berühren sollte. Dass der Körper mit dem, was ihm gegeben wird, zurechtkommt und sich selbst wieder ins Gleichgewicht bringt. Das ist richtig. Aber nach wie langer Zeit? Menschen, die zu einer Shiatsu-Behandlung kommen, haben in der Regel entweder psychische, emotionale oder körperliche Disbalancen, oft sogar alles zusammen. Sie zahlen für die Sitzung und erwarten Ergebnisse. Wenn man Schmerzen hat, will man, dass sie aufhören. Ohne Diagnose überlassen wir es in gewisser Weise dem Himmel, was passiert. Das ist nicht per se schlecht. Aber es ist oft zu langwierig für die betroffene Person.

Heißt das nun, dass die energetische Diagnose die einzige Möglichkeit ist, den Körper zu betrachten? Nein. Es ist genauso gut möglich, den Körper aus einem anatomischen Blickwinkel zu betrachten. Wir stützen uns dabei auf Tests, die auch in der Physiotherapie und Osteopathie verwendet werden, um die Ursache von Schmerzen oder Gelenkblockaden zu ermitteln. Das Abtasten von Organen, Muskeln und Sehnen liefert ebenfalls eine Fülle von Informationen, die uns Therapeut:innen bei der Ausrichtung der Behandlung helfen.

Meiner Meinung nach ist es ein großer Fehler, die beiden Aspekte – anatomische und energetische Diagnose – zu trennen. Jemand hat zum Beispiel einen steifen Nacken mit Schmerzen. Wir könnten ein Problem im Blasenmeridian diagnostizieren und wären geneigt, lokalen Druck auszuüben, um die Rückseite des Nackens zu beeinflussen. Aber die Person könnte einen Autounfall gehabt und schwere Spuren eines Schleudertraumas oder sogar einen gebrochenen Halswirbel haben. In solchen Fällen sind direkte Manipulationen kontraindiziert. Deshalb ist ein zweigleisiges Vorgehen wichtig, um Behandlungsfehler zu vermeiden, die sowohl für die behandelte als auch für die behandelnde Person schwerwiegende Folgen haben können. Dies alles zeigt, wie wichtig Diagnose und wie notwendig eine gründliche Untersuchung ist.

WAS ZEICHNET EINEN GUTEN PRAKTIKER / EINE GUTE PRAKTIKERIN AUS?

Gute Praktizierende sind – natürlich – Personen, die wissen, wie man Shiatsu praktiziert. Das ist nur scheinbar selbsterklärend aufgrund der Komplexität der Materie: Shiatsu basiert auf einer Reihe von Prinzipien, die sich von jenen anderen Formen der manuellen Therapie zugrundeliegenden unterscheiden. Eines dieser Prinzipien ist, dass der Praktiker jeden Druck so ausführt, dass er den Körper gleichzeitig befragt (analysiert) und behandelt (wieder ins Gleichgewicht bringt). Hinter der scheinbaren Einfachheit dieses Satzes verbirgt sich jedoch eine große Schwierigkeit. Wie kann man gleichzeitig mit den Fingern drücken und mit den Sinnen lauschen? Wie kann man die Bedürfnisse eines Punktes oder eines Meridians verstehen und dabei gleichzeitig harmonisieren, tonisieren oder zerstreuen, alles in einer Bewegung?

Wenn man darüber nachdenkt, ist das wie eine „mission impossible" im Stil von James Bond, bei der der Held mehrere Dinge auf einmal tun muss. Für die meisten Menschen heißt es entweder analysieren oder behandeln, vor allem im westlichen Denken, in dem die Analyse einer Handlung eine Abfolge von klar definierten Schritten beinhaltet. Im Shiatsu sagt man uns jedoch, dass man in der Lage sein müsse, alles auf einmal zu tun. Und das auch noch, ohne dabei gestresst zu sein, sodass alles „natürlich" fließt. Es braucht Jahre, um diesen Ansatz zu verstehen und zu integrieren. Es ist natürlich nicht einfach, den Schüler:innen zu sagen, dass sie viel Zeit für diesen Prozess brauchen werden, denn man will sie nicht entmutigen. Aber es ist die Wahrheit.

Shiatsu-Schüler:innen müssen zunächst lernen, ihren Körper zu beherrschen, eine Technik anzuwenden, diese oft und oft zu wiederholen und zu verfeinern, bis sie so natürlich wird wie das Atmen. Das ist überall so. Man kann kein guter Langstreckenläufer oder eine gute Tennisspielerin werden, ohne zu trainieren; 10.000 Wiederholungen gelten im Spitzensport als gutes Maß für das Erlernen komplexer Bewegungsabläufe. Die Zeit des Shiatsu-Studiums ist die Zeit der Entdeckung. Die Zeit des Trainings kommt danach, wenn Schüler:innen zu Praktiker:innen werden. Wenn man allein in der Praxis ist und Jahre damit verbringt, den eigenen Körper zu transformieren. Der Körper passt sich durch das Tun an, wird stärker und gewinnt Vertrauen in die Technik. Der Geist entspannt sich und vergisst schließlich die Technik, die nun mehr oder weniger gemeistert ist. Dann kommt die Phase, in der die Aufmerksamkeit stabil wird wie bei der Meditation, mit dem Unterschied, dass im Shiatsu die Meditation in Bewegung erfolgt. Diese Aufmerksamkeit ermöglicht es uns, jede Kleinigkeit zu spüren und entsprechend zu reagieren. Sollen wir fest oder sanft drücken, schnell oder langsam vorgehen, die Bewegung anhalten oder neu beginnen, auf der mechanischen Ebene bleiben oder in den Meridian hinabsteigen, den Körper oder den Geist berühren? In diesem Stadium, in dem der Geist leer von Gedanken und Konzepten ist, kann die praktizierende Person ihre Kraft, ihre Bewegung und ihre Reaktion Druck für Druck an die jeweilige Situation anpassen. Sie wird dann in der Lage sein, gleichzeitig zu drücken, zu fragen und zu behandeln.

Lange Zeit habe ich geglaubt, dass technische Fertigkeiten den Unterschied in der Shiatsu-Behandlung ausmachen. Dann dachte ich, dass das perfekte Gefühl alles klarmachen würde. Aber das war wieder nur ein weiterer Teil, der zu den vorherigen hinzukam. Schließlich dachte ich, dass stabile Aufmerksamkeit alle Ungleichgewichte lösen würde. Doch auch das vervollständigte nur die vorherigen Schritte. Ich war dann davon überzeugt, dass ich zurück zum Start gehen und alles noch einmal überprüfen müsste, jedes Detail, eins nach dem anderen. Vertiefung, Überarbeitung, Verfeinerung – all das gehört zum Lernprozess. Heute glaube ich, dass es darauf ankommt, wie man lebt, wie man ist, wie man an seinem Körper und Geist arbeitet. Wahrscheinlich ist es nur ein weiterer Schritt in meiner Entwicklung, aber zumindest bin ich in der Lage, gleichzeitig Druck auszuüben, zu hinterfragen und zu verarbeiten. Ich habe mindestens zwanzig Jahre gebraucht, um an diesen Punkt zu gelangen. Und etwas sagt mir, dass dies erst der Anfang des Abenteuers ist.

Es wäre ein Fehler zu glauben, dass man in der Praxis versiert werden kann, wenn man Schritte überspringt. Dass es quasi „keinen Sinn habe", jahrelang über Tausenden von

Körpern zu schwitzen, dass man Abkürzungen nehmen und auch ohne jahrelanges konsequentes Bemühen und An-sich-Arbeiten Meisterschaft erlangen könne. Wenn man etwas aufbauen will, das auf Dauer Bestand hat, braucht man ein solides Fundament. Diese Grundlagen finden sich im Körper, in der Haltung, in der Bewegung, in der Ausdauer, in der Wiederholung, in der Forschung, in Versuch und Irrtum. Erst dann können wir die Wände des Shiatsu-Gebäudes errichten. Nicht zu hoch, nicht zu niedrig, nicht zu dünn, nicht zu dick. In diesem Stadium geht es darum, die Balance zu finden. Ein weiterer Fehler wäre es zu glauben, dass das Gebäude damit fertig ist. Dass dies der Höhepunkt unserer Kunst ist. Der nächste Schritt besteht darin, die Fenster zu öffnen, Luft und Licht hereinzulassen. Energie zu spüren und zu lenken. Meiner Meinung nach ist der letzte Schritt, alles zu vergessen und ganz auf das Haus zu verzichten. Aber man kann nur vergessen, was man gelernt hat, sonst gibt es nichts zu transzendieren.

Es ist also nicht möglich, all diese Phasen zu umgehen – bzw., zumindest meiner Meinung nach, auch nur eine einzige. Man kann sie zwar in umgekehrter Reihenfolge durchlaufen und in einer Schule anfangen, in der man dazu angehalten wird, gleich einmal alles zu vergessen und einfach nur auf die Wahrnehmung zu vertrauen, aber bedeutet das, dass man in diesem manchmal anstrengenden Beruf wirklich lange durchhält? Sollte man nicht zuerst eine körperliche Basis entwickeln? Noch einmal: Gute Praktizierende können an der Anzahl der Jahre gemessen werden, die sie ohne Unterbrechung arbeiten. Zeit ist ein nicht komprimierbarer Faktor in dieser Entwicklung. Man kann niemals einen Schüler mit einer Absolventin vergleichen, einen Absolventen mit einer jungen Lehrerin und eine junge Lehrerin mit einem Experten mit über dreißig Jahren Erfahrung. Und schließlich kann man einen Experten nicht mit einer Meisterin (wörtlich Shiatsu Daishi oder großer Experte) vergleichen, die fünfzig Jahre harte Arbeit und Erfahrung in ihrem Körper gespeichert hat. Die Meisterin braucht nur einen Blick, um zum Kern der Sache vorzudringen.

Gegenwärtig geht der Trend dahin, die Dauer des Shiatsu-Studiums zu verkürzen. Einige Schulen bieten die Inhalte von drei oder vier Jahren in einem Jahr an. Das ist ein schwerwiegender Fehler, denn so haben Körper und Geist keine Zeit, in die Grundlagen einzutauchen und sich dank dieses Eintauchens zu verändern. In der Vergangenheit ging der Mythos um, dass Anfänger:innen in östlichen Kampf-, Heil- oder Handwerksschulen sieben Jahre lang die Werkstatt, den Hof oder das Dojo fegen müssten. Das ist als Analogie zu verstehen: Das Fegen steht für die Wiederholung der grundlegenden Bewegungsabläufe, die Lokalitäten symbolisieren den Ort des eigentlichen Geschehens, des Lernens und Sich-Veränderns – die Körper der jungen Lernenden. Und die sieben Jahre stehen für einen Zyklus der Essenz (Jīng). Es wurde als notwendig erachtet, einen Lebenszyklus zu durchlaufen, um eine Technik zu integrieren. Wenn wir heute sehen, dass Neulinge nach nur einem oder zwei Jahren zu lehren beginnen, können wir nur um die Zukunft fürchten. Im Allgemeinen prüfen die nationalen Shiatsu-Organisationen, ob eine Person reif genug ist, um zu unterrichten, und der Durchschnitt liegt bei rund zehn Jahren, nach denen die praktizierende Person als bereit zum Unterrichten angesehen wird. Das gibt Zeit und Raum für Entwicklung.

Hinter der Frage, was eine gute Praktikerin, einen guten Praktiker auszeichnet, verbirgt sich noch eine weitere, komplexere Frage:

Wie definiert man gute Praktizierende? Das kommt darauf an, wie wir Shiatsu definieren. Was sind die objektiven Merkmale dessen, was gut, richtig, korrekt und effektiv ist? Ist es die Technik, die Kenntnis der Theorie, das Gefühl, die Ergebnisse? Kehren wir wieder zu den drei großen Strömungen zurück, die den Ursprung der Entwicklung von Shiatsu bilden. Für jede von ihnen sind die Kriterien für die Beurteilung eines guten Praktikers anders, was oft die Quelle von Streitigkeiten und Missverständnissen ist. So wie es von Anfang an keine einheitliche Art und Weise gegeben hat, Shiatsu zu praktizieren, kann es auch heute keinen Konsens in diesem Punkt geben.

Wir haben eine unendliche Anzahl von Möglichkeiten gefunden, Shiatsu zu geben, zu denken und zu fühlen, und werden dies auch weiterhin tun. Es wird immer eine unendliche Anzahl von Stilen geben. Wir haben nicht die Möglichkeit, objektive Merkmale für alle Praktizierenden zu definieren. Dies zu glauben hieße, der Illusion einer Universalität des menschlichen Wesens zu verfallen. Es ist zum Beispiel unmöglich, ein und derselbe Mensch zu sein, wenn wir die Welt durch eine Sprache wahrnehmen, die ein lateinisches Alphabet verwendet, das zu präzisen, starren Wörtern führt, oder wenn wir sie durch stilisierte Bilder (Kanji) wahrnehmen, die sich auf bewegliche Konzepte beziehen, selbst wenn wir denselben Körper hätten. Andererseits ist es durchaus möglich, innerhalb eines Rahmens, der als Schule oder Stil von Shiatsu (Ryū auf Japanisch) bezeichnet wird, klare Prinzipien als Basis festzulegen. Auf diese Weise können wir eine Person ausbilden, die Erfolgskriterien der jeweiligen Schule klarstellen und dieselbe Person diesbezüglich beurteilen. Jede Schule kann das tun, aber sie sollte andere Schulen nicht bewerten.

Aber da wir der Frage nachgehen, was einen guten Shiatsushi ausmacht, hier meine Sichtweise: Die Person hinter einer guten Praxis ist jemand, der es versteht, sich auf das Wesentliche zu konzentrieren, das Überflüssige loszuwerden und Ergebnisse zu erzielen, die für die Lebensqualität der empfangenden Person zufriedenstellend sind. Es bleibt zu definieren, was wesentlich und was überflüssig ist. Das kann eine lebenslange Praxis erfordern!

[1] Diese Prinzipien bilden den letzten Teil des Buches „Spirit of Shiatsu“, das alle Konzepte und Prinzipien von Shiatsu umfasst. Veröffentlicht von Singing Dragon, Ivan Bel, November 2024.

[2] Wenn wir die tiefen Meridiane bewusst von den Oberflächenmeridianen trennen, erhalten wir zwölf tiefe Meridiane, zwölf Oberflächenmeridiane, acht Sondermeridiane, zwölf divergierende Meridiane, sechzehn Kommunikationsmeridiane und zwölf tendinomuskuläre Meridiane, was die in der östlichen Tradition symbolträchtige Zahl von 72 ergibt.

”

Gelangen wir im und mit dem Herzen zu einem tieferen Verständnis, kann uns diese Erkenntnis in die Zukunft tragen. Dann kann unsere Praxis eine Möglichkeit sein, das Unsichtbare zu verkörpern und mit dem Leben selbst in Kontakt zu treten.

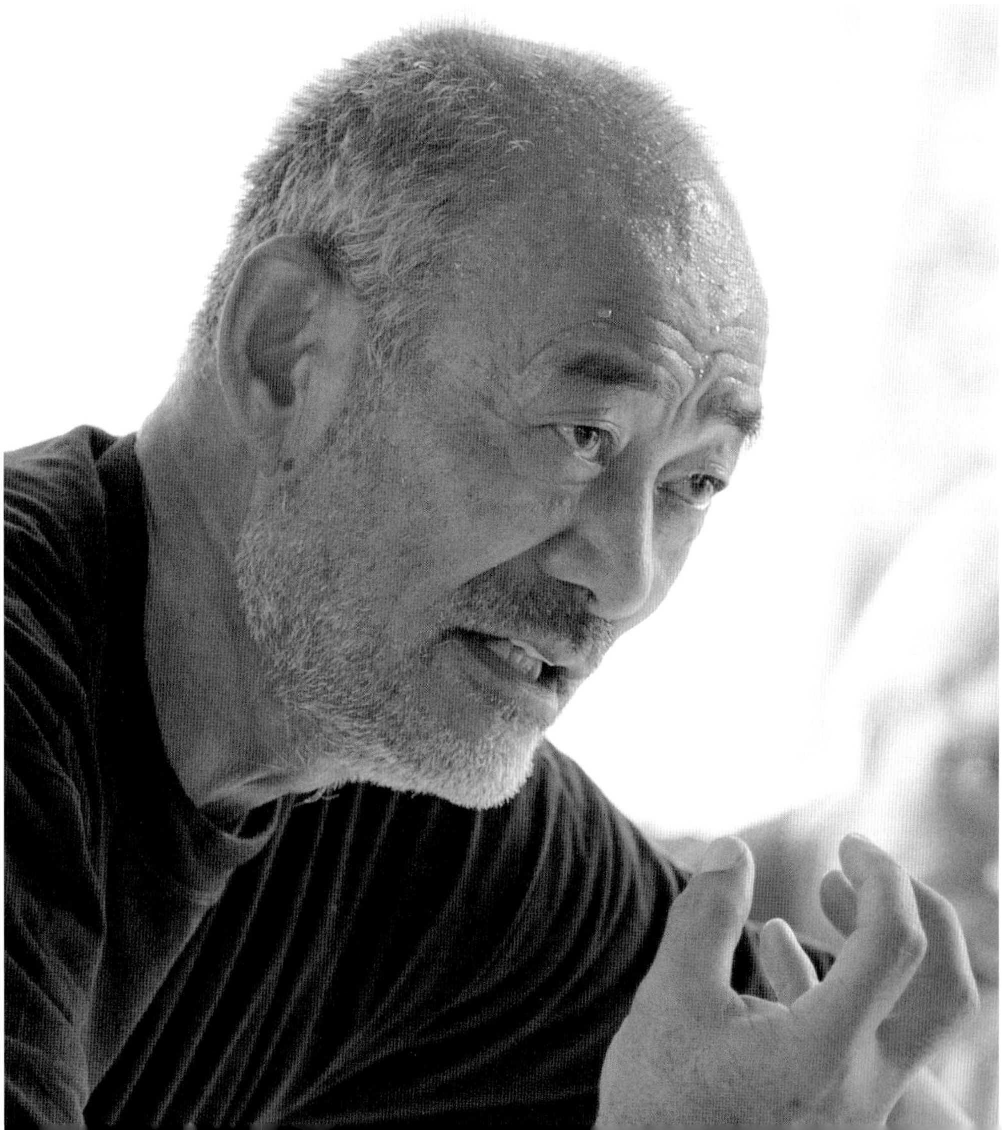

KAZUNORI SASAKI

Kazunori Sasaki wurde 1947 in Yokohama geboren. In seiner Jugend wurde er von seiner Mutter in der manuellen Methode von Anma unterwiesen und erlernte außerdem die alternative Heilmethode Neeshin Ryoho (Wärmenadelmethode). Ohne manuelle Therapie als Option für eine berufliche Laufbahn zu sehen, blieb Kazunori Sasaki vier Jahre lang an der Militärakademie, um eine Ausbildung zum Elektroingenieur zu absolvieren. Mit 25 Jahren schrieb er sich am Nippon Shiatsu College ein und als er 1975 seine Berufszulassung als Shiatsu-Praktiker erhielt, konnte er als Mitarbeiter der Iokai-Schule in Tokio beitreten. In enger Zusammenarbeit mit Shizuto Masunaga erforschte er dort in einer konzentrierten Arbeitsbeziehung die klinischen Auswirkungen der erweiterten Shiatsu-Meridiane. Kazunori Sasaki beteiligte sich auch am Unterricht am Iokai, insbesondere für ausländische Studierende, und wurde schließlich Assistent von Shizuto Masunaga.

Seit 1981 hat er diese Forschung in Europa weitergeführt und weiterentwickelt, indem er die European Iokai Shiatsu Association gründete und leitete und dabei eng mit Schüler:innen wie Thierry Camagie, Christine Breton und anderen kooperierte, die EISA-Lehrer:innen in verschiedenen europäischen Ländern unterstützten. Mit dem Ziel, nicht nur Shiatsu-Praktiker:innen, sondern auch Lehrer:innen in der Kontinuität der Iokai-Linie auszubilden, strebte und strebt er nach der Qualität und dem Standard der traditionellen japanischen manuellen Therapie.

Mehr über Kazunori Sasaki findest Du hier:

https://www.iokai-shiatsu.de
Interview (französisch): https://www.ryohoshiatsu.com/fr/nterview-kazunori-sasaki-sense-au-coeur-du-iokai-shiatsu/

In der Tiefe der Existenz

Neben seiner fast lebenslangen Praxis im Zen-Buddhismus übte er auch Yoga in Indien bei Swami Gitananda und Tai-Chi-Chuan bei Meister Yang in Taiwan aus und studierte fernöstliche Diagnose am Longhua University Hospital für Traditionelle Chinesische Medizin in Shanghai. Seine Erfahrung in Do-In und Meditation ist eine grundlegende Basis für seinen Unterricht in Europa. Dieser Zugang, zusammen mit einer Sensibilität für die subtile lebensspendende Energie in den Meridianen, verleiht seinen Lektionen eine enorme Tiefe. Für seine Schüler:innen, die den Shiatsu-Do beschreiten wollen, ist er derjenige, der vorausgeht und den Weg weist.

WAS IST DIE ESSENZ VON SHIATSU?

Durch meine langjährige Praxis und Lehrtätigkeit habe ich festgestellt, dass die Essenz von Shiatsu in einem tiefen Verständnis des Lebens an sich liegt. Wenn wir nicht mit der Tiefe der Existenz vertraut sind, wird unser Ansatz im Shiatsu immer leicht mechanisch oder eher körperlich orientiert sein. Im Allgemeinen scheint es so, dass sich die Menschen oft zu sehr ihres vertrauten Weltbildes bewusst sind und vergessen, das Leben auch jenseits der materiellen Realität zu betrachten. Um die Essenz von Shiatsu wirklich zu verstehen, ist es daher wichtig, dass wir das Leben als Kommunikation und Interaktion von Ki betrachten. Das Herzstück von Shiatsu ist Berührung. In der Berührung geht es im Wesentlichen um die Kommunikation von Ki. Die Grundidee ist, dass das Ki der Praktizierenden den Empfangenden in ihren Prozessen helfen und diese unterstützen können. Deshalb ist es wichtig, dass die praktizierende Person bei guter Gesundheit ist, auf ihre Ernährung und ausreichend Bewegung achtet und sich um Geist und Seele kümmert, indem sie Stress reduziert, zum Beispiel durch Meditation und Zeit in der Natur.

Beim Praktizieren selbst sollte man die theoretischen Aspekte von Shiatsu eher im Hintergrund halten, da der Fokus darauf die direkte Ki-Kommunikation einschränken und sogar blockieren kann. Genauso kann der Gedanke „Ich will das tun" im Weg stehen. Das Loslassen dieses „Ich-will-Geistes" ist ein sehr sensibler und wesentlicher Teil der Shiatsu-Praxis. Ki wird nun einmal in der wechselseitigen Kommunikation einer Shiatsu-Behandlung auf die Empfänger:innen übertragen. Und die Fähigkeit des Ki zur Kommunikation sowie dessen Qualität hängen direkt vom aktuellen Seinszustand der praktizierenden Person ab.

In Japan sagen wir: *Ika sarete iru*. Es geht um eine tiefe und einfache Wertschätzung des Lebens. Die Kultivierung und Achtung unserer Gesundheit sollte aus dieser tiefen Dankbarkeit für das Leben erwachsen. Das bedeutet aber auch, dass uns zu viel Selbstbewusstsein von dieser Dankbarkeit entfernen kann. Wenn wir diese einfache Erkenntnis nicht haben, dann kann es sein, dass wir uns von der natürlichen Harmonie entfernen, dass es uns nicht gut geht, dass wir in Bezug auf unsere Gesundheit kleine oder größere Fehler machen, die manchmal zu Krankheiten führen können. Krankheiten und Schmerzen erinnern uns daran, dass wir vom natürlichen Pfad abgewichen sind. Im Shiatsu ist es daher wesentlich, dass Praktizierende mit offenem Herzen und mit Empathie sehen, wo die Empfangenden auf ihrem Lebensweg in die Irre gegangen sind, ohne dass der Verstand diese unmittelbare und direkte Botschaft verzerrt.

Ein weiterer wesentlicher Aspekt von Shiatsu ist die Übertragung vom Meister, von der Meisterin auf die Schüler:innen in einer Tradition, die wir Ishin-Denshin nennen. „Ishin" steht für verschiedene Herzen, verschiedene Geister. „Denshin" steht für ein Herz, einen Geist. Durch die Kontinuität dieser traditionellen Übertragung lernen Schüler:innen über die wichtigen technischen Aspekte der Lehren hinaus eine tiefe Wertschätzung für die subtilen, energetischen Aspekte von Shiatsu und des Lebens an sich. Das ist eine sehr lohnende Erfahrung. Das ist für Lehrende und Lernende ein gemeinsames Vergnügen und eine gegenseitige Verantwortung, ein Üben, ein Prozess, der sich über viele Jahre erstreckt und sich ständig weiterentwickelt. Die Sensibilität, die sich damit einhergehend einstellt, ermöglicht es uns, alle Phänomene der Existenz genauer wahrzunehmen und diese bestmöglich zum Wohle aller zu nutzen. Gelangen wir im und mit dem Herzen zu einem tieferen Verständnis, kann uns diese Erkenntnis in die Zukunft tragen. Diese Form der Übertragung ist für Shiatsu von wesentlicher Bedeutung.

WELCHE GRUNDPRINZIPIEN SIND IM SHIATSU ENTSCHEIDEND?

Es gibt vor allem drei Grundprinzipien im Shiatsu: senkrechter Druck, Druck halten und Konzentration. Obwohl diese in Japan als Grundprinzipien bekannt sind und effektives Shiatsu das Resultat dieser drei Komponenten ist, erhalten sie selten in puncto Anerkennung oder Verständnis das, was sie verdienen. Bevor ich näher auf diese Prinzipien eingehe, möchte ich auf einen weiteren Aspekt hinweisen, der meiner Meinung nach ebenso selten bewusst wahrgenommen wird. Im modernen Leben sind wir im Allgemeinen mit sehr vielen Dingen konfrontiert. Wir nehmen diese zwar als Herausforderungen mutig an, übersehen dabei aber oft, dass es einen unsichtbaren Hintergrund im Leben gibt, der uns unterstützt. Dies ist eine Beobachtung aus meiner klinischen Praxis, die ich immer wieder mache.

Dabei habe ich festgestellt, dass das Vergessen dieses unsichtbaren Hintergrundes zu einer Fehlausrichtung im Kern des Menschen führt. Wir handeln dann gegen den natürlichen Fluss des Seins. Gegen die natürliche Harmonie. Dementsprechend spiegelt sich dieser Zustand auch in unserem System und der freie Fluss von Ki und Blut wird behindert. Bleibt dies unbemerkt, kann keine echte Harmonie entstehen. Bei meiner Arbeit mit den Meridianen habe ich viele Erkenntnisse diesbezüglich erlangt. Dieses Verständnis nutze ich nun, wenn mich jemand für eine Shiatsu-Behandlung aufsucht.

Aber zurück zu den drei Grundprinzipien. Warum muss der Shiatsu-Druck senkrecht sein? Zunächst einmal sind sowohl die Erde als auch das Universum rund und die Zentripetal- und Zentrifugalkraft – die grundlegenden Bewegungen des Lebens – gehen dabei von einem Punkt innerhalb dieser runden Form aus. Auch der Mensch hat seinen Ursprung in einer runden Form, in der befruchteten Eizelle. Unser Zentrum im Inneren hat eine runde Form. Die Homöostase hat die natürliche Tendenz, zum Ursprung zurückzukehren, was bedeutet, dass immer ein stabiles Gleichgewicht im Zentrum angestrebt wird. Mit einem einfachen, senkrechten Druck in Richtung dieses Zentrums unterstützen wir ohne große Manipulation den Menschen dabei, wieder mehr Einklang und Einheit mit und in sich zu finden.

Die Homöostase braucht jedoch eine gewisse Zeit, um ihre natürliche Harmonie wiederzufinden. Deshalb müssen wir den Druck konstant halten. Um das zu bewerkstelligen, müssen wir stabil sein. Wenn wir keine Stabilität im Druck aufrechterhalten können, dann liegt es vor allem daran, dass wir selbst nicht im Gleichgewicht sind. Manchmal wird dieses zweite Prinzip auch als „stabiler Druck" bezeichnet. Der entscheidende Punkt ist jedoch, dass sich der senkrechte Druck erst mit der Stabilität und mit der Zeit entfalten kann. Dies geschieht durch das Aufrechterhalten. Daher bin ich der Meinung, dass wir dieses Prinzip besser „Druck halten" nennen sollten.

Das dritte Prinzip ist die Konzentration und im Grunde geht es bei der Konzentration darum, zu verstehen, was unter den Händen geschieht. Es geht darum, sein Ki zu fokussieren, ähnlich wie man eine Kamera fokussiert, wenn man ein Foto macht. Jede Art von Handlung im Shiatsu beruht auf dieser Konzentration und wird durch Ki bewegt. Für den westlichen Geist ist es schwer zu verstehen, dass Ki auch die Konzentration ist. Um dies mit Leichtigkeit zu tun, bedarf es viel Übung, denn nur durch ernsthafte Wiederholung über einen langen Zeitraum – wir sprechen hier von Jahren – können Körper und Geist gemeinsam klar handeln. Es ist die unsichtbare Kraft des Ki, die uns die bestmögliche Vorgehensweise in der Berührung vorschlägt. Wenn wir dieses Phänomen nicht zu schätzen wissen, wird es nicht richtig funktionieren. Dann verlieren wir den grundlegenden Sinn von Shiatsu.

In der westlichen Medizin geht es oft darum, das zu beseitigen, was nicht richtig funktioniert. In Shiatsu entfernen wir nichts. Wenn wir die drei Prinzipien – senkrechter Druck, Druck halten und Konzentration – zusammen mit einer Sensibilität für den natürlichen Fluss des Unsichtbaren anwenden, wenn wir eine Verbindung mit der Tiefe des Lebens in seiner subtilen Struktur herstellen, dann ermöglicht dies dem Ki, richtig zu wirken. Wir müssen also zu diesen drei Grundprinzipien ein tieferes Bewusstsein und Wertschätzung hinzufügen. Dies ist etwas, was wir zum Beispiel in der meditativen Übung des Zazen lernen. Die demütige Haltung und die Vertrautheit mit dem Unsichtbaren, die wir aus dieser Praxis in das Leben und in unser Shiatsu bringen können, sind die entscheidenden Punkte.

Oft vergessen wir auch, einfach einmal innezuhalten. Wir sind zu beschäftigt, hören nie auf zu arbeiten. Meiner Meinung nach ist das ein Missverständnis über das Leben an sich. Eine allgemeine und mit viel Stress behaftete Geschäftigkeit prägt unsere Gesellschaft, und wenn wir nicht an diesem Wettbewerb teilnehmen, glauben wir, nicht wertvoll genug zu sein. Im Shiatsu führt diese Einstellung zu einer Unordnung im Organismus, da wir das natürliche Gleichgewicht von Körper und Geist verlieren. Die drei Grundprinzipien von Shiatsu geben den Empfangenden Zeit und Raum, sich wieder neu zu finden und zu strukturieren. Für mich macht Shiatsu ohne diese Grundprinzipien keinen Sinn. Wenn wir sie aber richtig anwenden, ist es eine wunderbare Sache. Dann gibt Shiatsu dem Körper Zeit, sich zu erholen, und ermöglicht es dem Geist und der Seele, frei zu sein.

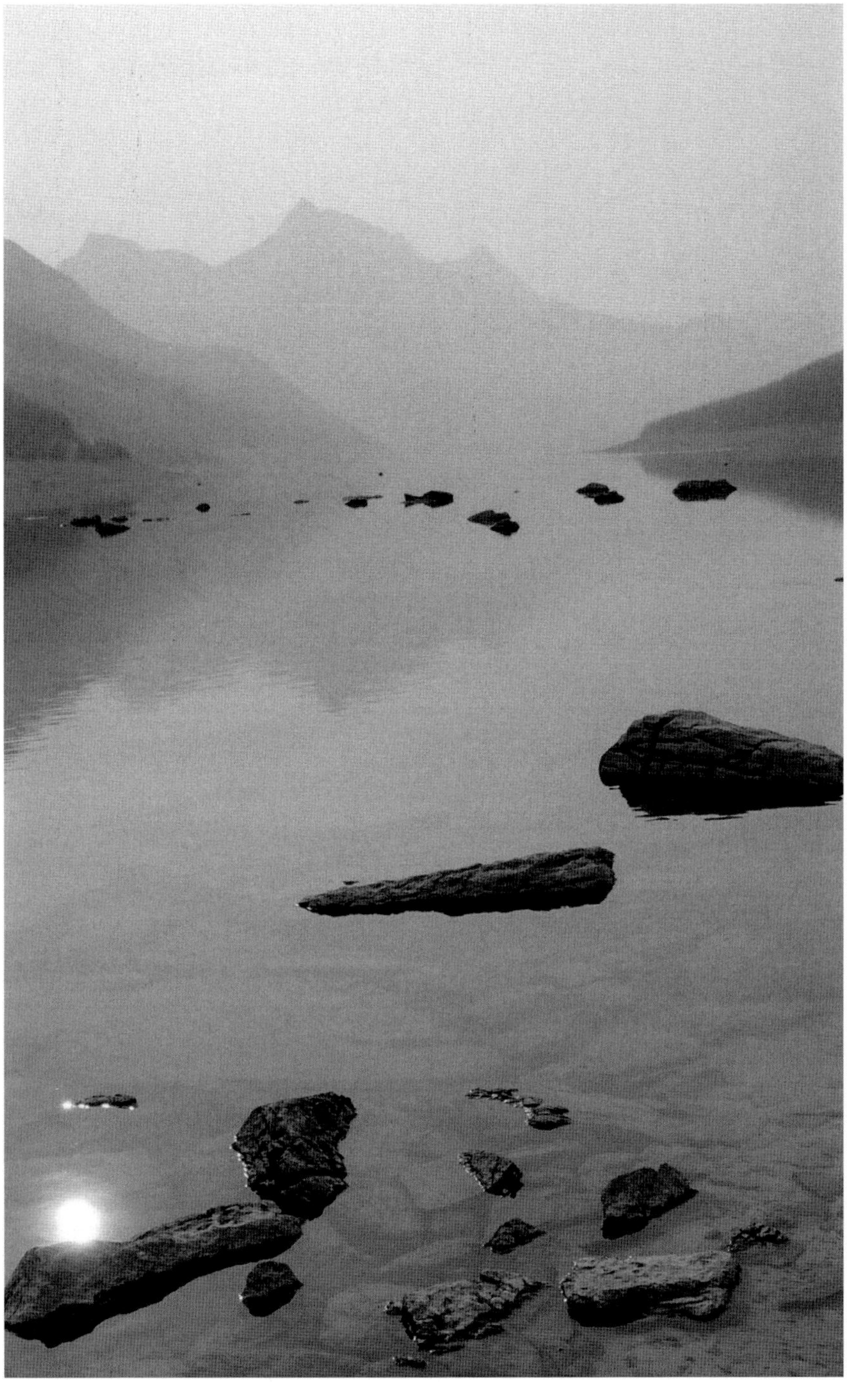

WAS IST KI UND WELCHE ROLLE SPIELT ES IM SHIATSU?

Grob gesagt bezieht sich das östliche Konzept von Ki auf Veränderungsprozesse und die Belebung von Erscheinungen. Ki ist die Ursache für alles Lebendige, für dessen wechselseitige Beziehungen und Beeinflussungen. Alles, was existiert, kann somit in diese Sichtweise einbezogen werden, ebenso wie das Unsichtbare, das unser Universum und unsere physische Realität durchdringt. Eines der Grundkonzepte der östlichen Medizin besagt, dass die inneren Organe aufgrund der unsichtbaren Arbeit von Ki funktionieren und dass sie in Beziehung mit allen möglichen menschlichen Handlungen, Gedanken oder Emotionen stehen. All dies wird natürlich auch von der Außenwelt beeinflusst, aber unser aktueller Seinszustand ist im Grunde das Ergebnis des Zustands der inneren Organe und ihrer Ki-Qualität. Ki ist der wahre Ursprung des Lebens. Ki ist die Verbindung zwischen Yin und Yang. Die energetische Qualität, die von der Sonne ausgeht, wird als Yang bezeichnet und seine zentrifugale Funktion als Yang-Ki, während die energetische Qualität der Erde als Yin bezeichnet wird und ihre zentripetale Funktion als Yin-Ki.

In der Wissenschaft werden alle Phänomene und Prozesse, die bisher auf der Erde oder im Weltraum beobachtet wurden, auf Basis von vier fundamentalen Wechselwirkungen beschrieben. Diese sind: die starke Wechselwirkung, die schwache Wechselwirkung, die elektromagnetische Wechselwirkung und die Gravitation. Genau wie Ki gelten diese Wechselwirkungen als Ursprung des Lebens und als die Kräfte, die das Leben gestalten. Es ist ein Versuch des Menschen, das Unsichtbare, das hinter allen Erscheinungen steht, durch die Verwendung von logischem und analytischem Denken zu erklären. Die starke Wechselwirkung und die schwache Wechselwirkung spielen nur im Atomkern eine Rolle, aber den Einfluss der Gravitation und des Elektromagnetismus können wir im Alltag konkret erfahren und erleben. Die Schwerkraft ist eine zentralisierende Kraft. Als Menschen sind wir hauptsächlich Wesen der Erdanziehungskraft. Sie hält uns am Boden. Sie verbindet uns mit der Erde. Die elektromagnetische Wechselwirkung ist verantwortlich für die meisten alltäglichen Phänomene wie Licht, Elektrizität oder Magnetismus. Zudem spielt sie eine Rolle beim Aufbau und den spezifischen Eigenschaften von Atomen, Molekülen und Festkörpern.

Ich habe Elektronik studiert und es war für mich irgendwie natürlich, die Ähnlichkeiten zwischen diesen wissenschaftlichen Erkenntnissen und dem alten Konzept von Ki zu erkennen. Aber unabhängig von diesen Theorien kann die tiefe Wahrheit eines jeden Konzepts nicht in Worten oder Zahlen erfasst werden. Diese Wahrheiten müssen direkt erfahren werden. Nur so kann das Wissen von innen kommen. Denn alles, was wir wirklich wissen, ist das Wissen unserer Erfahrungen. Diese Erfahrungen sind ohne Geist, Bewusstsein oder Verstand nicht möglich.

Die Wahrheit hinter den komplexen Theorien von Ki oder den Lebenskräften ist in sehr grundlegenden Lehren zu spüren. Wenn wir entspannt und aufgeschlossen sind und in unseren Anwendungen die Schwerkraft zusammen mit den Grundprinzipien von Shiatsu nutzen, kann dies eine sehr wirkungsvolle Methode sein, um Ki zu erfahren. Es ist die Aufgabe der Lehrenden, diesen Zugang zu betonen und bestimmte Übungen vorzuschlagen, damit die Schüler:innen Ki und die Rolle, die es im Shiatsu spielt, erfahren können. Dann kann unsere Praxis eine Möglichkeit sein, das Unsichtbare zu verkörpern und mit dem Leben selbst in Kontakt zu treten, und zwar auf Basis einer inneren natürlichen Ordnung. Durch eine geführte Praxis wird sich Ki offenbaren.

WELCHE BEDEUTUNG HABEN DIE MERIDIANE IM SHIATSU?

Die unsichtbare Funktion von Ki wird aus der Sicht der asiatischen Philosophie als Grundlage des Lebens angesehen. Ki bewegt sich zwischen Himmel und Erde, zwischen Yang und Yin. Die Idee der Meridiane war für die Menschen im Altertum eine Möglichkeit, das Unsichtbare zu verstehen. Die Idee der Meridiane entwickelte sich über viele Jahrhunderte hinweg und durchlief dabei viele Veränderungen. Die Grundlage des Iokai-Meridian-Shiatsu besteht darin, dieses alte Wissen zu nutzen, um die Shiatsu empfangenden Personen zu verstehen und deren Leiden an Körper und Geist zu lindern.

Es ist aber nicht dasselbe, ob man über die Meridiane Bescheid weiß oder tatsächliche Erfahrung mit ihnen hat. Wenn man mit ein wenig Anleitung ihren Verlauf erlernt hat, kann man anfangen, Erfahrungen mit den Meridianen und ihren harmonischen Auswirkungen auf Körper, Geist und Seele zu sammeln. Dennoch gibt uns die Interaktion über die Meridiane und deren weitere Erforschung nur eine Art Hinweis, aber keine Antwort. Beim Shiatsu geht es nicht darum, eine Antwort zu finden. Es geht vielmehr darum, zu verstehen, woher ein Ungleichgewicht kommt und wie wir versuchen können, zu helfen. Dieser Prozess beruht auf Sensibilität, Gefühl und Intuition für das Meridiansystem, in dem Ki die unsichtbaren Abläufe aller Lebensaktivitäten spürbar macht.

Um die Beziehung zwischen Ki und Meridianen, Meridianen und Organen, Organen und Krankheiten zu verstehen, gibt es meiner Meinung nach keine andere Möglichkeit, als die Meridiane während der Behandlung der Patienten und Patientinnen auf einer immer tieferen Ebene zu erfassen. Diese klinischen Erfahrungen sind unerlässlich, um die klassischen Werke der chinesischen Medizin richtig verstehen zu können. In diesen grundlegenden Abhandlungen beschrieben die Weisen des Altertums, dass die Meridiane verschiedene Funktionen erfüllen und in Zusammenarbeit mit den Organen spezifische Aufgaben ausführen. Ki zeigt sich dabei als die vitalisierende Kraft in den Meridianen und den inneren Organen. In diesen Klassikern wird auch dargestellt, dass die Funktionen der Organe und Meridiane weniger kohärent sind, wenn die Zirkulation von Ki und Blut nicht optimal oder korrekt ist.

Aus fernöstlicher Sicht sind die vielfältigen Aufgaben und Einflussbereiche, die mit einem Organ in Verbindung stehen, wichtiger als die Betrachtung der rein physiologischen Mechanismen, die in der westlichen Medizin im Mittelpunkt stehen. Ich kann nachvollziehen, dass die östliche Sichtweise für den westlichen Geist anstrengend sein kann, weil sie weniger klar erscheint. Niemand weiß, woher all diese Funktionen und Zuordnungen wirklich kommen. Das ist eine Frage, die uns – wenn wir ehrlich sind – zum Schweigen und Staunen bringt, etwa so wie die Frage, was der Sinn des Lebens oder des menschlichen Daseins ist.

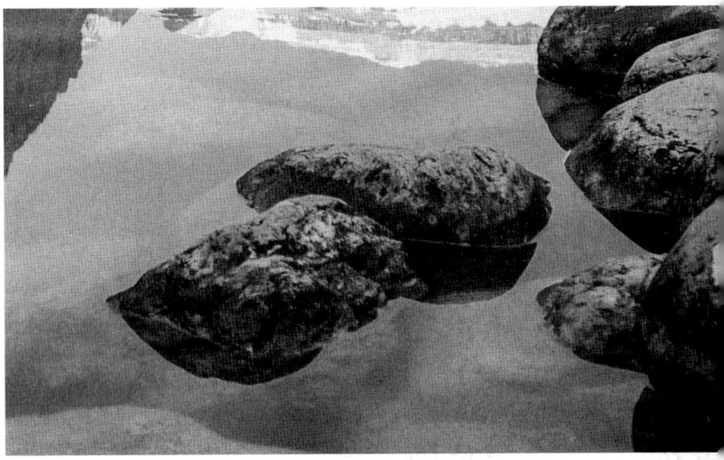

Wie wir mit unseren Patient:innen umgehen, hängt davon ab, ob wir Shiatsu als eine Form der Kommunikation mit dem Körper oder als eine Beziehung zwischen Körper, Geist und Seele betrachten. Ich bin Japaner und in einer traditionellen japanischen Kultur aufgewachsen, in der das Konzept des Ki im Alltag präsent war, von der morgendlichen Begrüßung bis zum Zubettgehen am Abend. Ich habe den alten östlichen Ansatz kennengelernt, nach dem die Meridiane als Manifestationen der unsichtbaren Wirkungsweise von Ki angesehen werden, die unsere alltäglichen Handlungen aufrechterhalten. Wenn wir also die Meridiane ignorieren, ist Shiatsu für mich als Therapie weniger sinnvoll.

WELCHE BEDEUTUNG HAT DAS HARA IM SHIATSU?

Hara bedeutet wörtlich „Unterleib“, umfasst aber auch die Gesamtheit des Rumpfes und bezieht sich auf die Einheit des oberen und unteren Körperteils sowie auf das vollendete und reife Wesen in seiner Gesamtheit. Bei der Anwendung von Shiatsu ist man sich seiner Arme, Schultern und Hände sehr bewusst und vergisst dabei, die Beine richtig einzusetzen. Natürlich werden beim Shiatsu die Hände und Finger eingesetzt, aber wenn die unteren Gliedmaßen nicht fest und stabil auf dem Boden stehen, sind der Rumpf und die Arme nutzlos und der Druck kann nicht richtig ausgeführt werden. Das grundlegende Verständnis des Hara im Shiatsu ist also, dass das Becken, der Rücken und der Bauch zugleich flexibel, stabil und koordiniert sein müssen, damit die unteren und oberen Teile richtig zusammenwirken können. Dann wird das ganze Wesen bewusst und lebendig, kann handeln und sich mit seiner natürlichen und ursprünglichen Präsenz und Wachheit ausrichten. Dies ist ein wichtiger Aspekt aller traditionellen Künste und Handwerke der östlichen Kultur, nicht nur von Shiatsu.

Beim Iokai-Shiatsu verwenden wir die Bauchdiagnose, die einige wichtige Informationen in die Untersuchung im östlichen Sinn einbringt. Zum Konzept von Ki gehört das Verständnis für die Natur der Kommunikation des Meridiansystems; diese ist bidirektional, fließt also sowohl von den Extremitäten zum Zentrum als auch vom Zentrum zu den Extremitäten. Wenn diese Energieflüsse flüssig und korrekt sind, sind der Bauch und der Rumpf erfüllt und gestärkt. Daher versucht die fernöstliche Medizin, den Zustand des Hara durch die Reaktionen im Bauchraum zu verstehen und die Qualität der Meridianzirkulation in den Gliedmaßen zu erfühlen.

Wenn wir den Bauch berühren, berühren wir im Grunde genommen den Dick- und Dünndarm, abgesehen von den Rändern einiger anderer inneren Organe. Durch die moderne Wissenschaft wissen wir, dass der Darm eines der ersten lebenswichtigen Organe ist, die sich entwickeln – zusammen mit dem Gehirn und dem Rückenmark, noch bevor die Gliedmaßen erscheinen. Im Darm befinden sich Nervenzellen und sogar Synapsen, die zusammen mit den gebildeten Hormonen eine starke Verbindung zum Gehirn haben. Die im Darm produzierte Chemie beeinflusst unsere Psyche. Im Westen wird die Psychologie hauptsächlich mit dem Kopf in Verbindung gebracht und der Bauch wird oft als zweites Gehirn bezeichnet. Aber wir könnten sagen, dass der Bauch das erste Gehirn ist, weil das Vegetative bei der Entwicklung des Lebens an erster Stelle steht. Wenn wir also das Hara berühren, spüren wir körperliche sowie die geistige und seelische Lebensaktivität.

Die fernöstliche Medizin ist praktisch und lebendig. Sie beobachtet, wie sich das Leben anpasst, wenn es eine Veränderung gibt, sie beobachtet Aktion und Reaktion. Um diese Informationen über das Betasten des Bauches zu erhalten und das Wahrgenommene richtig zu interpretieren, benötigen wir oft mehrere Jahre Übung, da die Hara-Diagnose komplex ist. Die Sinneswahrnehmungen werden von unserem Bewusstsein hier und jetzt registriert. Die östliche Philosophie weist darauf hin, dass die Vergangenheit und die Zukunft nicht real sind und dass das, was real ist, immer jetzt ist. Aber wenn wir in diesem jetzigen Moment etwas berühren, können wir dieses Etwas in Verbindung mit der Vergangenheit fühlen, auch wenn sie nicht mehr existiert. Wir können über dieses Etwas aber auch eine Vorstellung von der Zukunft erhalten, obwohl diese noch nicht da ist. Wenn wir die Kunst der Hara-Diagnose integriert haben, gibt es einen Pfad, der unsere Aufmerksamkeit auf natürliche Weise auf das Yang-Ki lenkt, das mit dem Geist verbunden ist, und auf das Yin-Ki, das mit dem Blut und dem physischen Körper verbunden ist. Wir verbinden Yin und Yang, Vergangenheit und Zukunft, Körper und Geist.

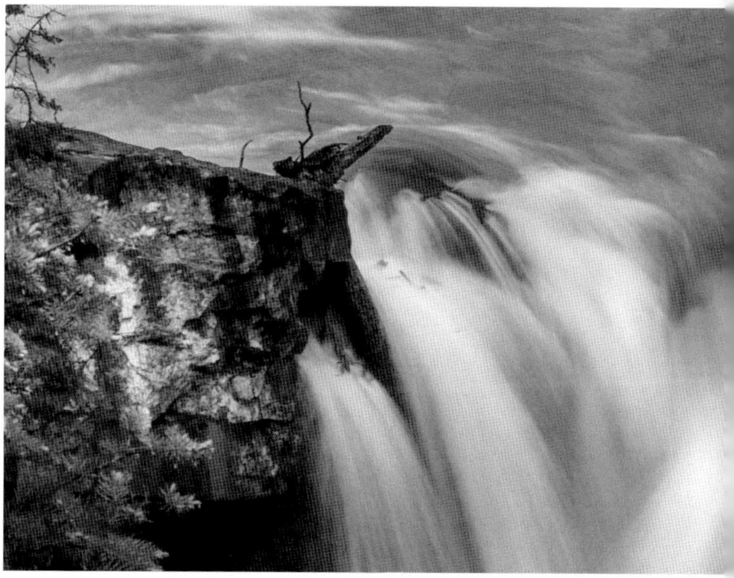

BRAUCHT SHIATSU EINE DIAGNOSE?

Wir müssen es nicht unbedingt Diagnose nennen, aber wir können dieses Wort verwenden, um den Akt der Suche nach dem Ungleichgewicht zu beschreiben. Wenn man wirklich wissen möchte, worin das Problem besteht, wenn man sich wirklich fragt, wie man mit Shiatsu oder einer anderen therapeutischen Methode helfen kann, muss man das Wesen des Ungleichgewichts verstehen. Die Empfänger:innen bestehen nicht nur aus ihren physischen Körpern, sondern sind emotionale und spirituelle Wesen. Es ist wichtig, sowohl offen als auch konzentriert zu handeln. Das ist mehr als ein Gedanke. Das ist ein Gefühl, das im Körper verankert ist. Es ist das Gefühl der Gleichheit und des Mitgefühls, wie wenn wir einen engen Freund treffen und uns öffnen. Mit der Zeit wächst diese Art der intuitiven Praxis in uns und wird zu einem bedeutenden Aspekt bei der Annäherung an die Meridiane.

Diagnose erfordert Übung und Studium. Shiatsu baut auf den Erfahrungen und Theorien vieler früherer Praktizierender auf. Wenn wir nicht auf den Schultern dieser meisterhaften Riesen der Vergangenheit stehen, können wir nicht sehr weit sehen. Es geht also wieder einmal um die Frage, ob wir Shiatsu als eindimensionale Massage für den Körper in einer dualen Subjekt-Objekt-Beziehung oder als eine nicht-duale Vision praktizieren, im Rahmen derer der physische Körper und die menschliche Psyche sowie Gebende und Empfangende als Einheit betrachtet werden.

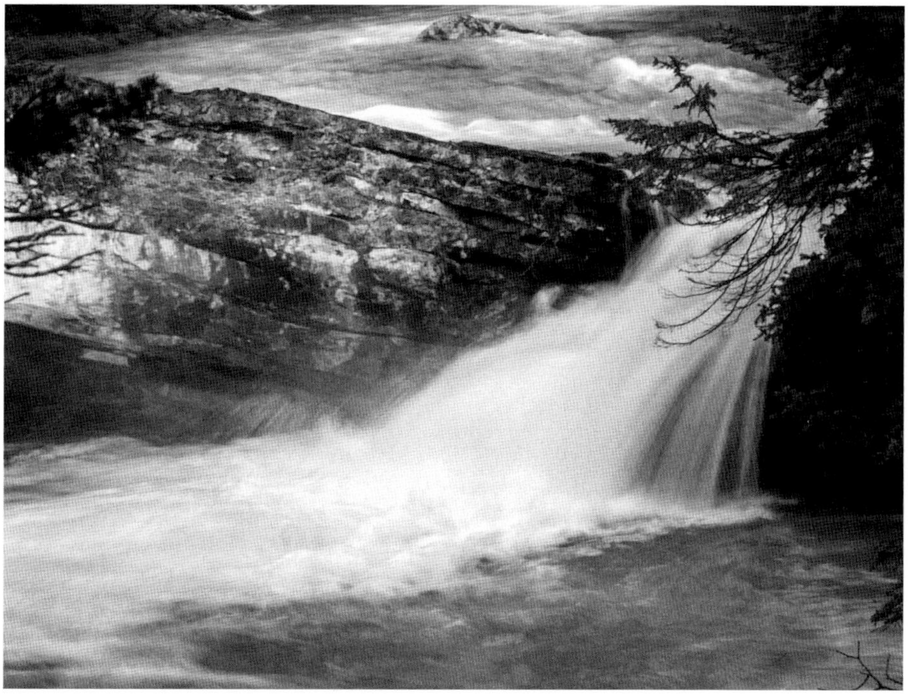

WAS ZEICHNET EINEN GUTEN PRAKTIKER / EINE GUTE PRAKTIKERIN AUS?

Zunächst einmal ist es für Praktiker:innen unerlässlich, authentisch und aufrichtig zu sein, nicht nur gegenüber anderen, sondern auch sich selbst gegenüber, denn wenn wir uns vor uns selbst verstecken, werden wir nie in einem Zustand des inneren Gleichgewichts und Friedens sein. Wenn man nicht ehrlich ist, gibt es sowohl eine innere als auch eine äußere Verwirrung und Spaltung. Shiatsu beinhaltet einen direkteren Kontakt mit einer anderen Person als Akupunktur, was bedeutet, dass unser eigenes Ki und unser aktueller Seinszustand bedingungslos übertragen werden. Wenn wir ehrlich und im Frieden sind, sind wir eins mit unserem Sein und das offenbart den wahren Geist.

Zweitens können Praktiker:innen auch so sehr damit beschäftigt sein, der anderen Person helfen zu wollen, dass sie sich selbst, ihre Präsenz und ihre Sensibilität verlieren. Eine angemessenere Haltung wäre es, mit sich selbst im Einklang zu bleiben. In der therapeutischen Beziehung verwirrt zu sein, ist weder für sie selbst noch für andere oder für die Welt gut. Gute Praktizierende sind frei von jeglichem Streben nach Zielen, erwarten nichts, sind von Augenblick zu Augenblick präsent und in der Lage, mit Ernsthaftigkeit, Authentizität und Mitgefühl zu praktizieren.

Schließlich glaube ich, dass gute Praktizierende ein Gefühl der Demut haben müssen. Ohne diese Einstellung könnte man am Ende arrogant und mit den eigenen Leistungen zufrieden werden und auf diese Weise den Geist der Praxis verlieren.

DANKSAGUNG

Kazunori Sasaki möchte Palle Dyrvall dafür danken, dass er seine Gedanken und seine Philosophie in diesem Buch so präzise zum Ausdruck gebracht hat. Er bedankt sich auch herzlich bei seinen Schüler:innen und Student:innen, die über die Jahre hinweg Teil des Iokai waren.

„Wer Sei-Ki praktiziert, muss mit einem Fuß in der endlichen Welt und mit dem anderen in der Unendlichkeit stehen.

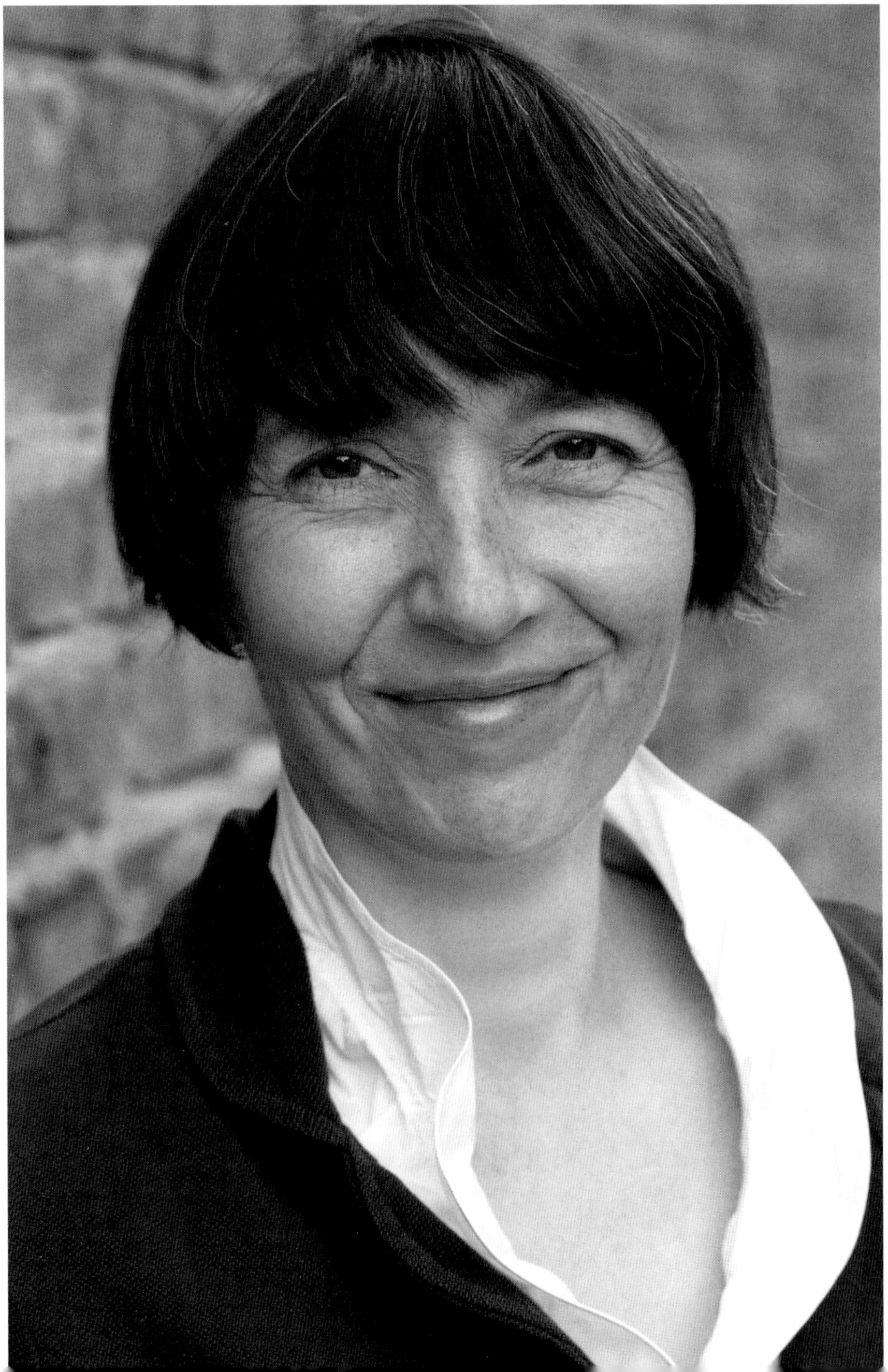

ALICE WHIELDON

Alice Whieldon (MA, PhD, SFHEA, FwSS) kam 1986 durch Pauline Sasaki mit Shiatsu in Berührung und studierte von 1991 bis 1994 am „The Shiatsu College" London. 1998 lernte sie Kishi Akinobu kennen und arbeitete bis zu seinem Tod im Jahr 2012 mit ihm eng zusammen. Im Laufe der Zeit bat Kishi Alice um Hilfe bei der Entwicklung von Methoden zur Erklärung seiner Arbeit. Dies gipfelte in der Mitarbeit an dem Buch „Sei-Ki: Life in Resonance – The Secret Art of Shiatsu" (Kishi und Whieldon, 2011, Singing Dragon). Seit 2000 leitet sie Sei-Ki-Workshops und hat einen innovativen Ansatz für das Sei-Ki-Training entwickelt.

Erkennen, was wirklich ist

Alice ist weiters Praktikerin und Ausbilderin in der Methode „Clearing, the Way of Communication" von Charles Berner und Lawrence Noyes und Autorin von „Mind Clearing" (2016, Jessica Kingsley Publishers). In dieser Tradition ist sie auch eine Meisterin der Zen-artigen „Enlightenment Intensive Retreats". Sie hat Abschlüsse in Philosophie und Religionswissenschaft, Theologie und feministischer Philosophie und unterrichtet seit über 25 Jahren auf Hochschulniveau in den Geistes- und Kunstwissenschaften. Sie lebt in Norfolk, Großbritannien.

Mehr über Alice Whieldon findest Du hier:

www.living-in-resonance.com/
www.alicewhieldon.com/

WAS IST DIE ESSENZ VON SEI-KI?

Mein Beitrag für dieses Buch ist aus der Sicht von Sei-Ki verfasst. Kishi Akinobu (1949–2012), der Gründer von Sei-Ki, hat an Namikoshis Japan Shiatsu College seine Shiatsu-Lizenz erworben und war zudem zehn Jahre lang Meisterschüler und Assistent von Shizuto Masunaga. Kishi war am Höhepunkt einer erfolgreichen Karriere, als er an seiner Arbeit zu zweifeln begann und 1979 ganz aufhörte zu praktizieren. Nach einer Zeit des Rückzugs und der Selbstreflexion fand er zu einer neuen Arbeitsweise: Sie wuchs aus den Wurzeln von Shiatsu, trägt aber auch die Erkenntnisse und den besonderen Charakter Kishis innerer Neuausrichtung in sich. Er nannte diese neue Arbeitsweise Sei-Ki.

Kishi beschrieb Sei-Ki als das „Herz von Shiatsu". Sei-Ki hat einen Platz in der Geschichte von Shiatsu und hat viele Shiatsu-Lehrende und -Praktizierende beeinflusst. Dennoch unterscheidet Sei-Ki sich vom Shiatsu, das heute unterrichtet wird, sowohl hinsichtlich der Philosophie als auch hinsichtlich der unmittelbaren Erfahrung. Im Folgenden schreibe ich über Sei-Ki.

Sei-Ki ist der Weg der Berührung. Ein Weg ist eine Disziplin, in der die Praktizierenden danach streben, die Dinge so zu sehen, wie sie wirklich sind. Diesem japanischen Konzept folgen die traditionellen Wege (auf Japanisch „dō"), wie der Weg der Kampfkünste, Budō; der Weg des Tees, Chadō; der Weg der Kalligrafie, Shodō und andere. Sei-Ki, der Way of Touch, der Weg der Berührung, ist zwar nicht als traditionelle Kunst anerkannt, verkörpert aber viele Prinzipien und die Ästhetik der traditionellen Wege.

So wie Chadō sich in der Praxis des Zubereitens von Tee ausdrückt, und so wie Shodō sich in der Kunst der Kalligrafie ausdrückt, ist auch Sei-Ki ein Weg, und sein Ausdruck ist die Berührung. Beim Praktizieren streben wir danach, zu unserem ursprünglichen Selbst zurückzukehren, indem wir andere unterstützen und sie durch Berührung so anerkennen, wie sie wirklich sind. Und: Indem wir eine andere Person so anerkennen, wie sie wirklich ist, wird ihr geholfen, zu ihrem ursprünglichen Selbst zurückzukehren. Indem wir zu unserem ursprünglichen Selbst zurückkehren, finden wir Erfüllung. Erfüllung ist gleichbedeutend mit Gesundheit und Glück.

Wenn wir eine andere Person im Sei-Ki anerkennen, würdigen wir die ursprüngliche Lebensbewegung dieser Person. Diese ist der einzigartige Ausdruck des Lebens, den jede Person hat und der jede Person ausmacht. Diese Lebensbewegung ist stets auf einer Reise in Richtung Harmonie.

Wer Sei-Ki praktiziert, strebt danach, diese Bewegung zu berühren und zu sehen. Sehen und Berühren sind hier sowohl wörtlich als auch metaphorisch gemeint und sind bis zu einem gewissen Grad austauschbar. Sehen ist zum Teil eine körperliche Funktion, die mit den Augen zusammenhängt, zum Teil aber auch eine andere Art des Wahrnehmens. Berühren ist in der Regel etwas, das wir mit der physischen Hand auf dem Körper einer anderen Person ausführen. Berühren ist aber auch etwas, das über das Physische hinausgeht.

Sei-Ki-Praktikerinnen[1] sind bestrebt, die jeweilige Lebenssituation des Menschen vor ihnen zu *sehen/fühlen*: In dieser besonderen Situation drückt sich das Leben an sich aus, in der Patientin. Allein schon auf diese Art und Weise gesehen zu werden, ist heilsam. Überschüssige Bewegung beginnt sich aufzulösen, indem sie wahrgenommen wird. Die eigentliche Person wird präsenter.

Wenn wir auf diese Weise wahrgenommen werden, „erinnern" wir uns an unsere Gesundheit. Vielleicht wäre es noch präziser, zu sagen: die Gesundheit zeigt sich wieder und unsere ursprüngliche Lebensbewegung kommt wieder zum Vorschein. In diesem Sinne ist Gesundheit eine stimmige Beziehung zu uns selbst, zu anderen und zur Welt um uns herum. In eine stimmige Beziehung zu kommen, das entspricht geistiger, körperlicher und emotionaler Gesundheit.

In diesem Ansatz erkennen wir eine natürliche Bewegungsrichtung: Bewegung hin zur Harmonie ist immer bereits im Gange. Indem wir sie wahrnehmen, wird diese Richtung bewusster und konkreter und sie wird mehr Teil der alltäglichen Welt. Wenn das geschieht, berichten die Menschen typischerweise, dass sie es als erleichternd empfinden, so „gesehen" zu werden, wie sie wirklich sind. Sie fühlen sich mehr im Einklang mit sich selbst, atmen freier und bemerken, dass sie authentischer in der Beziehung zur Sei-Ki-Praktizierenden sein können.

Das ist nichts, was die Sei-Ki-Praktizierende mit dem Patienten *macht*. Es ist zwar ein gewisses Maß an „Tun" involviert, das sich aus den konkreten formalen Aspekten einer professionellen Beziehung und aus dem allgemeinen Ablauf einer Sitzung ergibt, aber Sei-Ki selbst ist ein *Nicht-Tun*. Nicht-Tun entsteht aus der Selbstverpflichtung heraus, zu sehen, wie die Dinge wirklich sind.

Menschen kommen für eine Behandlung, wenn sie Schmerzen haben, seien diese geistiger, emotionaler, körperlicher oder spiritueller Natur. Es ist die Aufgabe einer Praktikerin, auf ihre Bitte um Hilfe einzugehen. Dazu gehört es, sich einen umfassenden Gesamteindruck von dem Leiden der Person zu verschaffen. Die Betrachtung des großen Ganzen ermöglicht es uns, Dynamik und Ursachen von exzessiver Bewegung oder von Disharmonie klarer zu sehen. Wir streben danach, die Wurzel der Disharmonie zu berühren. Man könnte auch sagen, das ist der *Kyo*-Punkt. Dementsprechend kann ein erfahrener Praktiker sparsam, präzise und effizient in der Berührung sein, weil er in diesem größeren Kontext agiert.

Wir lernen und üben in diesem größeren Kontext, exakt zu berühren. Dieses Anerkennen des großen Ganzen führt dazu, dass uns das Kurieren von Körper, Geist und Emotion als Selbstzweck weniger interessiert, auch wenn das in der Regel ein willkommener Nebeneffekt ist. Wir verstehen, dass das Praktizieren von Sei-Ki die Fähigkeit und Disziplin bedeutet, die ursprüngliche Person zu sehen. Wenn wir diese Person, deren innere Bewegung und vollkommene Ursprünglichkeit erkennen, fällt es ihr leichter, in ihre Mitte zurückzukehren.

Unsere übliche Art zu sehen ist mit Bewertung, Beurteilung, Vorlieben und Vorbehalten verbunden. Sei-Ki ist eine andere Art des Wahrnehmens und Erkennens: es ist *No-Mind*[2]. Der Zustand des No-Mind ist Resonanz und Resonanz ist No-Mind. Im No-Mind gibt es keine Möglichkeit für die übliche Art des Sehens, geprägt von Vorlieben oder Abneigungen.

Die Essenz von Sei-Ki ist, eine andere Person so zu erkennen, wie sie wirklich ist.

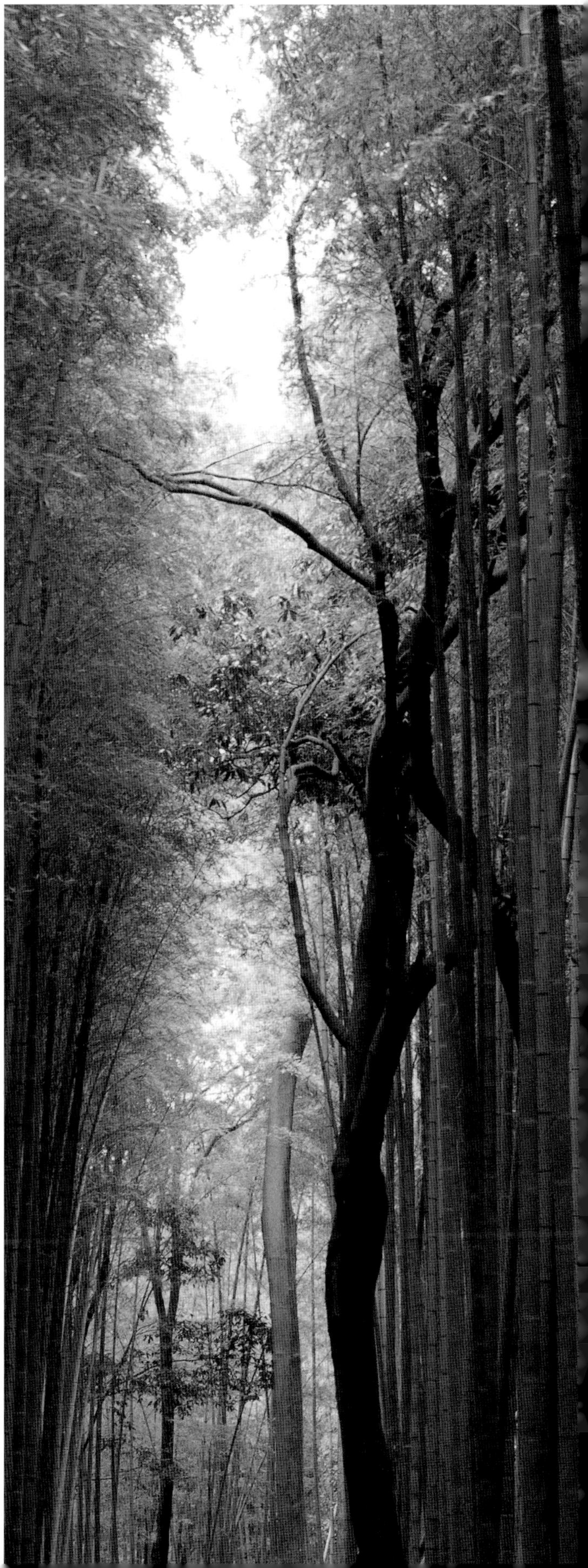

WELCHE GRUNDPRINZIPIEN SIND IM SEI-KI ENTSCHEIDEND?

1. Es gibt eine fließende innere Bewegung im Körper, die wir wahrnehmen können, wenn Resonanz da ist. Wenn wir dieser inneren Bewegung folgen, zeigt sich ursprüngliche Bewegung. Jeder Mensch hat diese innere Bewegung im Körper. Sie ist es, die uns zu Menschen macht. Meistens bemerken wir sie nicht. Die Aufgabe der Praktizierenden ist es, zu lernen, diese innere Bewegung im Körper zu finden und ihr zu folgen. Erfassen wir sie, erleben wir das als ein *Sehen,* als ein *Fühlen,* das wir nicht in Fühlen *und* Sehen trennen können. In unserem alltäglichen Bewusstsein *sehen und fühlen* wir nicht auf diese Art und Weise. Denn dieses *Sehen und Fühlen* ist nur möglich, wenn da auch *Resonanz* ist. Sei-Ki zu lernen bedeutet zu lernen, für die innere Bewegung im Körper empfänglich zu sein.

Wenn Resonanz vorhanden ist und wenn Du diese innerliche Bewegung im Körper siehst und fühlst, dann fällt das Praktizieren von Sei-Ki leicht. Bis zu diesem Punkt ist es so, dass du Sei-Ki mit Disziplin und Absicht praktizierst, anstatt der inneren Bewegung, die du *siehst und fühlst,* als konkrete Realität zu folgen. Von dem Moment an, in dem eine Person sich dafür entscheidet, Sei-Ki zu lernen, kann sie entweder der Bewegung folgen, die sie spürt, oder die „*Checking Places*“[3] im Sei-Ki nutzen. Wer konsequent, mit Disziplin und Entschlossenheit, dabei bleibt, wird schließlich beginnen, die innere fließende Bewegung wirklich zu „sehen“.

Der inneren Bewegung zu folgen ist, als würde man gleichzeitig auf und mit der Welle reiten. Das lässt sich nicht trennen. Die Hand wird eins mit der Bewegung. Die Person, die behandelt wird, erlebt dann die Hand nicht als etwas von ihr Getrenntes. Je besser die Bewegung wahrgenommen wird, desto deutlicher zeigt sie sich. Sie wird „sichtbarer“ und kann als große Bewegungen des Körpers zur Oberfläche kommen. Die innere Bewegung hingegen wird sanfter und ruhiger. Die ursprüngliche „Form“ der inneren Bewegung im Körper wird deutlicher.

Wenn dies geschieht, zeigt sich unsere angeborene Kreativität wieder, all unsere Sinne wachen auf, die Welt sieht strahlender aus und der Körper ist freier. Überschüssige Energie und Blockaden können in Form von Unwohlsein oder starker Bewegung an die Oberfläche kommen. Es kann eine Weile dauern, aber allmählich kehrt unsere Gesundheit zurück, während sich das natürliche Gleichgewicht wieder selbst herstellt. Die Beziehungen zum Selbst, zum Leben und zu anderen harmonisieren sich.

Wir können unsere Empfänglichkeit durch Übung trainieren, indem wir für die eigene innere Bewegung im Körper empfänglicher werden und sie bewusster wahrnehmen – zum Beispiel durch die Praxis von *Gassyo Gyoki* [Kishi & Whieldon, 2015, S. 126].

2. Jeder Mensch hat ein Zentrum. Dieses Zentrum kann sich manifestieren. Es ist der zentrale Pfeiler einer Person. Wenn unser Zentrum klar und stark ist, dann ist das Leben leicht und voller Freude. Dann sind wir wie ein Kreisel, der sich so perfekt dreht, dass er fast stillzustehen scheint. Wenn wir unsere Mitte aber verlieren, dann sind wir wie ein Kreisel, der strauchelt und schlingert: das Leben ist mühsam und freudlos.

Sowohl Patientin als auch Praktiker können es spüren, wenn sich diese zentrale Säule in ihnen sammelt. Die Praktikerin kann dies auch im Patienten sehen. Dieser Prozess zeigt sich im Sei-Ki, indem die Lebensbewegung geschmeidiger wird. Überschüssige Bewegung drückt sich aus und verflüchtigt sich. Der Schwerpunkt sinkt in den Bauch und der zentrale Pfeiler wird deutlicher. Die Praxis von Katsugen Undō [Noguchi 1985 & Tsuda 2013] hilft uns, unseren zentralen Pfeiler zu klären und zu stärken.

3. Das Kultivieren der Fähigkeit, mit Menschen zu arbeiten, ist identisch damit, ein Gefühl von Gleichgewicht im Kokoro und von universeller Resonanz zu entwickeln. *Kokoro* wird oft mit „Herz" übersetzt, oder auch mit „Shen" oder „Geist", aber es ist mehr als das. Kokoro ist das Gefühl, das sich einstellt, wenn du ein gutes Gedicht liest oder hörst. Es ist ein Gefühl zwischen und jenseits der Worte. Kokoro ist, was du spürst, wenn du mit jemandem in Verbindung bist. Es ist jenseits von dem, was gesagt oder getan wird. Kokoro ist eine Art Sensibilität – für dich selbst und für andere.

Üben und Lernen sind dasselbe. Wir üben eine Kunst nicht, um sie dann „auszuführen". Wenn Du Dich auf den Weg von Sei-Ki begibst, wirst Du selbst zur Praxis und deine Praxis verändert Dich. Sie bringt Dich in Einklang mit Dir selbst, und wenn dies geschieht, kommst Du automatisch in Einklang mit anderen. Wenn Du siehst, wie dieses Im-Einklang-Sein für andere ist, kannst Du nicht mehr auf dieselbe Art und Weise über gut oder schlecht, gesund oder krank urteilen. Das heißt, die Fähigkeit, eine Sache von einer anderen zu unterscheiden, entwickelt sich. Du siehst und Du *siehst* klarer. Aber während Du das tust, nimmt dein Interesse daran ab, das Gesehene einzuordnen und zu beurteilen.

Wenn wir sehen, wie dieser Einklang für andere ist, wird der Sinn des Lebens klarer und Harmonie stellt sich wieder her. Diese Klarheit entsteht durch gefühlte Erfahrung und durch *Sehen*, durch Kokoro [Kishi & Whieldon, 2015, S. 114–5]. Universelle Resonanz ist ein Zustand der Harmonie. Er geschieht nicht isoliert, sondern mit allem um uns herum. Harmonie entsteht auf natürliche Weise, wenn der *Way of Touch* uns formt und uns verfeinert.

4. Resonanz ist eine Voraussetzung für das Sehen und Spüren. Wir können die innere Bewegung einer Person nur wahrnehmen, wenn Resonanz vorhanden ist. Resonanz ist eine Verschiebung vom alltäglichen Bewusstsein hin zu No-Mind. Es ist möglich, gleichzeitig in Resonanz und in einem alltäglichen Bewusstsein zu sein. Wenn wir praktizieren, müssen wir in beidem gleichzeitig sein – wir müssen einen Fuß in beiden Welten haben. In Resonanz zu sein ist ein Bewusstseinszustand, der dem Wahrgenommenen keine Bedeutung zuschreibt. Er ist aber nicht *Nicht*-Denken oder die Unfähigkeit zu denken. Im Gegenteil, wenn Resonanz vorhanden ist, gibt es im Zustand von No-Mind eine Klarheit des Erkennens, weil unsere Fähigkeit zu sehen nicht durch Vorlieben getrübt ist. In Resonanz wird die innere Bewegung im Körper von Patienten „sichtbar“. Die Person wird als Ganzes „gesehen“. In Resonanz fokussiert sich Deine Aufmerksamkeit. Es erfordert keine Mühe, Deine Aufmerksamkeit bei der Person zu halten, die Aufmerksamkeit wird zur Person hingezogen. Du kannst der Bewegung bis zu ihrer Vollendung folgen. Dieses Beobachten und das Erkennen führen zur Auflösung von Disharmonie.

5. Sichere Hände / elterliche Berührung. Im Sei-Ki ist es üblich, mit der Hand den Körper zu berühren, das ist aber nicht wesentlich. Berührung kann auch ohne den Einsatz der Hand stattfinden. Wir berühren den Körper und das, was bewusst ist. Und wir berühren auch den Raum und das Unbewusste.

Wir müssen unsere physischen Hände nicht benutzen, um diese Berührung zu bewirken, aber das Verwenden der Hand ist ein Ausdruck von Menschlichkeit. Es vermittelt Wärme und Geborgenheit. Geborgenheit, die beruhigt. Das ist etwas zutiefst Menschliches. Die Sei-Ki-Berührung ist elterliche Berührung, die das Gefühl von sicheren Händen vermittelt. Das erinnert uns daran, dass wir hier an diesem Ort und in diesem Moment sind, in diesem Körper. Berührung bringt uns in die Gegenwart. Sie hilft uns, unseren Schmerz bewusst zu spüren. Schmerz und Anhaftung an die Vergangenheit verlieren an Bedeutung und können losgelassen werden, sodass wir mehr im Hier und Jetzt sein können. Wir können die MindBody[4]-Disharmonie einer anderen Person nicht verändern. Jede Person kann nur sich selbst verändern. Wir sehen das in unseren Beziehungen: Wenn wir versuchen, jemanden dazu zu bringen, sich zu verändern, dann führt das meist nur zu Widerstand und Ablehnung. Unsere Patientinnen kommen zu uns und möchten, dass wir sie gesund machen, dass wir sie von krank zu gesund verändern. Sie bezahlen uns aber dafür, dass wir in dieser Hinsicht weiser sind als sie selbst. Wenn wir versuchen, sie gesund zu machen, dann missverstehen wir im Grunde die Situation.

Die Disharmonie im MindBody, die unsere ursprüngliche Lebensbewegung verdeckt, beruht größtenteils auf ungehörter oder unerfüllter Kommunikation. Schmerz ist meistens ein Versuch, zu kommunizieren oder etwas zu verändern. Der MindBody bewegt sich immer in Richtung Freiheit. Jedoch kann diese Bewegung stecken bleiben. Wenn wir uns dieser Bewegung bewusst werden, dann wird sie gehört und genährt. Sie erinnert sich an sich selbst und setzt ihren Weg in Richtung Harmonie fort. Das ist nichts, was wir machen. Wir bringen es nicht zum Funktionieren. Wenn wir denken, dass wir es sind, die das tun oder die unsere Patienten heilen, dann haben wir die Wahrheit vergessen, und unsere Medizin wird ihre Kraft verlieren und zu etwas werden, das erzwingen will. Daraus ergibt sich eine Spannung: Wenn wir sehen, wie diese Spannung für jemand anderen ist, dann gibt es Bewegung in Richtung Harmonie und Gesundheit. In gewisser Weise ist es unser Sehen, das dies ermöglicht. Wenn wir aber versuchen, eine Person in Richtung Harmonie zu drängen, dann hören wir auf, einfach zu sehen, wie es für sie ist, denn dann drängen wir sie in eine Richtung, die wir ausgesucht haben, selbst wenn wir glauben, dies sei subtil und freundlich. Damit verliert die Medizin ihre Kraft. Damit die Medizin „funktioniert“, müssen wir zur Seite treten. Wir können nicht schummeln und ein „Zur-Seite-Treten“ als Technik verwenden, damit sie funktioniert. Wir müssen uns voll und ganz darauf einlassen, zu erfassen, wie es für die andere Person ist ... und nur das.

Wenn wir wirklich sehen, wie es für andere ist, dann verlieren wir das Verlangen, sie zu drängen oder zu verändern oder zu heilen. Dann verstehen wir, wie absurd diese Herangehensweise ist. Sie entspricht einfach nicht der Realität. Wenn Du die innere Bewegung im Körper siehst, dann kannst Du den eigenen Wunsch der Person nach Harmonie erleben. Dem kannst Du folgen. Es wird dann unmöglich zu wissen, wer wen leitet, wer sich in Richtung Harmonie bewegt. Es gibt nur Leben, das sich in Richtung Leben bewegt.

Die Frage, ob es funktioniert, stellen wir trotzdem und meinen damit: „Geht es den Menschen besser nach Sitzungen?“ Ist es ethisch vertretbar, eine Bezahlung für dieses Sehen zu verlangen? Das sind berechtigte Fragen, mit denen sich jeder seriöse Profi auseinandersetzen muss. Die Menschen fühlen sich nach Sei-Ki-Sitzungen tatsächlich besser. Die Art und Weise, wie sie sich besser fühlen, ist womöglich anders als erwartet. Aber wenn sie sich auf unerwartete Weise besser fühlen, beschweren sie sich normalerweise nicht. Die Ergebnisse sind oft unerwartet, weil wir es mit dem Unbewussten zu tun haben. Außerdem tun wir gut daran, uns daran zu erinnern, dass das, was wir mit Sicherheit wissen, winzig ist im Vergleich zu dem, was wir nicht wissen. Es geht hier auch um größere Fragen im Zusammenhang damit, wie unsere Gesundheit tatsächlich aussieht und was es bedeutet, dass etwas funktioniert. Diese Fragen können wir, mit den entsprechenden Fähigkeiten, mit unseren Patientinnen ergründen.

Sei-Ki „funktioniert“ also, wenn wir damit meinen, dass es im Allgemeinen dazu führt, dass sich Menschen besser fühlen. Allerdings kann es sein, dass dies erst nach einer Phase des „Schlechterfühlens“ eintritt, in der sich die Disharmonie deutlicher zeigt. Sei-Ki wirkt auf eine Art und Weise, die möglicherweise der Idee von Ursache und Wirkung widerspricht. Sei-Ki funktioniert, indem Menschen so angenommen werden, wie sie wirklich sind.

WAS IST KI UND WELCHE ROLLE SPIELT ES IM SEI-KI?

Ki ist ein japanisches Wort. Es gibt im Englischen kein Äquivalent (und auch nicht im Deutschen[5]). Ki ist ein Konzept, das in der japanischen Kultur verwurzelt ist, und im Westen weder in Kultur noch Sprache eine Verankerung hat. Ich selbst habe jedoch eng mit einem japanischen Meister, Kishi, zusammengearbeitet: Er hat mir Ki erklärt und es mir gezeigt. Ich verstehe es also in gewisser Weise ganz gut, und doch bleibt mir das Konzept irgendwie fremd. Daher zögere ich mit dem Versuch, zu erklären, was Ki ist und welche Rolle es spielt. Natürlich ist es aber so, dass „Ki" ein Bestandteil im Namen *Sei-Ki* ist, und deshalb gebührt ihm hier auch entsprechend Raum.

„Sei-Ki" bedeutet in etwa: *Ki harmonisierend* oder *harmonisierendes Ki*[6]. Diese Harmonisierung geschieht durch Resonanz. Resonanz kann man als Ki verstehen. Ki ist erfahrbar. Wir können Ki beispielsweise deutlich als *„ki passing"*[7] erfahren [Kishi & Whieldon, 2015, S. 117–8]. Durch Ki wird Bewegung sichtbar und verändert sich. Dies kann sich auf vielerlei Weise zeigen, zum Beispiel in Form von *Wellen* oder indem sich die Atmung verändert oder auch in Form von plötzlicher Bewegung. Hier können wir *ki passing* auf konkrete Weise erleben und haben so Ki *erfahren*.

Die Idee, dass Ki eine „Rolle" spielt, erscheint mir seltsam. Das ist, als würde man fragen, welche Rolle das *Leben* im alltäglichen Leben spielt. Aus dieser Perspektive ist es schon komisch, anzunehmen, dass wir mit Ki etwas „machen" könnten oder dass wir es „benutzen" oder „geben" könnten. Vielleicht *ist* Ki Leben. Seine „Rolle" in der Kunst der Berührung ist, dass wir uns miteinander verbinden, eben aufgrund von Ki. Vielleicht ist „Ki" die Beziehung selbst. Es ist immer da, sonst wären wir nicht hier.

Wenn wir abstumpfen, wenn wir vergessen, dass wir Fluss und Ki sind und glauben, wir seien nur Materie und Form, dann erscheint es uns plausibel, das zu ignorieren, was wir nicht sehen können. Das menschliche Projekt besteht vielleicht darin, dass wir uns wieder des Ki bewusst werden müssen. Vielleicht ist das der Sinn und Zweck des *Way of Touch*.

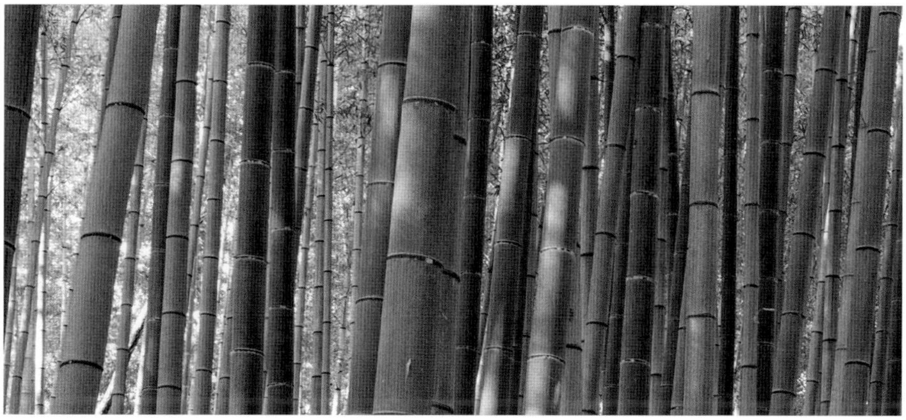

WELCHE BEDEUTUNG HABEN DIE MERIDIANE IM SEI-KI?

Meridiane haben im Sei-Ki wenig oder keine Bedeutung. Wenn wir in einer Shiatsu-Ausbildung etwas über Meridiane und deren Funktionen gelernt haben, dann nehmen wir während einer (Sei-Ki[8])-Sitzung vielleicht wahr, dass eine Dynamik eine Nieren- oder eine Leber-Form oder -Qualität hat und diese Meridiane für uns „greifbar" sind. Das kann mehr oder weniger nützlich oder interessant sein. Allerdings ist die Keiraku-Philosophie als anwendbare Theorie für Sei-Ki irrelevant.

Kishi hat gelegentlich über seinen Lehrer Masunaga gesprochen, der die Keiraku-Theorie im Shiatsu eingeführt hat [Kishi & Whieldon, 2015, S. 43–54]. Masunaga versuchte, einen Rahmen zu finden, um Shiatsu zu erklären und um es besser unterrichtbar zu machen. Auch ich suche nach einem Rahmen für meine Arbeit, um sie Lernenden zu erklären. Ich greife dabei auf verschiedene Modelle zurück, und zwar auf solche, die besser in meine Zeit und zu meinem Verstehen passen als die Keiraku-Theorie [siehe Whieldon, 2016].

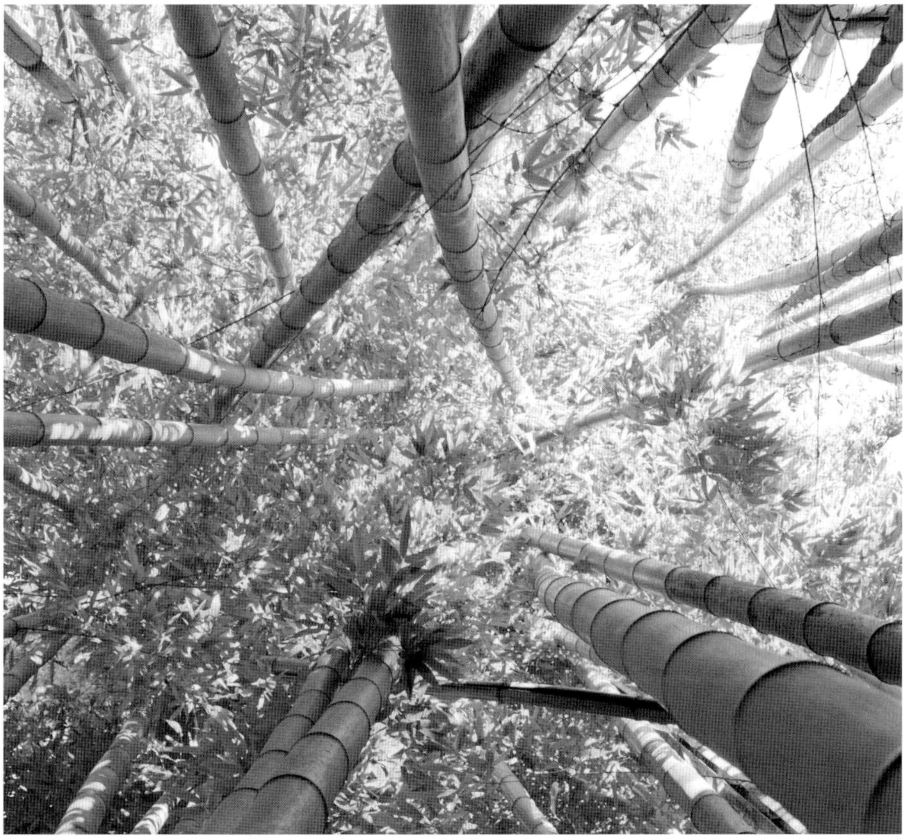

WELCHE BEDEUTUNG HAT DAS HARA IM SEI-KI?

Wie „Ki" ist auch das Konzept von „Hara" der englischen (und deutschen[9]) Sprache und der westlichen Kultur fremd. „Hara" ist ein Konzept und eine Erfahrung, die es nur im Japanischen und in Japan gibt. Es sind Bücher darüber geschrieben worden, die die Idee des Hara besser erklären, als ich es hier tun kann [wie z.B. Dürckheim, K., 1962]. Aber wir sind alle Menschen und – unabhängig von unserer Kultur – haben wir alle ein „Hara", das sich in einem besseren oder schlechteren Zustand befindet, auch wenn wir kein Konzept dafür haben. Im Sei-Ki sprechen wir in Bezug auf das Hara eher von unserer „zentralen Säule" und dem Zentrum unserer Schwerkraft.

Ich schaue mir gerne Fotos von Menschen aus dem 19. und frühen 20. Jahrhundert an. Mir fällt auf, dass viele Menschen auf diesen Bildern stabiler aussehen als heute, und dass ihr Schwerpunkt im Körper tiefer ist. Vielleicht hat es etwas mit der Art und Weise zu tun, wie damals fotografiert wurde. Die Menschen mussten für ein Foto lange stillstehen. Vielleicht steckt aber auch mehr dahinter. Wer damals körperliche Arbeit verrichtet hat, etwa mit einer Hacke oder einer Sense, oder wer stundenlang in der Küche gearbeitet hat, konnte das zur Verfügung stehende Werkzeug nicht effektiv einsetzen, ohne dass dabei der MindBody im Einklang war. Das Zentrum der Schwerkraft muss dabei tief unten sein und der MindBody muss als Einheit und ohne Zögern agieren.

Wenn wir über „Hara" sprechen, dann ist es notwendig, dass wir über „Hara/Koshi" sprechen. „Koshi" ist der Bereich des unteren Rückens und des Kreuzbeins. Als physischer Ort ist es untrennbar mit dem Hara verbunden. Wenn wir im Sei-Ki über das Zentrum der Schwerkraft oder über Hara sprechen, dann ist das eigentlich eine verkürzte Form für „Hara/Koshi".

Der natürliche Schwerpunkt im Körper ist knapp unterhalb des Bauchnabels und mit dem unteren Rücken verbunden. Wenn wir Irritation oder Trauma erleben, dann führt das dazu, dass sich dieses Zentrum unserer Schwerkraft im Körper nach oben verschiebt. Das ist ein unvermeidlicher Prozess mit der Folge, dass unsere Atmung flach wird und schließlich stecken bleibt. Das hat zahlreiche weitere Auswirkungen, wie etwa Schmerzen im unteren Rücken, verspannte Schultern, Angstzustände. Beim Praktizieren fällt uns auf, wie unsere Patientinnen dies manifestieren.

Der Lebensstil in modernen Gesellschaften verlagert das Zentrum der Schwerkraft im Körper nach oben. Das macht es schwieriger, im MindBody integriert zu bleiben. Wenn wir einer Sei-Ki-Sitzung also einen konkreten Zweck zuordnen wollten, dann der, dass sich die Atmung der Person verändert und weniger stockt und dass das Zentrum der Schwerkraft wieder nach unten an seinen natürlichen Ort sinkt. Das ist eine harmonische Situation. Und Harmonie breitet sich aus, verbindet, erkennt sich selbst in der Welt.

Um Sei-Ki auszuüben, ist Hara/Koshi entscheidend. Der MindBody muss integriert werden. Das Praktizieren von Sei-Ki hat den Effekt, dass sich der MindBody integriert. Umgekehrt bringt die Integration des MindBody die Fähigkeit mit sich, die innere Bewegung im Körper bei unseren Patienten zu sehen. Das Sitzen im Seiza und das Arbeiten auf dem Boden tragen ebenfalls zur Harmonisierung des MindBody bei und bringen uns in unseren richtigen Schwerpunkt.

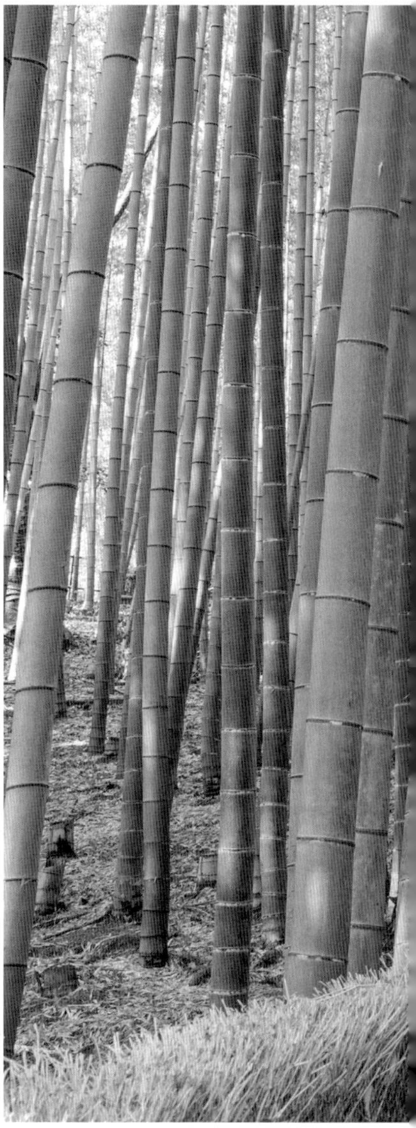

Wenn wir Sei-Ki praktizieren, muss unser gesamter Körper beteiligt sein und wir müssen uns von unserem Hara aus bewegen, selbst dann, wenn wir die winzigste Stelle auf die leichteste Weise berühren. Wir berühren mit unserem ganzen Wesen. Wir berühren eine kleine Stelle mit einer „großen Hand". Kleine Berührung. Großes Spüren. Das ist Hara. Vielleicht könnte man sagen, dass die Arbeit aus dem Hara so etwas wie Charisma oder Präsenz ergibt. Wir werden von viel mehr berührt als nur von der Hand, von etwas, das mehr ist als der Körper.

Wir sollten jedoch auch verstehen, dass „Hara/Koshi" noch viel mehr umfasst als das. Ein „gutes Hara" zu haben bedeutet auch, mit sich selbst, mit anderen und mit dem Leben in der richtigen Beziehung zu sein. Die „Mitte" ist weit mehr als unser persönliches, körperliches Zentrum der Schwerkraft. Sie manifestiert sich in der Natur, in der Kunst, in der Kultur und sie löst sich wieder auf. Das ist Hara-Kultur.

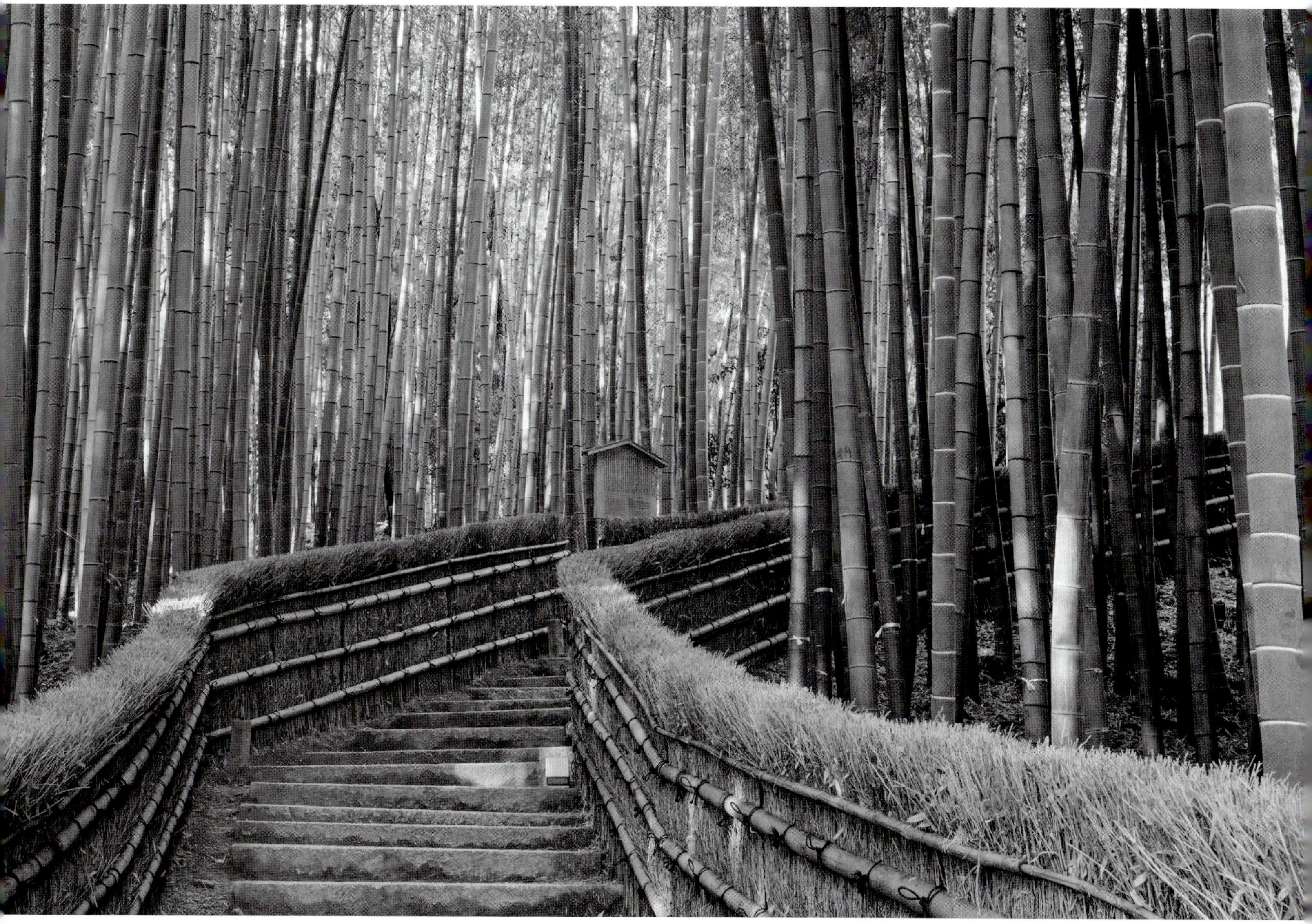

BRAUCHT SEI-KI EINE DIAGNOSE?

In der modernen Denkweise trennen wir Ideen, damit wir sie besser verstehen und mit ihnen arbeiten können. Das hat seinen Wert. Das Erkennen von Mustern und das Entwickeln von Theorien helfen uns beim Lernen. Ohne die Fähigkeit, Dinge zu differenzieren und Theorien zu entwickeln, hätten wir viele interessante wissenschaftliche Entdeckungen nicht gemacht und uns technologisch nicht entwickelt. Theorie ist kreativ und manifestiert sich in der Welt in konkreten Formen.

Eine Auswirkung dieses Trennungs-Denkens ist, dass wir manchmal von unseren eigenen Ideen eingenommen sind und glauben, dass auch die *Realität* auf dieselbe Weise in Einzelteile geordnet werden kann, wie sich Ideen in Kategorien einteilen lassen. Doch die konkrete Wirklichkeit unterscheidet sich von abstrakten Ideen, auch wenn sie Ideen beinhaltet. Die konkrete Wirklichkeit entspricht nicht unseren Theorien. Ideen sind einfach nicht groß genug, um die Realität zu erfassen. Wir machen also einen Fehler, wenn wir der Theorie den Vorrang vor der Realität geben.

Genau das ist in Bezug auf Diagnose und Behandlung geschehen. Die moderne Medizin trennt Diagnose und Behandlung. Es ist eine verführerische Denkweise, weil das Prinzip von Ursache und Wirkung in so vielen Bereichen unseres Lebens funktioniert, dass es zu einer vorherrschenden Denkweise geworden ist. Wird dieses Trennungs-Denken allerdings auf den *Way of Touch*, auf Menschen, angewendet, dann ist das problematisch.

Diagnose-Behandlung sollte eigentlich ein einziges Wort sein, denn im Sei-Ki ist es ein und dasselbe. Auch Masunaga betonte, dass im Shiatsu Behandlung und Diagnose eins sind. Vielleicht ist aber „Anerkennen" ein noch besseres Wort für diesen Prozess. Indem wir anerkennen, wie etwas für jemanden ist, fühlt sich diese Person gesehen und verändert sich selbst. Wenn wir Diagnose und Behandlung voneinander trennen, verändert sich diese grundlegende Beziehung. Wenn ich denke: *Auf Basis meiner Diagnose werde ich jetzt etwas tun, um dich in Ordnung zu bringen* – dann ist dieses Handeln nicht mehr im Fluss und respektiert den Prozess in Richtung Harmonie nicht, der der natürlichen Bewegung von Ki eigentlich innewohnt. Noch wichtiger ist, dass dies auch ein Missverstehen der Realität ist und wir uns auf die Tragikomödie einlassen, die Realität erzwingen zu wollen – und das ist tatsächlich unmöglich.

Die philosophischen Modelle von wissenschaftlicher Medizin und Sei-Ki kollidieren. Man kann nicht davon ausgehen, dass das Wahrnehmen und Anerkennen einer anderen Person die ganze Arbeit ausmacht und gleichzeitig glauben, dass man sie jetzt durch Tun in Ordnung bringt. Diagnose ist für den *Way of Touch* von entscheidender Bedeutung, jedoch ohne die Schlussfolgerung, dass mehr erforderlich ist. Behandlung ist Diagnose.

Hinzu kommt: Sobald wir zu wissen glauben, was mit einer Person nicht stimmt, liegen wir falsch. Das liegt nicht unbedingt daran, dass die Diagnose falsch ist. Es liegt daran, dass wir uns in dem Moment, in dem wir uns auf die Deutung einer bestimmten Situation festlegen, von der Realität abwenden und uns einer Theorie über sie zuwenden. Die Situation und die Theorie sind zwei verschiedene Dinge. Eine Theorie ist manchmal hilfreich, aber sie beschreibt nie die eigentliche Situation. Das ist in Bezug auf Menschen ganz besonders bedeutsam. In dem Moment, in dem wir glauben, etwas über jemanden zu wissen, liegen wir falsch. Denn selbst dann, wenn die betreffende Person zustimmt, ist ihre Perspektive dennoch eine andere als unsere. Wenn wir nicht buchstäblich denselben Blickwinkel haben, dann können wir nicht wirklich wissen.

Selbst wenn wir also auf eine Diagnose kommen, auch dann, wenn sie nützlich ist und auch wenn die Patientin ihr zustimmt ... ist es unerlässlicher denn je, sie zu verwerfen und sich dem gegenwärtigen Moment mit dieser Person zuzuwenden und dem, was im Hier und Jetzt ist.

WAS ZEICHNET EINEN GUTEN PRAKTIKER / EINE GUTE PRAKTIKERIN AUS?

Die Einstellung, dass das Lernen nie aufhört, ist für alle, die Sei-Ki praktizieren, von wesentlicher Bedeutung. Es ist eine Voraussetzung für Sei-Ki, immer offen zu bleiben und zu ergründen, was die Wahrheit einer Situation im gegenwärtigen Moment ist. Das bedeutet, dass wir als Sei-Ki-Praktizierende immer am Grat des Nicht-Wissens wandeln. Wir begegnen jeder Person frisch, nicht wissend, sondern offen. In dem Moment, in dem wir zu wissen glauben, sind wir verloren. Wir kommen mit Fragen und erwarten keine Antworten. Und wenn Antworten auftauchen, dann gehen wir weiter.

Wer Sei-Ki praktiziert, muss ein absoluter Profi sein mit der Fähigkeit, zu hören und zu wissen, wann und wie wir unseren Patienten hilfreich sein können. Wir arbeiten immer im Dienst der Personen, die wir behandeln. Wir verfeinern die Kunst, indem wir sie bei jedem Schritt zum Wohle eines anderen Menschen weitergeben. Wir stellen unsere persönlichen Anliegen nach bestem Wissen und Ermessen zurück und widmen uns ganz der Patientin. Im Grunde bedeutet dies, einen professionellen Verhaltenskodex ernst zu nehmen. Mit der Zeit sehen wir auch, dass dieser Dienst die Natur der Kunst ist: anzuerkennen, wie es für eine andere Person ist. Indem ich meine Aufmerksamkeit einer anderen Person schenke, und dies als Disziplin ausübe, verfeinere ich auch mich selbst. Daraus ergeben sich die Eigenschaften eines guten Praktikers oder einer guten Praktikerin.

Hinzu kommt, dass wir nicht vage sein dürfen, eben weil wir mit dem Unbewussten arbeiten, mit Resonanz und am Rande dessen, worüber man in Worten sprechen kann. Die Arbeit in diesem Bereich braucht daher persönliche und professionelle Disziplin und Lernen sowie die Entwicklung von Kunstfertigkeit in Berührung. Ohne diese Entschlossenheit, zu lernen und das klar auszudrücken, was wir verstehen, kann das Nicht-Wissen nicht gehört und nicht ins Wissen gebracht werden.

Wer Sei-Ki praktiziert, muss mit einem Fuß in der endlichen Welt und mit dem anderen in der Unendlichkeit stehen.

Übersetzung ins Deutsche von Alexandra Gelny

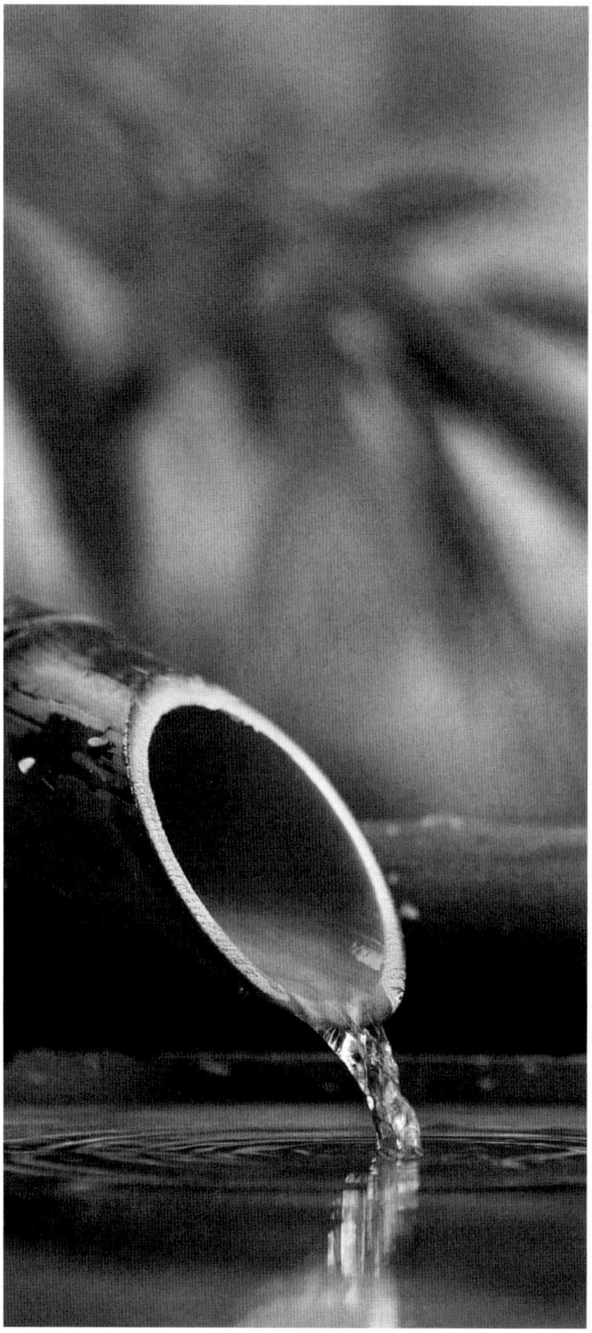

Literaturhinweise:

Dürckheim, Karlfried Graf, 2012 (1956): Hara. Die energetische Mitte des Menschen. O.W. Barth, München.

Kishi, Akinobu, & Whieldon, Alice, 2015: Sei-Ki: Leben in Resonanz. Das Verborgene in der Kunst des Shiatsu. Pirmoni Verlag, Berlin (erstmals erschienen auf Englisch 2011).

Noguchi, Haruchika, 1985: Order, Spontaneity and the Body. Zensei, Tokio.
Tsuda, Itsuo, 2013 (1973): The Non-Doing. Yume Editions, Paris.

Whieldon, Alice 2016: Mind Clearing: The Key to Mindfulness Mastery, Jessica Kingsley, London.

[1] Anm. d. Ü.: Alle in diesem Text verwendeten Personenbezeichnungen beziehen sich auf alle Geschlechter. Zur besseren Lesbarkeit wurde in diesem Text zwischen der weiblichen und männlichen Form variiert.

[2] Anm. d. Ü.: „mind“ im Englischen bezieht sich sowohl auf „Geist“ als auch auf „Verstand“, also sowohl auf den spirituellen als auch auf den intellektuellen Aspekt. Eine adäquate Entsprechung auf Deutsch, die eine ähnlich breite Bedeutung hat, gibt es nicht. Daher wurde der englische Begriff beibehalten.

[3] Anm. d. Ü.: „Checking Places“ ist ein Begriff, der im Sei-Ki ganz spezifisch für bestimmte Stellen am Körper verwendet wird, die Orientierung in der Behandlung geben.

[4] Anm. d. Ü.: Da weder „Geist“ noch „Verstand“ eine adäquate Übersetzung für „mind“ ist, wird „MindBody“ im englischen Original beibehalten.

[5] Anm. d. Ü.

[6] Anm. d. Ü.: „harmonising Ki“ im englischen Original kann sowohl „harmonisierendes Ki“ als auch „Ki harmonisierend“ bedeuten. Um die (gewollte) Zweideutigkeit beizubehalten, werden hier beide Varianten angeführt.

[7] Anm. d. Ü.: „ki passing“ ist ein spezifisch im Sei-Ki verwendeter Ausdruck dafür, wenn Ki fließt, passiert, sich bewegt, ...

[8] Anm. d. Ü.

[9] Anm. d. Ü.

”

Nur mit der Fähigkeit, vollständig präsent zu sein, können wir danach streben, körperliches, emotionales, mentales und spirituelles Leiden zu lindern.

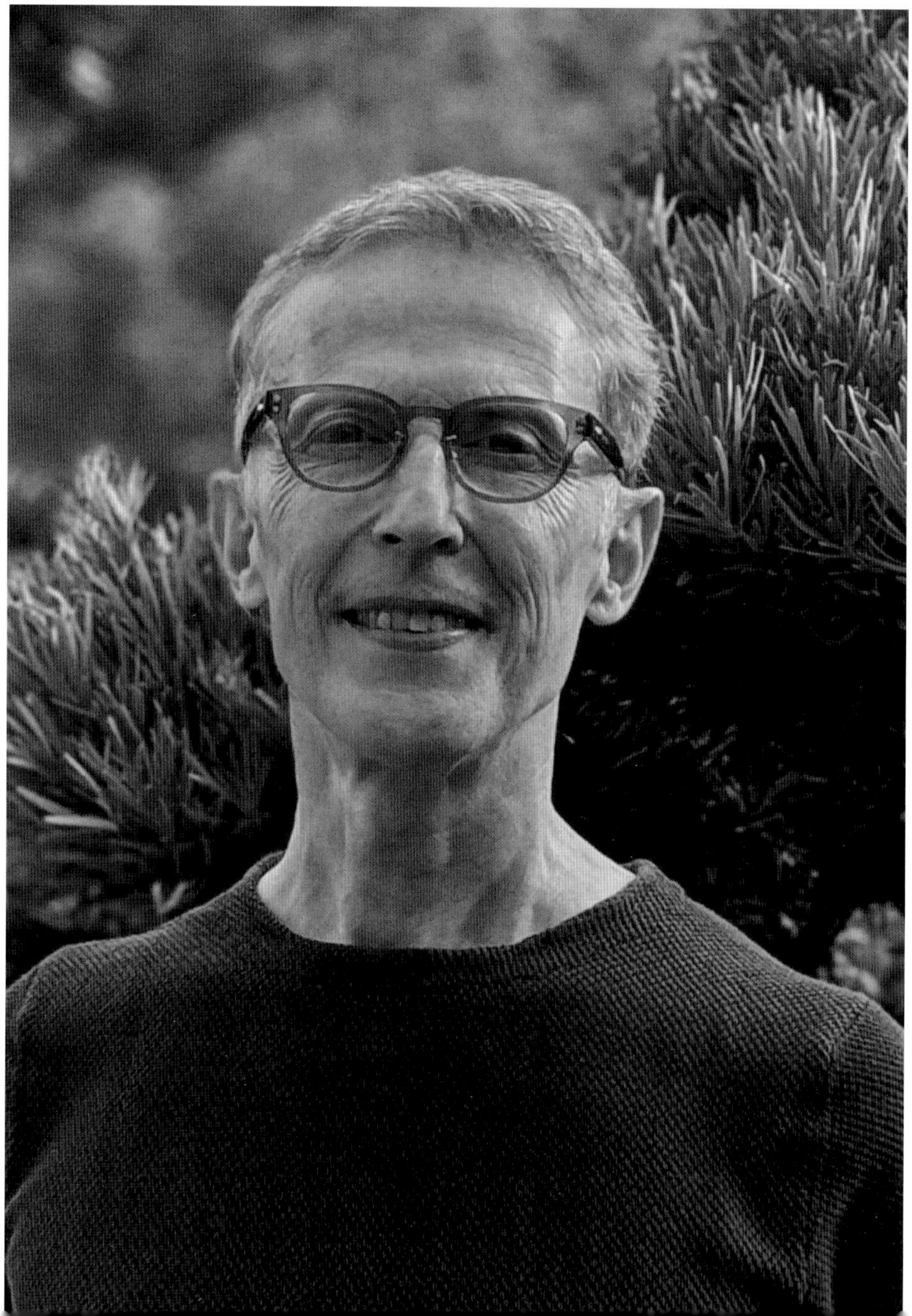

PHILIPPE VANDENABEELE

Philippe Vandenabeele (*1965) ist ein führender Shiatsu-Lehrer und Ausbilder bei der AOBTA, der American Organisation of Bodywork Therapies of Asia, und den europäischen und belgischen Shiatsu-Verbänden. Er ist Direktor des Shinzui Bodywork International Institute, einem Zentrum für Weiterbildung in manueller Therapie mit Sitz in Japan. Auf der Grundlage von über 30 Jahren klinischer Erfahrung, Lehrpraxis und kontinuierlichem Studium entwickelte Philippe die Shinzui-Methode, einen einzigartigen Ansatz für die manuelle Therapie.

Die Absicht des Herzens durch die Hände leiten

Die Shinzui-Methode ist eine Ganzkörpertherapie, die die Praktiken der ostasiatischen Körperarbeit, insbesondere Ampuku, mit den neuesten Entwicklungen in therapeutischer Körperarbeit und medizinischen Erkenntnissen verbindet. Sie ist fest in der ostasiatischen Medizin verwurzelt und nutzt die Methodik dieser alten Heiltradition zur Behandlung von Körper, Geist und Seele. Shinzui wird als Aufbaustudiengang unterrichtet, der allen Body Workern offensteht.

Philippe lebt und arbeitet in Fukuoka im Süden Japans, wo er mit seiner Frau Hiroko Kobayashi in ihrer gemeinsamen Praxis Behandlungen durchführt. In Fukuoka betreiben sie auch ihre Schule, in der sie Studierende aus Japan und dem Ausland willkommen heißen und ihre lebenslange Leidenschaft für Körperarbeit in ihren Behandlungen und Kursen teilen.

Mehr über Philippe Vandenabeele findest Du hier:

Shinzui Bodywork: www.shinzui-bodywork.com

WAS IST DIE ESSENZ VON SHIATSU?

Kommunikation ist das Herzstück von Shiatsu. Als „Kunst der Berührung" geht es bei Shiatsu darum, Verbindung herzustellen und einen Dialog zwischen Behandler:in und Empfänger:in durch das Medium der Berührung entstehen zu lassen. Auf Basis der Geisteshaltung der ostasiatischen Medizin wird die Behandlung zu einer heilenden Begegnung, die alle Aspekte unseres Seins anspricht:

Der menschliche Mikrokosmos wird als integraler Bestandteil der umfassenderen Dimensionen des Lebens gesehen und berührt. Behandler:innen schöpfen das volle Potenzial von Shiatsu aus, wenn sie diese tiefgreifenden Verbindungen verkörpern und sich auf sie einlassen. Dieser Dialog stärkt nicht nur das Wohlbefinden von Empfänger:innen, sondern auch die Kommunikation von Praktizierenden mit dem großen Netz des Lebens an sich.

Ich möchte die facettenreiche Natur von Shiatsu anhand des Konzepts von Tian Di Ren (天地人) erläutern. Dieses Konzept ist tief in der ostasiatischen Kultur verankert und für die ostasiatische Medizin von zentraler Bedeutung. Es steht für die harmonische Verbindung von Erde, Mensch und Himmel. Im Körper wird das Tian-Di-Ren-Konzept durch die drei Dantian repräsentiert. Das untere Dantian ist mit der Erde verbunden, das mittlere Dantian mit der menschlichen Ebene und das obere Dantian mit dem Himmel. Wenn wir erkennen, dass die Ebene unserer menschlichen Existenz eingebettet und in ebenso direktem wie immerwährendem Kontakt mit der Dualität von Himmel und Erde ist, können wir die volle Bandbreite des Potenzials von Shiatsu erfassen und umsetzen. Shiatsu kann hier ein harmonisches Gleichgewicht schaffen und in einer weit größeren Dimension heilen. Shiatsu ermöglicht es uns, die physischen Aspekte unseres Seins neu auszurichten und zu harmonisieren, während es gleichzeitig dabei hilft, festgefahrene oder aus dem Gleichgewicht geratene Strukturen in anderen Bereichen zu lösen.

WELCHE GRUNDPRINZIPIEN SIND IM SHIATSU ENTSCHEIDEND?

Die Erde ist unsere physische, energetische und vitale Grundlage, die im menschlichen Körper durch das Hara oder unteres Dantian repräsentiert wird. Auf dieser körperlichen Ebene arbeitet Shiatsu mit einem Druck, der aus der entspannten Körpermitte aufgebaut wird, sowie mit gezielten Manipulationen des Gewebes und mit Dehnungen. Erfahrene Praktiker:innen verfügen über die notwendigen Werkzeuge, um den Energiefluss in den Meridianen zu öffnen, zu regulieren und auszugleichen. Sie können die Kommunikation innerhalb und zwischen den unterschiedlichen Körpersystemen wiederherstellen. Dies alles, zusammen mit der unterstützenden Präsenz der Erde selbst und der Fähigkeit der Praktiker:innen, mit den Händen, dem Bauch und dem Herzen zuzuhören, erhöht die therapeutische Wirksamkeit von Shiatsu.

Um diese Qualitäten zu verkörpern, müssen sich die praktizierenden Personen darauf konzentrieren, aus dem Hara heraus zu arbeiten, während sie ihre Körpermechanik kontinuierlich weiterentwickeln und verfeinern. Auf diese Weise wird das eigene Lebenskraftzentrum gestärkt, das Hara, was wiederum eine tiefere Verbindung zur erdenden Energie fördert. Wir können die Bedeutung des Hara oder unteren Dantian im Shiatsu nicht genug betonen. Das Hara ist unser vitales Zentrum und dient als Reservoir für Jing, die Essenz unserer Vitalität, und Genki, das Haus unserer Urenergie. Aus diesem Grund sind Ampuku- und Hara-Diagnosetechniken nach wie vor grundlegend und haben immer auch eine zentrale Rolle bei der Entwicklung und Ausübung von Shiatsu gespielt.

Die heilende Interaktion zwischen Behandler:in und Empfänger:in integriert auch das mittlere Dantian, unser Herz, das den Aspekt der menschlichen Verbindung repräsentiert. Shiatsu ist eine manuelle Behandlungsform, die die Absicht unseres Herzens durch unsere Hände leitet. Die Kraft der Berührung schafft eine unmittelbare und direkte Verbindung zwischen empfangender und gebender Person. Dieser stille Dialog beruht auf der Fähigkeit, aufmerksam zuzuhören und sich authentisch einzubringen. Dazu zählt auch die pure Anwesenheit, die ohne zu werten oder vorgefasste Ziele agiert. Beim Shiatsu ist „Zuhören" eine multisensorische Fähigkeit, die weit über das Auditive hinausgeht.

Das traditionelle chinesische Schriftzeichen „tīng" (聽) veranschaulicht diese besondere Qualität am besten. Das Schriftzeichen vereint mehrere Elemente, die uns besser verstehen lassen, was zuhören wirklich bedeuten kann. Das Radikal „ěr" (耳) auf der linken Seite oben steht für das Ohr und „mù" (目) auf der rechten Seite oben für das Auge, was ein Hinweis darauf ist, dass Zuhören sowohl Hören als auch Sehen umfasst. Unterhalb des Ohrs steht das Radikal „wán" (王), das König oder Kaiser bedeutet und die Integrität symbolisiert, die Kunst des Zuhörens voll und ganz zu beherrschen. Die Basis des Schriftzeichens („xī", 心) steht für Herz, Verstand und Geist und bedeutet, dass tiefes Zuhören genau diese Aspekte – Herz, Verstand und Geist – umfasst. Zuhören mit Herz und Verstand befähigt uns, uns in unsere Patient:innen einzufühlen, sie zu verstehen und eine tiefe Verbindung zu ihnen herzustellen. Die Kombination dieser Schriftzeichen zu „tīng" (聽) erinnert die Praktizierenden daran, dass Zuhören ein Akt völliger Aufmerksamkeit und Präsenz ist, der alle Sinne einbezieht. Um das Zuhören zu verankern, muss es durch „Dé" (德) unterstützt werden, ein daoistisches Attribut, das oft als Tugend, innere Kraft oder Integrität interpretiert wird. Durch die Verkörperung von „Dé“ in der Praxis geht Shiatsu über die therapeutische Intervention hinaus und wird zu einer Praxis der Charakterbildung. In diesem Raum können Praktiker:innen tiefen inneren Frieden vermitteln.

Im oberen Dantian verwandelt sich das Shen in Leere oder „Wu Ji“ (無極), ein Prozess, der durch ein starkes Hara und ein offenes und ausgeglichenes Herzzentrum unterstützt wird. Diese Unterstützung ermöglicht es Shiatsu, unsere spirituelle Verbindung zu vertiefen und mit dem Dao in Einklang zu bringen. Engagierte Praktizierende können dieses Potenzial durch meditative Praktiken freisetzen, die Stille und Leere fördern. Mit einer soliden Verankerung in diesen Prinzipien, sowohl in der Praxis als auch im Leben, können wir die Herausforderungen, denen wir begegnen, müheloser angehen. Indem wir unsere Praxis in der Stille und im „Wu Wei“ (無為) oder Nicht-Handeln verankern, erlangen wir ein Verständnis für und eine Kommunikation mit unseren Empfänger:innen, ausgerichtet auf die ganzheitlichen Muster und die Einheit allen Lebens, wie es im „Huangdi Neijing Lingshu“ beschrieben wird. Dieser alte Text veranschaulicht, wie „die sechs Schwingungsmuster des Universums die zwölf Kanäle bilden; daher stellen sie die konkrete Art und Weise dar, wie die Organsysteme des menschlichen Körpers das Dao des Himmels empfangen und mit ihm in Resonanz stehen“[1]. Die zwölf Meridiane zeigen an, wie sehr unser physisches Wesen mit den universellen Energien verbunden ist. Wenn wir dieses Verständnis tief in unserem Inneren verkörpern, erfassen wir die Essenz von Shiatsu.

Zusammenfassend lässt sich sagen, dass Shiatsu, das auf den Prinzipien der ostasiatischen Medizin basiert, die Kommunikation und Verbindung durch Berührung fördert. Es ermöglicht einen tiefgreifenden Dialog zwischen Behandler:in und Empfänger:in, berührt alle Dimensionen der Existenz und trägt zum allgemeinen Wohlbefinden bei. Letztendlich zeigt dies die Essenz der Shiatsu-Praxis, bei der es darum geht, unsere Fähigkeit zu verfeinern, uns mit Stille und Klarheit zu verbinden und diese zu vermitteln.

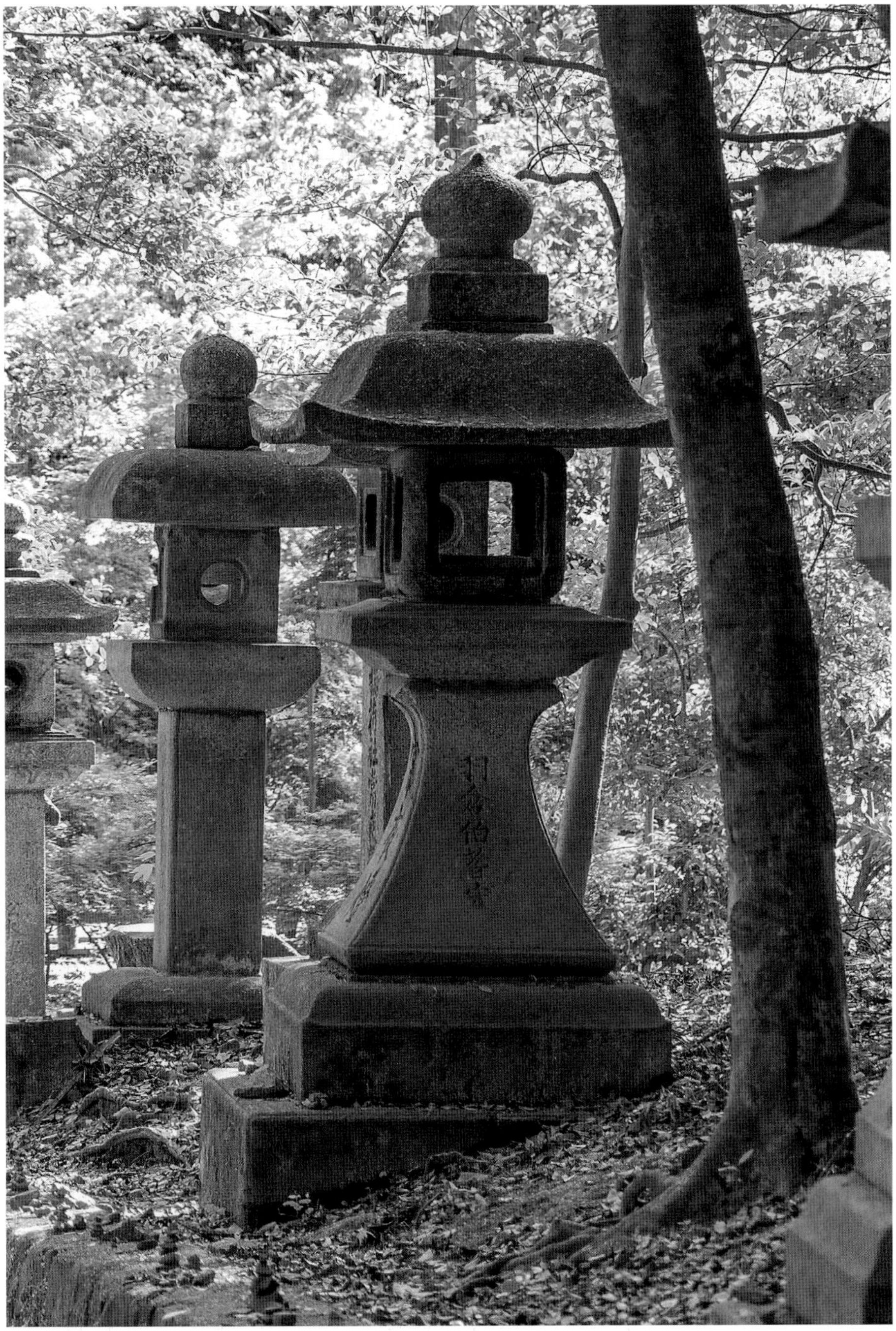

WAS IST KI UND WELCHE ROLLE SPIELT ES IM SHIATSU?

Ki ist die vitale Lebenskraft und organisatorische Intelligenz, die alle Lebewesen und auch alle Erscheinungsformen durchdringt und belebt. Im ostasiatischen Verständnis wird angenommen, dass Ki die Grundlage aller Phänomene des Universums ist, die durch die Wechselwirkung von Yin und Yang entstehen. Zhang Zai (1020–1077 n. Chr.) schrieb: „Die große Leere besteht aus Qi. Qi verdichtet sich und bildet die unzähligen Dinge. Dinge zerfallen notwendigerweise und kehren in die große Leere zurück. Jede Geburt ist eine Verdichtung, jeder Tod eine Zerstreuung. Wenn es verdichtet wird, wird Qi zu einem Lebewesen, wenn es zerstreut wird, ist es die Grundlage von Umwandlung."

Das chinesische Schriftzeichen für Ki steht sowohl für Reis als auch für Dampf und weist auf seine allumfassende Fähigkeit hin, sowohl das Materielle als auch das Immaterielle zu umfassen. So wie Ki die materielle Grundlage des Universums ist, ist es auch die materielle und spirituelle Grundlage des menschlichen Lebens: „... Die Vereinigung des Qi von Himmel und Erde wird Mensch genannt" („*Simple Questions*", Kapitel 25).

Im Shiatsu spielt Ki eine zentrale Rolle, da das Ziel der Behandlung darin besteht, den Ki-Fluss zu fördern und auszugleichen, um Gesundheit und Wohlbefinden zu erhalten und wiederherzustellen. Die Arbeit mit Ki ermöglicht es Shiatsu-Praktizierenden auch, andere Perspektiven zu erforschen und in ihre Arbeit zu integrieren. Eine Grundvoraussetzung von Shiatsu ist, dass die ungehinderte und ausgeglichene Bewegung von Ki für die körperliche, emotionale und geistige Gesundheit unerlässlich ist. Wenn der Ki-Fluss behindert oder unausgewogen ist, kann dies zu verschiedenen Beschwerden wie Schmerzen, Müdigkeit, aber auch schwereren Krankheiten führen. Im „*Ampuku Zukai*" – dem klassischen Text über Ampuku – heißt es: „Jedes Lebewesen, das im Kosmos wohnt, wird durch den unaufhörlichen Fluss von Ki, der Lebenskraft, belebt. Aus diesem Grund kann selbst ein geringer Grad an Stagnation zu Krankheit oder, im Falle einer Blockade, zum Tod führen."[2]

Ein einzigartiger Aspekt der ostasiatischen Medizin besteht darin, dass sie die verschiedenen Arten von Ki untersucht und kategorisiert hat, die in unserem Körper wirken, wie zum Beispiel das Ursprungs-Ki, das Nahrungs-Ki oder das Abwehr-Ki. Sie hat auch die Bahnen des Ki in unserem Körper in Form von Meridianen und Gefäßen erfasst, die Flüssen und Reservoirs der Lebenskraft ähneln. Diese Kanäle ermöglichen Shiatsu-Praktizierenden einen direkten Zugang zur Lebenskraft des Körpers, der es ihnen erlaubt, das Ki zu berühren, zu befreien oder auszugleichen. Durch Meridianarbeit „kann man den Fluss des stagnierenden Ki glätten und so die Eingeweide kräftigen, den Darm regulieren, die Muskeln dehnen, die Haut befeuchten, die Energie auffüllen, die Verdauung und den Stuhlgang verbessern, das Gedächtnis verbessern, die körperliche Fitness verbessern, die Durchblutung und die Gelenkbewegung verbessern sowie die Genesung von chronischen Krankheiten beschleunigen. Sie sollten diese Vorteile bemerken, nachdem Sie die Techniken selbst angewendet haben."[3]

Die Theorie des Ki und seine ausgefeilte Klassifizierung geben Praktiker:innen auch die Möglichkeit, verschiedene Ki-Muster zu erkennen und zu unterscheiden, wodurch die Shiatsu-Behandlungen zielgerichteter und effektiver werden. Diese Muster und Zyklen des Ki können durch die verschiedenen Perspektiven betrachtet werden, die uns die ostasiatische Medizin diesbezüglich bietet – von einer einfachen Klassifikation in Yin und Yang bis hin zu differenzierteren Systemen wie den fünf Wandlungsphasen, den sechs Schichten oder den acht Gua des Ba Gua. Jeder Ansatz umfasst jedoch immer alle Aspekte des Lebens, wodurch die Perspektive von Shiatsu wirklich ganzheitlich wird.

Für Shiatsu-Praktiker:innen, die sich eine solide Grundlage in der Theorie der ostasiatischen Medizin erarbeitet und ausreichend klinische Erfahrung gesammelt haben, ist es natürlich, ihre Fähigkeiten und die Effektivität bei der Behandlung verschiedener Erkrankungen weiterentwickeln zu wollen. Die universelle Anwendbarkeit von Ki ermöglicht eine Erweiterung des therapeutischen Horizonts. Sie erlaubt die Integration anderer Zugänge und Methoden in die Shiatsu-Praxis, ohne das eigene Ki-Paradigma zu verlieren. Dies kann unsere Fähigkeit, unsere Klient:innen zu unterstützen, nur bereichern.

Ein Beispiel für eine solche Integration ist der Shiatsu-Stil, der von Shizuto Masunaga initiiert wurde, einem Professor für Psychologie und ein herausragender Shiatsu-Lehrer. Basierend auf seiner klinischen Erfahrung entwickelte er nicht nur Erweiterungen für die Meridianbahnen, sondern integrierte auch psychologische Aspekte in die Shiatsu-Theorie. Dadurch wurde Shiatsu nicht nur für ein modernes Publikum zugänglicher, sondern es wurden auch innovative Ansätze in diese alte Kunst der Berührung integriert.

Ich persönlich habe gelernt, kraniale und viszerale Osteopathie in mein Shiatsu zu integrieren, was mir zusammen mit meiner Forschung zu traditionellen Ampuku-Techniken ganz neue therapeutische Möglichkeiten eröffnet hat. In diesem Zusammenhang ist es interessant zu sehen, dass das zentrale Konzept der Craniosacral-Therapie (CST) der „Breath of Life" ist, wie er von ihrem Begründer, Dr. William Garner Sutherland, beschrieben wurde. Er war ein visionärer osteopathischer Arzt, der die CST im frühen 20. Jahrhundert entwickelte und sich dabei auf die subtilen Bewegungen der Schädelknochen, des Kreuzbeins und des Liquorflusses konzentrierte. Der „Breath of Life" ist ein grundlegendes Prinzip in der CST und bezieht sich auf die Lebenskraft oder Energie, die dem Leben zugrunde liegt und es erhält – und ähnelt damit sehr dem Konzept des Ki im Shiatsu.

Die viszerale Osteopathie entwickelte das Konzept des „Breath of Life" weiter, indem sie es auf die inneren Organe anwendete, und entdeckte, wie man mit der viszeralen Struktur und dem Rhythmus der Organe arbeitet. Dies bezieht sich auf die sieben bis acht Zyklen pro Minute der intrinsischen Bewegungen jedes Organs. Mit der Zeit verstand ich diese Mobilität als die „Yang-und-Yin-Gezeiten" der inneren Organe. Die Wahrnehmung einer intrinsischen lateralen Bewegung eines Organs weg von der Mittelachse des Körpers bezeichnete ich als „viszerale Yang-Flut". Als Shiatsu-Praktiker machte dies für mich mehr Sinn als der Begriff „Inspire", wie Osteopathen diese Bewegung nennen. Ebenso erkannte ich die Bewegung eines Organs in Richtung der Mittelachse des Körpers als „viszerale Yin-Ebbe". Diese Bewegungen in den breiteren Rahmen der Yin-und-Yang-Philosophie zu stellen und sie als Yin-und-Yang-Gezeiten zu verstehen, gab mir ein breiteres diagnostisches Instrument an die Hand. Die Integration dieser Arbeit in mein Shiatsu eröffnete mir wiederum neue Wege der Heilung für eine Vielzahl von Beschwerden.

Tamai Tenpeki, Kaisen Tanokura und andere Pioniere, die den Begriff Shiatsu in den 1930er Jahren prägten, hatten sich bereits mit der westlichen Anatomie auseinandergesetzt. Obwohl sie fest in ihrer eigenen Tradition verwurzelt waren, wurden sie stark von der westlichen Anatomielehre und den westlichen Körperarbeitsmethoden beeinflusst. Tanokura machte deutlich, dass sein Buch „*Shisho Ryoho Hiroku*" eine „orientalische Therapie in Kombination mit amerikanischer Osteopathie und Chiropraktik" beschreibt. Mit einer soliden Grundlage in der Arbeit mit Ki und dem Wissen über die Meridiankarten des Shiatsu sowie einem tieferen Verständnis der menschlichen Anatomie und der Behandlung der verschiedenen Körpersysteme ist Shiatsu einzigartig positioniert, um Ost und West zu vereinen.

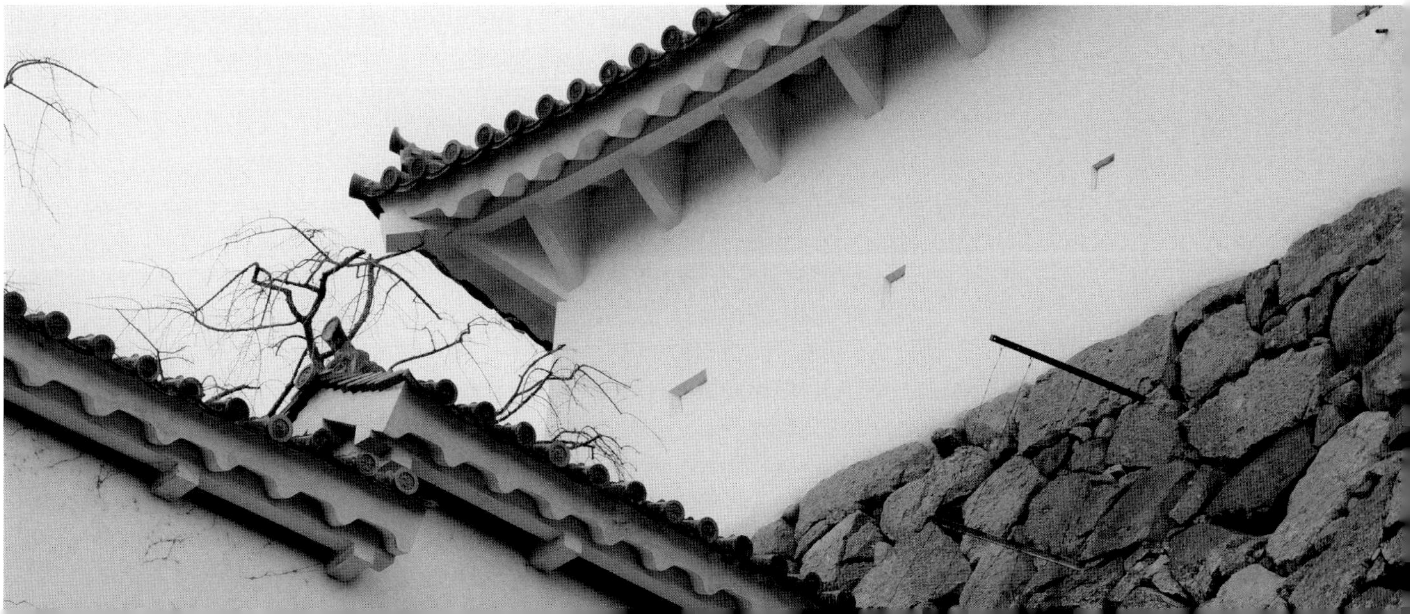

WELCHE BEDEUTUNG HABEN DIE MERIDIANE IM SHIATSU?

Die Meridiane dienen uns Shiatsu-Praktiker:innen als unschätzbare Orientierungshilfe und bieten eine Struktur, durch die wir direkt mit der subtilen energetischen Anatomie des Körpers in Kontakt treten können. Diese „Pfade des Ki“ ermöglichen es uns im Shiatsu, alle Aspekte des menschlichen Seins zu berühren und zu behandeln.

Die ostasiatische Medizin hat die Meridiane und Punkte (Tsubos) als direkten Ausdruck der organisatorischen Intelligenz von Ki schon vor langer Zeit entdeckt und kartiert. Sie sind ein integraler Bestandteil der ostasiatischen Heiltradition. Diese Wissenschaft des Ki und seiner Bahnen wurde im Laufe der Jahrhunderte in einer langen Tradition von Meisterpraktiker:innen verfeinert und weitergegeben.

Vor etwa zwanzig Jahren hatte ich das Privileg, bei einem sehr erfahrenen blinden Anma-Praktiker in Saga, Japan, zu studieren. Zu diesem Zeitpunkt hatte ich bereits weit über ein Jahrzehnt lang fleißig daran gearbeitet, die gesamte Bandbreite der Shiatsu-Theorie zu erfassen, und dachte, dass ich die Meridiane sowohl durch meine Praxis als auch durch meinen Unterricht gut kennen würde. Meine Überraschung war daher groß, als mir dieser erfahrene Praktiker sagte, dass „Meridiane für Anfänger sind". Ich war verwirrt. Er wusste sicherlich, wie man mit Ki arbeitet, also was meinte er? Es dauerte eine Weile, bis ich verstand: Es ging ihm darum, dass wir Meridiane nicht als selbstverständlich betrachten sollten. (Nur) wenn wir ihnen wie Anfänger:innen begegnen und sie in diesem Sinn jedes Mal neu entdecken, können sie uns ihre wahre Natur im Moment offenbaren. Genau wie das Ki, auf das wir durch sie zugreifen, sind sie im Fluss, in ständiger Veränderung.

„Meridiane sind für Anfänger" bedeutet auch, dass sie uns eine Landkarte zur Verfügung stellen, die uns in das gesamte Gebiet von Körper, Geist und Seele eines Menschen führen kann. Die Meridiane selbst sind viel mehr als nur Linien und Kanäle auf dieser Landkarte – vielmehr handelt es sich um Schwingungsqualitäten von Ki, die mit Organen und spezifischen Funktionen verbunden sind, die in jeder Zelle des Körpers auftreten. Die „Ausdrucksformen und Funktionen" der Zen-Shiatsu-Meridiane (des Meisterpraktikers Shizuto Masunaga) bieten uns einen erfahrungsbasierten Weg, um direkt auf diese Schwingungsqualitäten zuzugreifen – auf allen Ebenen, von der physischen bis zur spirituellen.

Einer der großartigen Aspekte von Shiatsu ist, dass wir über die Meridiane ein klares Gesamtbild vom Zustand unserer Empfänger:innen erhalten. Dies verschafft uns Zugang zu ihnen auf der geistigen und körperlichen Ebene und versetzt uns in die Lage, den Ki-Fluss freizusetzen und Disharmonien auszugleichen.

Dieser umfassende Ansatz ist tief in der ostasiatischen Medizin verwurzelt – sowohl in ihrer Theorie als auch in ihrer Praxis. Für

Shiatsu sind sowohl die zwölf Organmeridiane als auch die acht außerordentlichen Gefäße von wesentlicher Bedeutung. Die Organmeridiane bieten Praktiker:innen eine direkte Möglichkeit, mit Yin und Yang, den fünf Wandlungen und den sechs Schichten zu arbeiten. Tatsächlich überlagern sich viele der Zen-Shiatsu-Meridianverlängerungen mit den Meridianverläufen der sechs Schichten. Die acht außerordentlichen Gefäße sind wiederum eine wirkungsvolle Möglichkeit, auf die dem Körper zugrunde liegende Matrix zuzugreifen, die in direktem Zusammenhang mit den acht Grundqualitäten des Ba Gua steht.

Während einer Shiatsu-Behandlung konzentrieren Praktiker:innen sich manchmal auf die Behandlung eines bestimmten Meridianverlaufes, während der Fokus zu anderen Zeiten eher lokal begrenzt sein kann. Mit zunehmender Erfahrung lernen unsere Hände intuitiv zu erkennen, wo eine Behandlung notwendig ist, um den Ki-Fluss freizusetzen und auszugleichen. Getreu der ganzheitlichen Natur von Shiatsu geschieht dies, ohne dabei die Verbindung zur Gesamtheit der Person zu verlieren. Diese Fähigkeit wird sich erst mit der Zeit verfeinern, aber genau das macht Shiatsu zu einer wahrhaft ganzheitlichen Heilkunst.

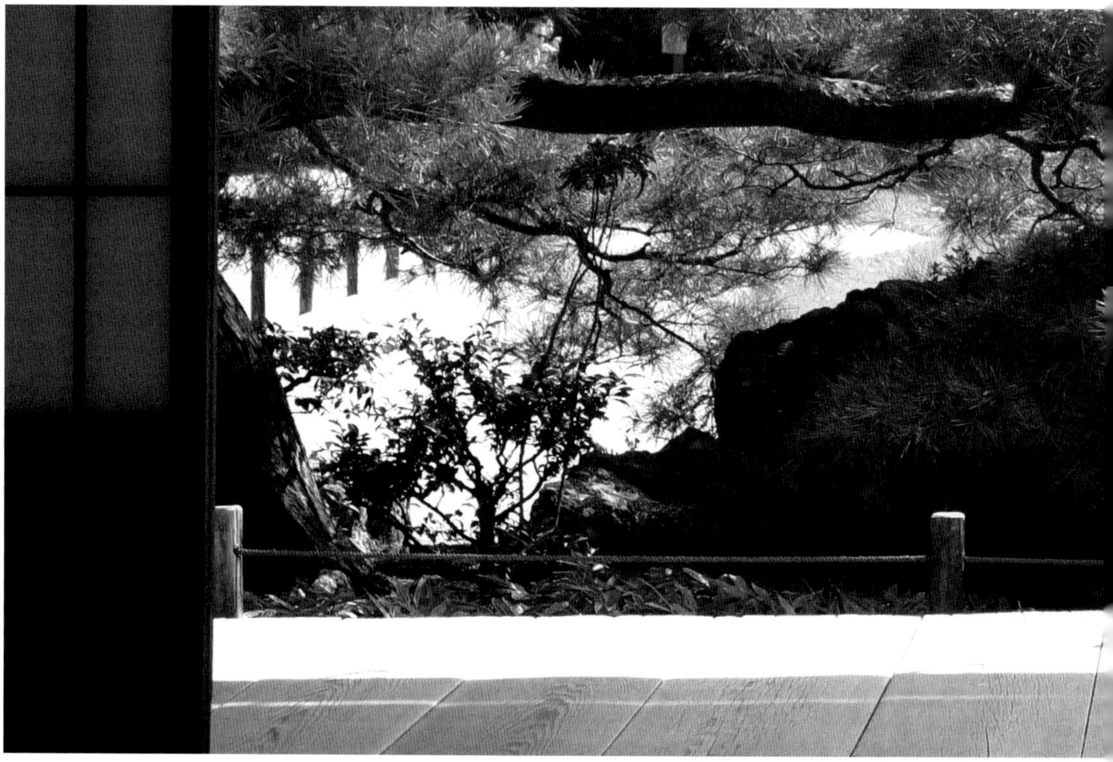

Die Arbeit mit Meridianen kann eine ständige Entdeckungsreise sein. In meiner eigenen Shiatsu-Praxis faszinierten mich zum Beispiel die inneren Bahnen der klassischen Meridiane. In der Literatur wird oft auf diese Bahnen verwiesen, aber ich hatte noch nie etwas über Techniken gesehen oder gehört, mit denen man sie erreichen konnte. Wozu werden sie aber erwähnt, wenn man sie nicht verwendet? Durch das Studium der Ampuku- und viszeralen Osteopathie lernte ich, diese inneren Bahnen zu „berühren" und zu behandeln, und entwickelte entsprechende Methoden. Dies hat sich bei der Behandlung einer Vielzahl unterschiedlicher Gesundheitszustände als sehr hilfreich erwiesen. Es half mir insbesondere dabei, eine neue Methode zur Diagnose und besseren Behandlung der Auswirkungen von Schleudertraumata zu entwickeln – eine Pathologie, die leider eine große Anzahl von Menschen betrifft und mit herkömmlichen Mitteln nur schwer zu behandeln ist. Dies ist nur ein Beispiel für die Reichhaltigkeit unserer Medizin, die sich ständig weiterentwickeln kann, wenn wir uns selbst nach jahrelanger Praxis erlauben, uns mit dem besonderen Geist zu verbinden, der jedem Anfang innewohnt. Dann können wir jedes Mal aufs Neue das wunderbare Potenzial der Meridiane in unserer Shiatsu-Praxis entdecken.

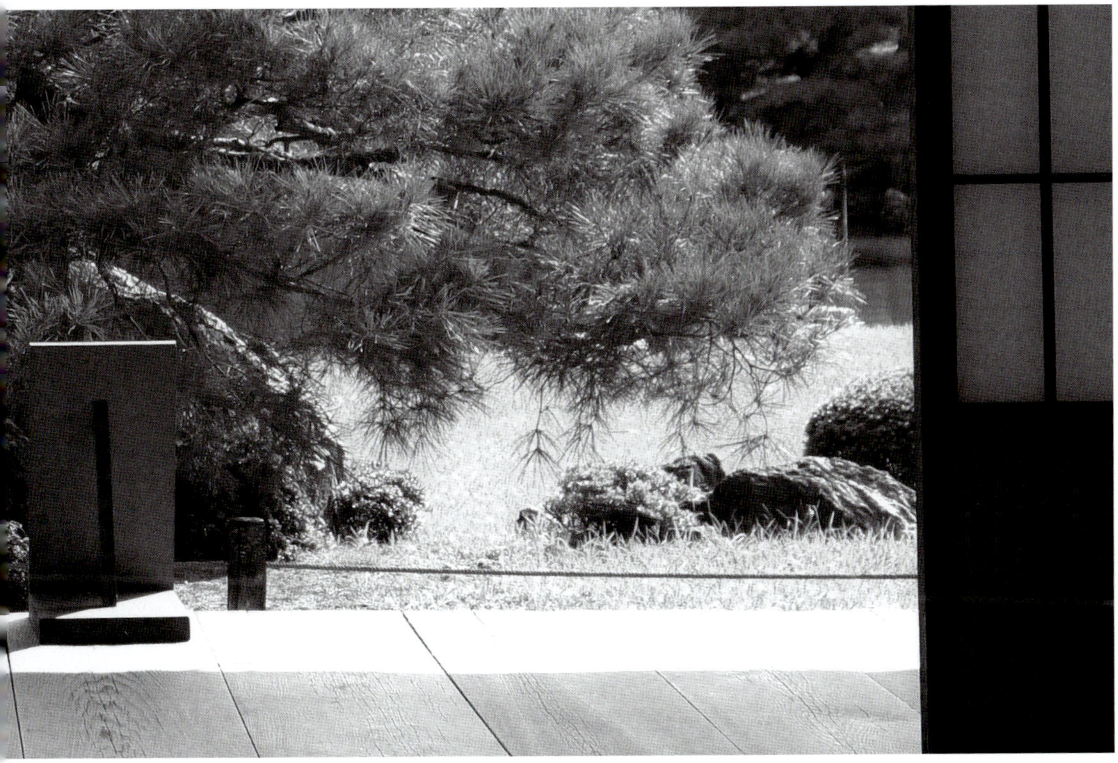

WELCHE BEDEUTUNG HAT DAS HARA IM SHIATSU?

In der Shiatsu-Praxis ist das Hara von großer Bedeutung, da es als grundlegender Anker sowohl der Technik als auch der Philosophie dient. Als unteres der drei Dantian ist das Hara mehr als nur eine physische Körperregion oder ein physisches Zentrum. Das Hara ist das Reservoir unserer Lebensenergie und unserer Essenz. Es beherbergt Jing, die Substanz, die das Leben erhält, und Genki, die Urenergie, die unser Wesen belebt. Das Hara stellt unsere Verbindung zur Erde dar, unsere Erdung und den Hauptsitz unserer inneren Stärke und unseres Potenzials. All diese Aspekte sind für unsere Gesundheit, unser Wohlbefinden und für unsere Entfaltung entscheidend.

Aus diesem Grund ist die Ampuku so zentral für die Shiatsu-Praxis. Ampuku ermöglicht es den Praktiker:innen, den energetischen Status der Empfänger:innen zu erfassen, zu nähren und zu harmonisieren, weil diese spezielle Form der Baucharbeit direkt auf das Hara einwirkt. So kann das Gleichgewicht des gesamten Körpers von seinem Kern aus wiederhergestellt werden. Mit dem Hara als Schwerpunkt der Behandlung kann der Ki-Fluss durch die Meridiane geöffnet und reguliert werden. Körperliche, emotionale und mentale Beschwerden werden adressiert und die Kommunikation und Harmonie innerhalb der miteinander verbundenen Körpersysteme wiederhergestellt.

Die Kultivierung des eigenen Hara ist daher für Praktiker:innen unerlässlich. Dies kann erreicht werden, indem man sich bemüht, bei der Behandlung immer aus dem Hara zu arbeiten. Darin liegt die tiefgreifende Stärke von Shiatsu, das dadurch zu einem Weg wird, sich immer mehr mit dem eigenen Hara zu verbinden und es zu stärken, zum Wohle der gebenden und empfangenden Personen. Ohne die grundlegenden Prinzipien einer entspannten, ausgerichteten Körperhaltung und einer guten Körpermechanik ist es für Praktiker:innen jedoch unmöglich, das volle Heilungspotenzial von Shiatsu abzurufen. Dies kann nicht genug betont werden! Es ist auch wichtig, Lehrende bzw. eine Schule zu finden, die ernsthaften Wert darauf legt, diese wesentlichen Grundlagen zu unterrichten. Ebenso wichtig ist eine engagierte Praxis, die sich auf den Erwerb der grundlegenden Fähigkeiten konzentriert.

Darüber hinaus möchte ich Praktiker:innen empfehlen, sich durch regelmäßiges Üben von Nei-Gong in der Kunst der inneren Kultivierung zu üben. Diese innere Praxis ermöglicht es, ein starkes und stabiles Hara zu entwickeln, was wiederum zu innerem Gleichgewicht, Klarheit, Kraft und Vitalität führt und den Charakter bildet. Dies sind wertvolle Eigenschaften für die Shiatsu-Praxis. Ein starkes Hara fördert eine klare, respektvolle therapeutische Umgebung und einen Raum, der Integration und Heilung unterstützt.

Meine Arbeit mit dem Hara und das Studium von Ampuku haben mir gezeigt, dass die Prinzipien des Ba Gua zu den nützlichsten Ansätzen für die Körperarbeit gehören. Die Struktur des Hara spiegelt wie eine Landkarte die acht Qualitäten das Ba Gua – Erde,

Himmel, Feuer, Wasser, Berg, See, Donner und Wind – in zwei verschiedenen Anordnungen: die vorgeburtliche und die nachgeburtliche. Das klingt komplex, und um diese Anordnungen zu verstehen, lohnt es sich, sich mit der Philosophie des Ba Gua auseinanderzusetzen, da diese fundamental für ein tieferes Verständnis der energetischen Zusammenhänge in unserem Gesamtsystem ist.

Bei der nachgeburtlichen Anordnung befindet sich das Wasser-Trigramm unten und das Feuer-Trigramm oben. Diese Anordnung stellt die Polaritäten dar, die im Mikrokosmos unseres Körpers wirken und in direktem Zusammenhang mit den Kräften im Makrokosmos stehen. Bei der vorgeburtlichen Anordnung befindet sich das Erd-Trigramm unten und das Himmel-Trigramm oben, sodass wir Zugang zur ursprünglichen Einheit erhalten. Zusammen repräsentieren und verbinden sie alle Aspekte unseres Seins mit den Zyklen des Wandels, die in und um uns herum stetig stattfinden.

Der therapeutische Wert des Ba Gua kann durch seine direkte Verbindung mit dem Zàngfŭ und den acht außerordentlichen Gefäßen verstanden werden, da jedes der acht Grundtrigramme des Ba Gua in direktem Zusammenhang mit einem der außerordentlichen Gefäße steht. Diese Gefäße bilden die ursprüngliche Matrix unseres Seins. Daher bilden sie auch die Grundlage des Nei-Gong-Trainings, das hilft, Zugang zu dieser Matrix zu erhalten und sich mit ihr zu verbinden.

Dieser Zugang ermöglicht es uns auch, direkt mit den elementaren Kräften der acht Grundtrigramme in Kontakt zu treten sowie mit der Dynamik der acht Transformationen von Ki: Aufsteigen, Absteigen, Eintreten, Austreten, Öffnen; Schließen und Bewahren; Sammeln und Speichern von Jing, Qi und Shen; Ausbreiten und Verteilen. Als transformative Bewegungen durchdringen diese Kräfte alles Leben, vom Makrokosmos der Natur bis zum Mikrokosmos des Menschen.

Für Shiatsu ist das von entscheidender Bedeutung, da diese Dynamiken mit den Zyklen und Bewegungen in unserem Körper zusammenhängen, vom Ki unserer Emotionen bis hin zu den viszeralen und craniosacralen Rhythmen und dem Fluss der Energie in den zwölf Organmeridianen und den acht außerordentlichen Gefäßen. Durch den Fokus auf diese elementaren Kräfte transzendiert die Praxis von Shiatsu weit über die reine Technik hinaus und wird selbst zu einer transformativen Reise hin zu innerer Klarheit, Präsenz und Ausgeglichenheit.

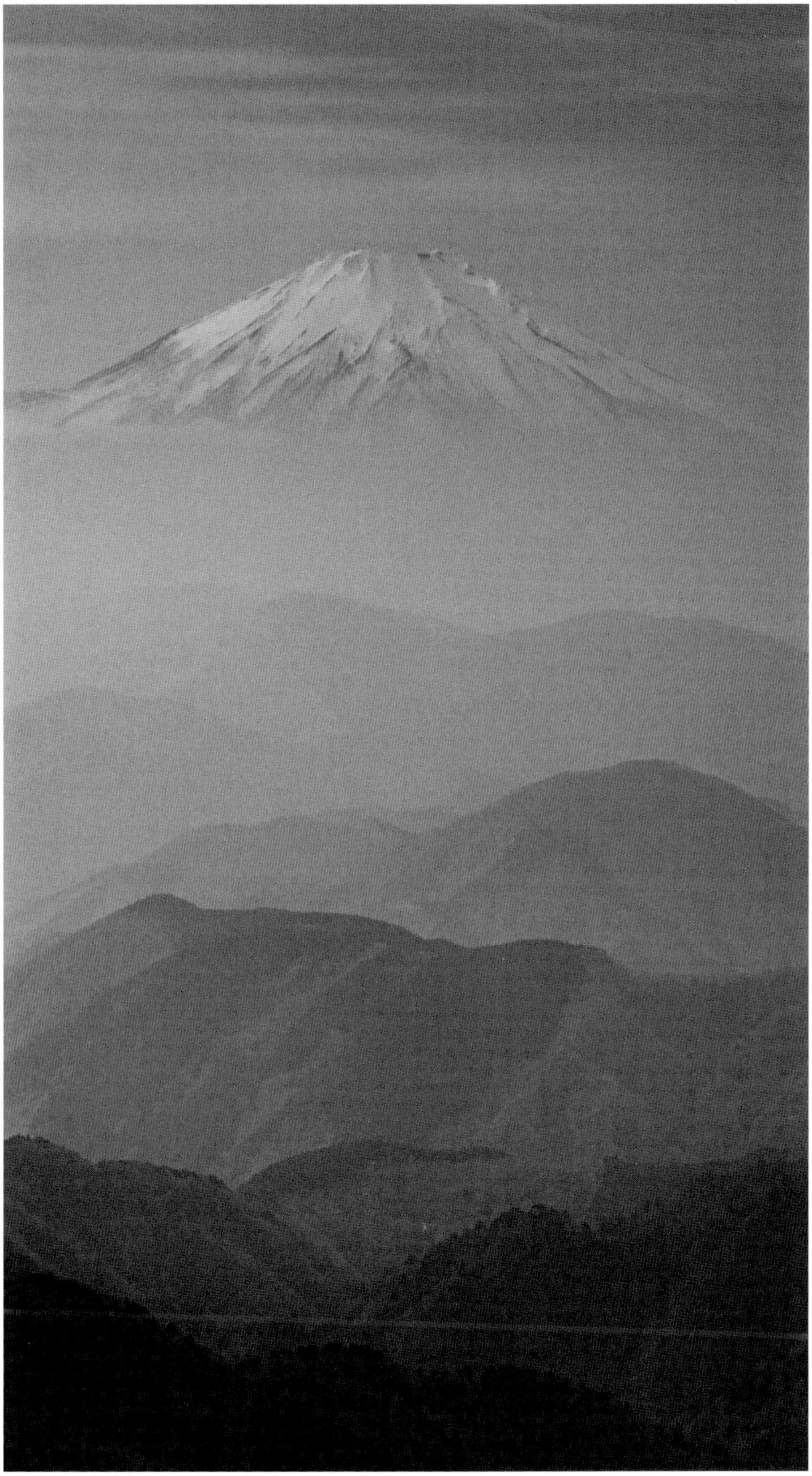

BRAUCHT SHIATSU EINE DIAGNOSE?

Die Diagnose unterscheidet therapeutisches Shiatsu von Wellness-Shiatsu. Wellness-Shiatsu verfolgt hauptsächlich das Ziel, die Empfänger:innen zu entspannen. Obwohl es in unserer gestressten modernen Zeit sicherlich einen echten Bedarf an Entspannung gibt, fehlt dem Wellness-Shiatsu die wahre Tiefe dessen, was eine ganzheitliche Shiatsu-Behandlung erreichen kann. Der Unterschied zwischen diesen beiden Ansätzen wurde in den beiden japanischen Klassikern der Edo-Zeit – dem „Ampuku Zukai" und dem „Anma Tebiki" – deutlich herausgearbeitet. Beide Texte betonen die Bedeutung der Diagnose, vor allem der Diagnose des Bauches oder Fukushin. Im „Anma Tebiki" heißt es: „Nachdem man in Dōin (Heilmassage) ausgebildet und geübt wurde, sollte man die Techniken von Ampuku (Baucharbeit) erlernen. Selbst wenn die Dōin-Technik ausgezeichnet ist, kann ohne Kenntnis der im Bauchraum auftretenden Krankheiten kein beabsichtigtes Ergebnis erwartet werden."[4]

Shiatsu ohne Diagnose führt in der Regel zu kurzfristigen Ergebnissen, wie einem allgemeinen Wohlbefinden, aber es geht nicht auf die Ursachen von Beschwerden ein. Die ganzheitliche Diagnose ist eine Kunst, die länger anhaltende Ergebnisse sowie Heilung auf einer tieferen Ebene ermöglicht. Um diese Form der Diagnose zu meistern, müssen wir verstehen, dass diese in jedem Fall einzigartig und individuell ist: Sie beinhaltet die Interaktion des gesamten Wesens von gebender und empfangender Person. Eine wirklich fundierte Diagnose bedeutet, von einem tiefen Punkt in uns selbst aus zuzuhören, zu sehen und zu fühlen, einem Punkt der Stille und Akzeptanz. Nur wenn wir als Praktizierende ausreichend in uns selbst verankert sind, können wir die Ki-Dynamik und die Muster, die in unseren Empfänger:innen vorhanden sind, wirklich erfassen.

Das sorgfältige Studium der ostasiatischen Medizin, der Meridiane und der entsprechenden Theorien ermöglicht es den Praktiker:innen weiters, die Muster zu interpretieren, die sich in den Meridianen und Körpersystemen der Empfänger:innen manifestieren. Und es ermöglicht ebenso, zielgerichtet mit den entsprechenden Meridianen zu arbeiten, um ihre optimale Funktionsweise wiederherzustellen. Praktiker:innen früherer Zeiten waren mit den großen philosophischen und medizinischen Klassikern Chinas bestens vertraut, insbesondere mit dem I Ging. Dieser wunderbare Text enthält 64 Hexagramme, die die sich ständig verändernde Natur aller Aspekte unserer Existenz darstellen. Der große Arzt der Tang-Dynastie, Sun Simiao (581–682), vertrat mit Nachdruck die Ansicht, dass die Kenntnis des I Ging für Mediziner:innen unerlässlich sei, um eine umfassende, ethisch und philosophisch fundierte Praxis zu gewährleisten, die in der Lage ist, die Komplexität von Gesundheit und Krankheit auf ganzheitliche Weise zu behandeln. Er ging sogar so weit zu sagen: „Wenn man das I Ging nicht studiert, kann man die Medizin nicht verstehen“ und sprach sich dafür aus, dass große Heilkundige mit den wichtigsten medizinischen klassischen Texten vertraut sein sollten – sowohl mit theoretischen Abhandlungen als auch mit Büchern über Diagnose.

Wir können davon ausgehen, dass die meisten Ärzt:innen der Vergangenheit ein gutes Verständnis für die verschiedenen Ansätze zur Dynamik des Schicksals und der Gesundheit der Menschen hatten – wie Numerologie, Astrologie, Physiognomie und das I Ging. Das I Ging erreichte den Höhepunkt seiner Bedeutung während der Tokugawa-Zeit und war einer der am weitesten verbreiteten und einflussreichsten Texte unter Japaner:innen dieser Periode.[5] Es galt als unverzichtbares Wissen, um „nicht wie ein Reisender in der Nacht ohne Augenlicht zu sein, der blind in den Tod stolpert“[6].

Für uns moderne Praktiker:innen ist es wichtig, sich daran zu erinnern, dass es bei dem verfeinerten Verständnis von energetischen Mustern um Muster des Ungleichgewichts, aber auch um Muster der Stärke geht. Dieser wichtige Aspekt kann leicht übersehen werden, insbesondere angesichts des vorherrschenden Paradigmas der allopathischen Medizin, demzufolge der Schwerpunkt auf der Suche nach Problemen und Krankheiten liegt. Um das volle Potenzial von Shiatsu auszuschöpfen, sollte die Diagnose nicht zu einer Suche nach dem werden, was falsch ist und folglich „behoben“ werden muss. Wir dürfen nicht vergessen, dass es bei Shiatsu darum geht, Raum und Bewusstsein zu schaffen und zuzulassen, damit die angeborene Intelligenz des Körpers ihre Arbeit tun kann und die Möglichkeit für eine tiefgreifende Heilung besteht.

Diagnose ist also ein wesentlicher Aspekt von Shiatsu, denn durch eine fundierte Beurteilung – das klare Sehen und Verstehen der vorhandenen Muster – können erfahrene Praktiker:innen erkennen, wie sie den Empfänger:innen am besten helfen und sie dabei unterstützen können, ihr volles Gesundheitspotenzial auszuschöpfen.

WAS ZEICHNET EINEN GUTEN PRAKTIKER / EINE GUTE PRAKTIKERIN AUS?

Das Privileg, Shiatsu-Praktiker:in zu sein, bringt eine große Verantwortung gegenüber denjenigen mit sich, die unsere Hilfe suchen. Dies sollte uns motivieren, ihnen stets die bestmögliche Behandlung zukommen zu lassen. Dazu müssen wir unsere beruflichen Fähigkeiten fortlaufend weiter verbessern, um ihnen mit Wissen, Integrität und Respekt zu begegnen. Und: Der Respekt gegenüber unseren Patient:innen beginnt mit dem Respekt gegenüber uns selbst! Es ist von größter Bedeutung, dass wir unsere Grenzen und die unserer Patient:innen schützen. Nur wenn wir in unsere eigene körperliche, emotionale, mentale und spirituelle Gesundheit investieren, können wir unser volles Potenzial entfalten, um anderen zu helfen.

Auf einer übergeordneten Ebene haben wir auch eine Verantwortung gegenüber unserem Beruf, seiner Tradition und seiner Ethik. Hier kann Shiatsu auf das reiche Erbe der ostasiatischen Medizin zurückgreifen. Ihre Praxis, Theorie und Prinzipien wurden über Generationen hinweg an uns weitergegeben und in den medizinischen Klassikern des Ostens festgehalten. Meisterpraktiker wie Sūn Sīmiǎo[7] haben die medizinische Ethik in China und darüber hinaus tiefgreifend beeinflusst. Er erläuterte die wahre Bedeutung von yīdé oder „medizinischer Tugendkraft" in seinen Werken wie dem „Beiji Qian Jin Yao Fang" (Grundlegende Formeln für Notfälle, die tausendfach Gold wert sind) und dem „Qian Jin Yi Fang" (Ergänzung zu den grundlegenden Rezepten, die tausendfach Gold wert sind).

In seinen Schriften betont Sūn Sīmiǎo die Bedeutung von Integrität, Zielstrebigkeit und authentischem Handeln. In seinen eigenen Worten: „... wenn man Krankheiten behandelt, ... muss man seinen Geist beruhigen und seinen Willen festigen, man muss frei von Bedürfnissen und Wünschen sein und zuerst ein Herz voller großer Liebe und Empathie entwickeln."[8] Im Wesentlichen dient Sun Sīmiǎos Ethik noch immer als zeitloser Leuchtturm, der uns zu einer mitfühlenden, verantwortungsvollen und ehrenwerten Praxis führt. Seine Lehren erinnern uns daran, dass der Kern unserer Methode in der Kombination von klinischer Kompetenz und mitfühlender Behandlung derjenigen liegt, denen wir dienen.

Als moderne Hüter:innen dieser alten Heiltradition können wir Shiatsu-Praktiker:innen mit Hingabe, Übung und unter der Anleitung sachkundiger Lehrer:innen handwerkliches Können im Shiatsu erlangen. Auf dieser soliden Grundlage können wir durch sorgfältiges Üben Shiatsu dann zu einer Kunst erheben. Wie bei allen japanischen Künsten geht es dabei um die Verbindung mit dem Hara. Ohne die grundlegenden Prinzipien einer entspannten, ausgerichteten Körperhaltung und einer guten Körpermechanik – der Arbeit aus dem Hara heraus – ist es für Praktiker:innen unmöglich, das volle Heilungspotenzial von Shiatsu zu erreichen.

Die Arbeit aus dem Hara heraus ermöglicht es, mit seinem ganzen Wesen zuzuhören. Es schult insbesondere die Fähigkeit, aus dem Hara und aus dem Herzen heraus zuzuhören – und diese Hara-Herz-Verbindung ist in der Shiatsu-Behandlung von entscheidender Bedeutung. Die Präsenz und Zuhörfähigkeit der Praktizierenden sollten in der Stabilität des Hara, im Mitgefühl und in der Integrität des Herzens verwurzelt sein. Das Resultat ist eine reine und offene Präsenz, die eine tiefe und ehrliche Verbindung mit dem anderen durch Berührung ermöglicht.

Shiatsu wird dann zu einer Begegnung, die über eine bloße Therapie hinausgeht. Es entsteht ein Raum, der auf natürliche Weise eine tiefgreifende heilende Begegnung fördert und uns Praktiker:innen von einem tiefen Ort in unserem eigenen Wesen mit einem tiefen Ort in den Empfänger:innen verbindet. Die Behandlung wird zu einem sicheren Ort, an dem es keine Agenda gibt und an dem alles willkommen ist, sowohl unsere Stärken als auch unsere Schwächen. In diesem sicheren Heilungsraum können wir als Praktiker:innen wirklich von Nutzen sein. Nur mit der Fähigkeit, vollständig präsent zu sein, können wir danach streben, körperliches, emotionales, mentales und spirituelles Leiden zu lindern.

Es versteht sich von selbst, dass Shiatsu auf einem tiefen und ethischen Respekt für die andere Person basieren muss. Dies geht einher mit dem ständigen Bestreben, seine technischen und diagnostischen Fähigkeiten zu verfeinern, um die bestmöglichen therapeutischen Effekte zu erzielen. Deshalb geht es bei einer fundierten Diagnose darum, offen zu sein, damit man zuhören, sehen und fühlen kann, ausgehend von einem Ort der Stille und der Akzeptanz. Auch hier gilt: Nur wenn wir ausreichend in uns selbst ruhen – in unserem Hara – können wir die Ki-Dynamik und die Muster, die in den Empfangenden am Werk sind, wirklich beobachten. Mit der Zeit können wir lernen, die vielen verschiedenen Beschwerden selbstbewusst anzugehen, wegen denen die Menschen unsere Hilfe in Anspruch nehmen.

Wir können nur dann gute Praktiker:innen werden, wenn wir die Grundprinzipien unserer Methode sorgfältig studieren und praktizieren: aus dem Hara arbeiten, unsere diagnostischen und technischen Fähigkeiten verfeinern, die Theorie verkörpern und uns an die Berufsethik halten. Dies kann uns ermöglichen, menschlicher zu werden, indem wir uns selbst und andere besser verstehen.

[1] Huangdi Neijing Lingshu, Kapitel 11, Heiner Fruehauf „Das Bild von Lunge und Tiger“

[2] Ampuku Zukai – Ōta Shinsai

[3] Ampuku Zukai – Ōta Shinsai

[4] Philippe Vandenabeele – Ampuku Abdominal Acupressure: The Classics at the Heart of Japanese Bodywork

[5] Wai-ming Ng – The I Ching in Tokugawa Thought and Culture

[6] Sūn Sīmiǎo

[7] Medical Ethics in Imperial China – Paul U. Unschuld

[8] Healing Virtue-Power – Sūn Sīmiǎo, Sabine Wilms

”

Krankheit ist ein Zeichen dafür, dass wir nicht richtig leben.

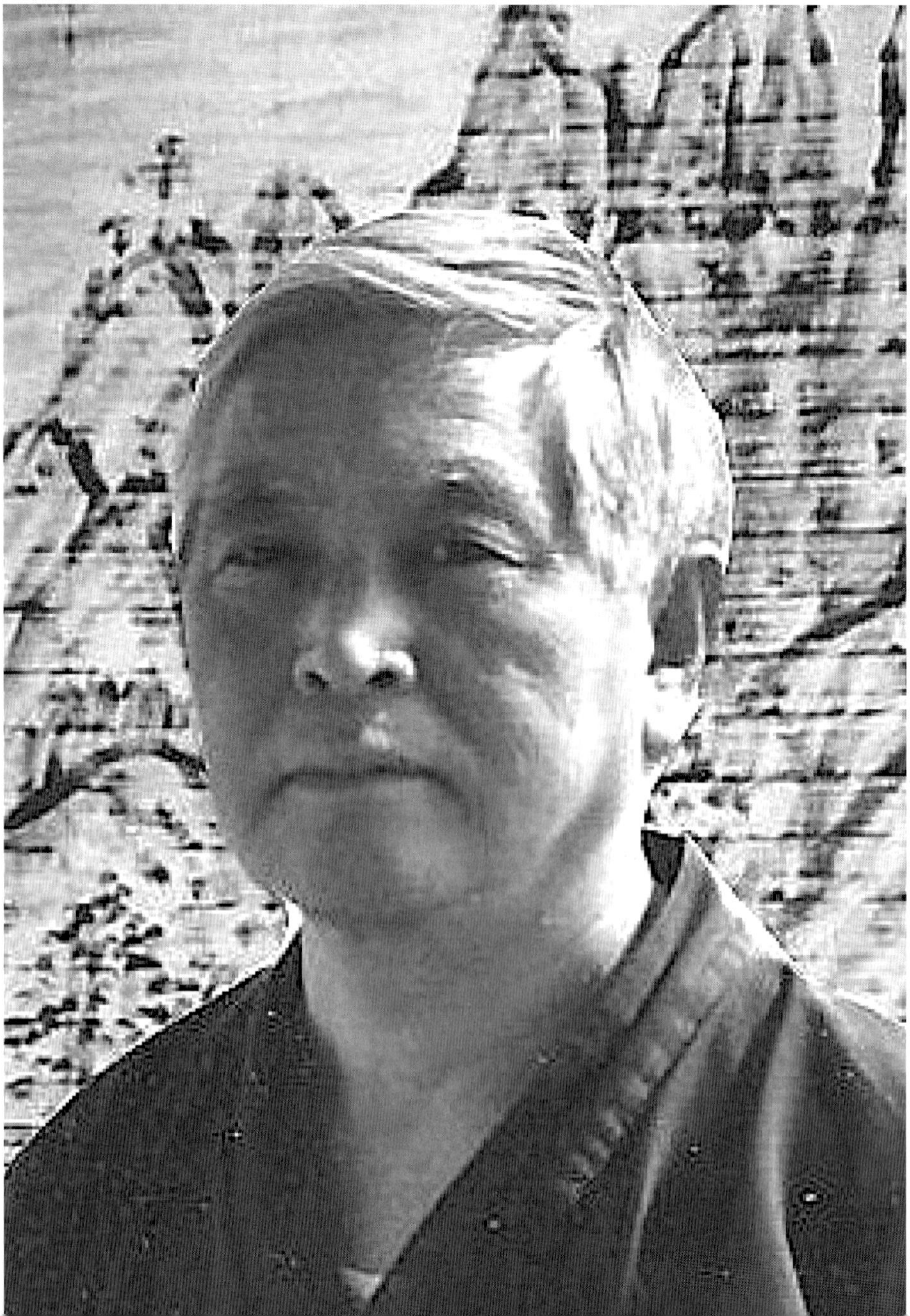

YUICHI KAWADA

Yuichi Kawada wurde im Jahr 1946 in der Stadt Sano in der japanischen Provinz Tochigi geboren. Schon in jungen Jahren entdeckte er die Kunst des Shiatsu an der Seite seines Vaters Kotaro Kawada, einem anerkannten Therapeuten in Japan. Im Alter von 18 Jahren besuchte er die Nippon Shiatsu School, wo er unter anderem von Tokujiro Namikoshi, Shizuto Masunaga und Tadashi Izawa unterrichtet wurde. Im Anschluss an seine Ausbildung vertiefte er seine Praxis unter Anleitung weiterer berühmter Meister aus Tokio und von den Philippinen.

Macht über die eigene Gesundheit

Meister Kawada ist einer der Pioniere von Shiatsu in Europa. Er verbreitete sein Shiatsu-Wissen in vielen Ländern, bevor er sich in Belgien niederließ, wo er seine Praxis als Therapeut eröffnete und 1990 die „Yoseido Shiatsu School" in Brüssel gründete. Sein Spezialgebiet ist die Beziehung zwischen Körper und Geist, die er anhand der acht Sondermeridiane erforscht. Als Autor des Buches „Essential Shiatsu: The Eight Extraordinary Meridians" (Little, Brown Book Group[1] lehrt er philosophische Konzepte des östlichen Denkens, um die Probleme des modernen Menschen besser zu verstehen.

Mehr über Yuichi Kawada findest Du hier:

www.shiatsu-yoseido.com

[1] Deutschsprachige Ausgabe:
„Essential Shiatsu: Die acht außerordentlichen Meridiane".
Bacopa-Verlag

WAS IST DIE ESSENZ VON SHIATSU?

Shiatsu ist eine moderne Form der Körpertherapie, die auf allen verschiedenen Ebenen der Körperenergie wirkt: physisch, emotional, mental und spirituell. Das Wort „Shiatsu" bedeutet wörtlich „Fingerdruck" (shi = Finger, atsu = Druck). Das japanische Gesundheitsministerium definiert Shiatsu als „eine Form der Manipulation mit Daumen, Fingern und Handflächen ohne Verwendung von Werkzeugen ... um Druck auf die menschliche Haut auszuüben, mit dem Ziel, innere Funktionsstörungen zu korrigieren, die Gesundheit zu fördern und zu erhalten und bestimmte Krankheiten zu behandeln".

Shiatsu zielt darauf ab, Menschen zu heilen, indem es die natürlichen Selbstheilungskräfte des Körpers unterstützt. Shiatsu wirkt insbesondere durch die Harmonisierung der physischen Strukturen (Knochen, Gelenke, Sehnen, Muskeln) sowie der energetischen Strukturen (Meridiane), die, wenn Dysbalancen vorliegen, das natürliche Gleichgewicht des Organismus verzerren und die Funktion des autonomen Nervensystems stark beeinträchtigen, wodurch Störungen und Krankheiten im Körper entstehen können. Durch Berührung wird die grundlegende psycho-physische Geist-Energie, die alle anderen Elemente verbindet, direkt beeinflusst. Das ist das Wunderbare an Shiatsu.

Shiatsu in Japan unterscheidet sich von Shiatsu, wie es im Westen praktiziert wird. Das moderne Shiatsu in Japan ist sehr körperorientiert und beinhaltet eine tiefgreifende Arbeit am Körper sowie intensive Dehnungen, die Menschen aus dem Westen nur schwer aushalten können. Die Möglichkeit des emotionalen Ausdrucks in der japanischen Shiatsu-Praxis ist hingegen begrenzt. Dies ist ein Merkmal der in der japanischen Kultur üblichen starken Unterdrückung von Gefühlen. Durch traditionelle Lehrer:innen, die sich auf den Weg zu neuen Horizonten machten, sind im Westen eine Vielzahl neuer Stile entstanden. Sie bieten alle einen interessanten Ansatz für die Arbeit mit Shiatsu, mit unterschiedlichen Schwerpunkten auf Technik und Philosophie.

Shiatsu ist keine klar definierte therapeutische Technik im westlichen Sinne. Die Kunst oder Praxis des Shiatsu ist ein lebendiger Prozess, eine Mischung aus Philosophie, Selbsthilfe und professionellem Fachwissen, Übungen und Dehnungen, Gedanken über das Leben und einem hoch entwickelten System der intuitiven Diagnose vor einem spirituellen Hintergrund. Es ist eine Lebensart, eine Philosophie, ein wirksames Hausmittel und ein hervorragendes System zur Diagnose und Heilung, mit anderen Zusammenhängen als die üblichen westlichen therapeutischen Techniken. Durch die Diagnose und Reaktion auf die auf allen Ebenen vorhandenen energetischen Phänomene werden die körpereigenen Heilkräfte aktiviert. Auf diese Weise durchbricht Shiatsu alle Kategorien der konventionellen Medizinsysteme, sowohl der östlichen als auch der westlichen.

Probleme, die zu den Hauptanwendungsbereichen von Shiatsu gehören, lassen sich in einer sehr bekannten Aussage zusammenfassen: „Krankheit ist ein Zeichen dafür, dass wir nicht richtig leben." Shiatsu versucht, dem Einzelnen die Macht über seine Gesundheit zurückzugeben. Obwohl Shiatsu-Behandlungen für bestimmte Krankheiten geeignet sind, suchen wir nicht nach Krankheiten, sondern nach den „ungesunden Mustern, die bei einer bestimmten Person auftreten". Die Behandlung basiert auf dem jeweils beobachteten individuellen Muster, nicht auf der Behandlung eines allgemeinen Krankheitsmusters.

Shiatsu wirkt daher im besten Sinne präventiv. Es behandelt ein Muster, bevor es sich als bestimmte Krankheit manifestiert, und setzt dabei nicht nur Fingerdruck ein, sondern auch spezielle Übungen und Änderungen des Lebensstils mittels „gesunder Ideen", die in den Alltag integriert werden können. Shiatsu sensibilisiert die Menschen für ihren körperlichen Zustand, sodass sie sofort bemerken, wenn in ihrem Körper etwas „schiefläuft". Die Mehrheit der Menschen, die mit Shiatsu behandelt werden, kann als „halbgesund" oder „fast krank" bezeichnet werden. In Japan werden Arbeitskräften regelmäßige kostenlose Behandlungen angeboten. Die westliche Medizin verfügt nicht über die Mittel, um solchen Menschen zu helfen, bevor sie im medizinischen Sinne wirklich „krank" sind, d. h. bevor sie sich eine bestimmte Krankheit oder Verletzung zugezogen haben, die umfangreiche medizinische Eingriffe erfordert. Studien zeigen, dass die meisten Menschen, die Shiatsu-Praktizierende aufsuchen und Hilfe erhalten, an Funktionsstörungen des Bewegungsapparats, psychischem Stress, Verdauungsproblemen wie Magenverstimmungen oder neurologischen Beschwerden wie Migräne oder Bluthochdruck leiden oder Hilfe gegen die Nebenwirkungen chemischer Behandlungen von Krebs oder anderen schweren Krankheiten suchen.

WELCHE GRUNDPRINZIPIEN SIND IM SHIATSU ENTSCHEIDEND?

Je nach Interpretation der verschiedenen Shiatsu-Schulen kann eine solche Frage unterschiedlich ausgelegt werden. Nach meiner Interpretation liegt die Essenz von Shiatsu in der Idee der drei Schätze Himmel, Mensch und Erde. In diesem Konzept kann der Mensch seine Beschwerden heilen, indem er die Energie des Himmels (Wind, Hitze, Feuchtigkeit, Trockenheit, Kälte) empfängt, die auf die konkreten Energieformen der Erde (Holz, Feuer, Erde, Metall, Wasser) herabkommt, um die fünf Geschmacksrichtungen (sauer, bitter, süß, würzig, salzig) zu erzeugen, die die fünf lebenswichtigen Organe (Leber, Herz, Milz-Pankreas, Lunge, Nieren) aktivieren. Derart erfüllt jedes Organ seine Funktion auf natürliche Weise: die Regeneration und Aktivierung von Muskeln, Blutgefäßen, Bindegewebe, Haut, Knochen, Rückenmark und Gehirn.

Shiatsu ist in erster Linie eine Methode, um die Verbindungen zwischen Himmel und Erde in der Form, wie sie sich in unserem Körper manifestieren, zu verstehen und die Fähigkeit zu entwickeln bzw. zu vervollkommnen, mit ihnen zu leben. Heute scheint unsere Beziehung zu dem, was im östlichen Denken als Himmel und Erde bezeichnet wird, sehr unharmonisch zu sein. Wir leben in einer Zeit der Umweltkatastrophen – globale Erwärmung, Überbevölkerung, Verlust der Waldbedeckung, Schädigung der Ozonschicht, Umweltverschmutzung –, die ein drastisches Ungleichgewicht zwischen Himmel und Erde aufzeigen. Dieses Ungleichgewicht wurde direkt vom Menschen verursacht. Wenn wir in Harmonie mit Himmel und Erde und dem konstanten Energiefluss zwischen beiden leben wollen, müssen wir ein tiefes Verständnis für dieses fragile Gleichgewicht entwickeln. Shiatsu hilft uns, diese komplexe Harmonie zu erleben und einen Weg zu finden, erfolgreich daran teilzuhaben.

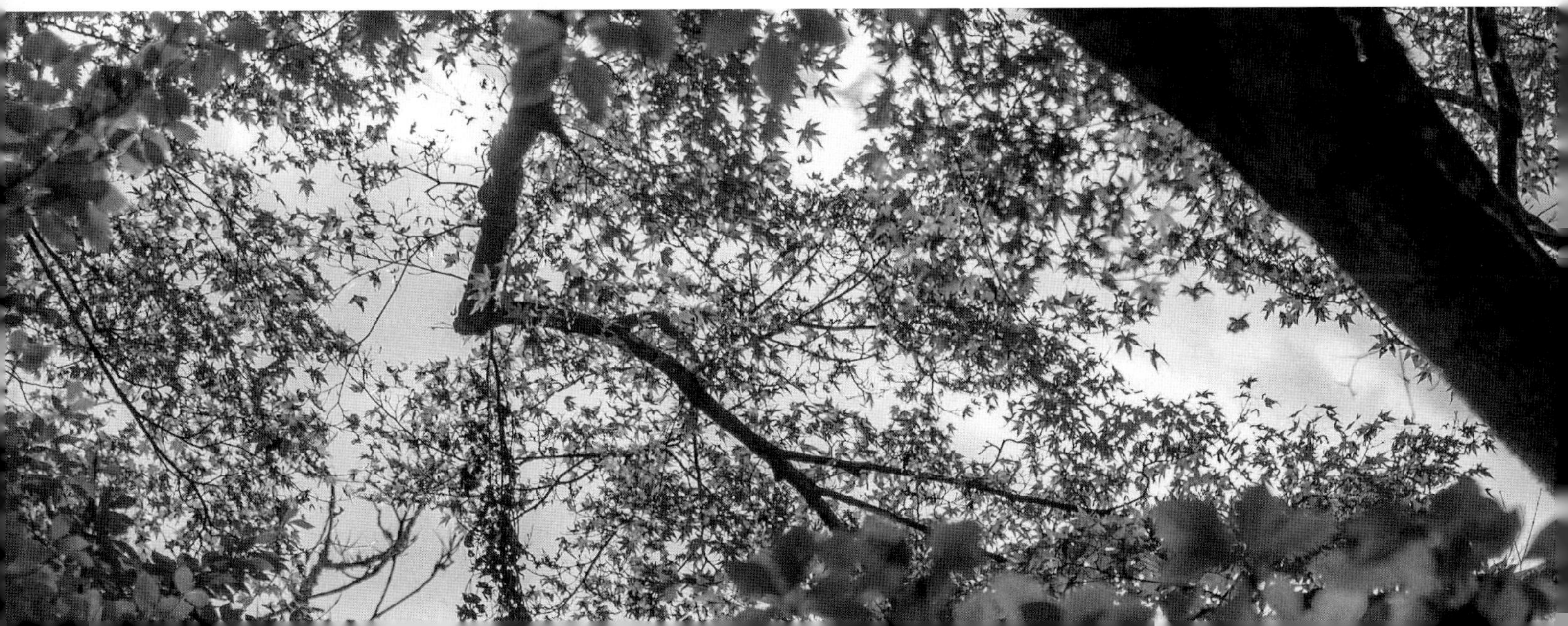

WAS IST KI UND WELCHE ROLLE SPIELT ES IM SHIATSU?

Um zu verstehen, wie Himmel und Erde zusammenwirken, müssen wir zunächst das Konzept von Ki oder Energie verstehen. Dieses Ki, dessen chinesisches Schriftzeichen „Reis, der über Dampf gekocht wird" bedeutet, stellt eine Form von Energie dar, die allen Dingen innewohnt. In seiner subtileren Form fließt und bewegt sich Ki fast unsichtbar, wie Dampf. In seiner dichteren Form verbindet es sich zu Materie, wie Reis. Alles hat Ki. Daher ist alles lebendig und miteinander verbunden.

In der östlichen Medizin wird zwischen den Qualitäten von Ki in Yin und Yang unterschieden. Das Symbol für Yin zeigt uns etwas Bedecktes, die Seite eines Hügels, die im Schatten liegt. Etwas, das im Inneren verborgen ist. Yang hingegen zeigt uns die Sonne, die hell über einem Hügel aufgeht. Alles ist in Licht getaucht, nichts ist verborgen. Alles ist ständig in Bewegung und wechselt zwischen diesen beiden gegensätzlichen Prinzipien. Sie existieren nicht getrennt voneinander, da jedes der beiden den Keim des anderen in sich trägt. Nach der taoistischen Auffassung wurden diese beiden Kräfte aus dem ursprünglichen Chaos geboren, und als sie sich unabhängig voneinander verfestigt hatten, wurde unsere Welt erschaffen. Das Gleichgewicht zwischen diesen beiden Kräften hält uns am Leben. Die östliche Medizin befasst sich in erster Linie mit der Korrektur eines Ungleichgewichts zwischen diesen beiden Kräften. Dieses Ungleichgewicht ist die Ursache für Krankheiten und zerstörerische Energie.

Es ist wichtig zu verstehen, dass Yin und Yang keine starren Definitionen sind. Im Shiatsu stellen sie ein dynamisches System dar, mit dem der Zustand einer Person zu einem bestimmten Zeitpunkt in einer bestimmten Situation beschrieben werden kann. So können die Füße Yin sein – eine stabilisierende, unterstützende Struktur und auch im Zusammenhang mit ihrer Position im Körper gedacht; aber in Bezug auf ihre Funktion bei Bewegung und Aktion sind sie Yang, sie schaffen Mobilität und sind für die Veränderung der Position unerlässlich. Praktizierende der östlichen Medizin spielen mit diesen Kategorien und verändern sie immer wieder, um ein natürliches Gleichgewicht herzustellen.

Shiatsu ist eine Therapieform, die direkt auf den Körper wirkt. Sie beinhaltet direkten Kontakt, die Nutzung bestimmter Punkte am Körper und eine Reihe von Dehnungen und Übungen. Beim Shiatsu werden Daumen und Handflächen verwendet, um Druck auf bestimmte Meridiane oder Energiebahnen auszuüben. Auf diese Weise können wir das Gleichgewicht zwischen Yin und Yang im Körper eines Menschen wiederherstellen. Wir können Spannungen lösen und blockierte Energie umleiten. Dies unterstützt den freien Fluss des Ki und bringt uns zu einem Bewusstsein für die energetischen Verbindungen zwischen uns und dem Rest der Welt. Um dies zu erreichen, müssen Praktizierende, ob auf laienhaftem oder meisterlichem Niveau, über eine gute allgemeine Gesundheit, Körperhaltung und Atmung verfügen. Vor allem aber müssen wir beim Shiatsu entspannt sein und uns auf unseren Geisteszustand konzentrieren. Wenn wir frei von negativen Gedanken wie Wut, Sorge oder Traurigkeit sind und uns auf die Punkte konzentrieren, auf die wir drücken, werden unsere Atmung und unser Fluss natürlich.

Das grundlegende Shiatsu basiert auf dem Fluss des Ki durch den Körper, in dem sich die Verbindung zwischen Himmel und Erde in uns ausdrückt. Ein wichtiger Grundsatz der östlichen Medizin ist, dass alles, was im Körper geschieht, in direktem Zusammenhang mit den Bewegungen von Himmel und Erde, Land und Meer steht. Die Menschen in früheren Zeiten glaubten, dass ein langes, gesundes Leben eine direkte Folge des Respekts vor den Bewegungen von Himmel und Erde ist. Der Himmel schenkt uns die vier Jahreszeiten und die vier Phasen der Transformation. Geburt (Sei) und Frühling, Wachstum (Chiyo) und Sommer, Ernte (Shiyu) und Herbst sowie Lagerung (Zo) und Winter. Sie waren davon überzeugt, dass man sich auf den fließenden Zyklus dieser Naturkräfte einstimmen und seine Aktivitäten an sie anpassen muss, um gesund zu bleiben. Die Bewegungen in unserem Körper spiegeln die Bewegungen von Himmel und Erde wider und entstehen aus der Interaktion dieser beiden. Wenn unser Körper krank wird, haben wir die Energien von Himmel und Erde irgendwie missbraucht.

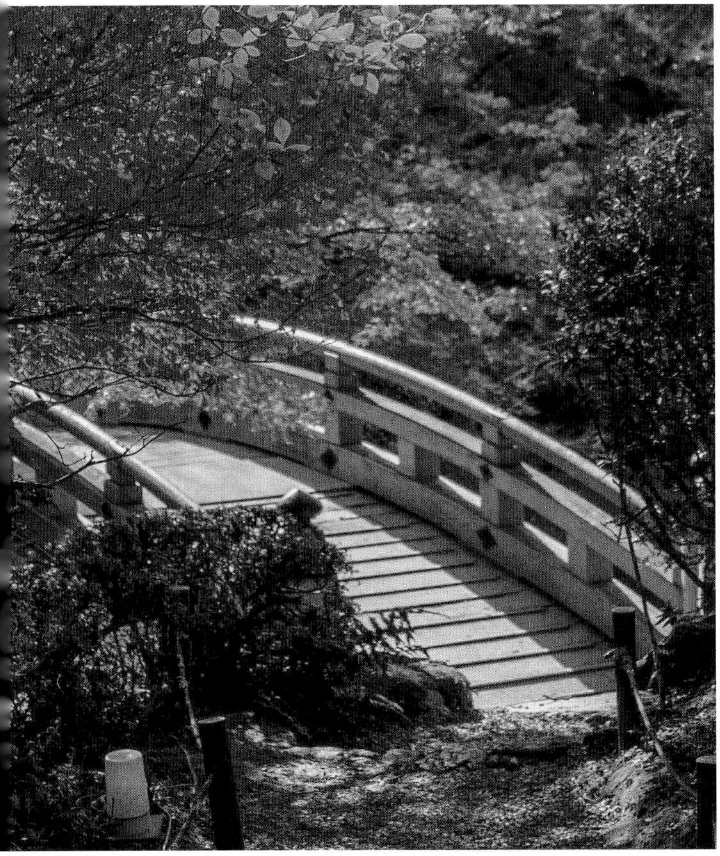

In diesem Sinne haben Himmel und Erde feste Zyklen. Die Energie des Himmels drückt sich als Wind, Hitze, Feuchtigkeit, Trockenheit und Kälte aus. Diese Elemente kommen aus der Atmosphäre und verbinden sich mit der Erdenergie, um die Geschmacksrichtungen – sauer, bitter, süß, würzig und salzig – zu erzeugen, die wiederum einen direkten Einfluss auf die menschlichen Organe haben. Im „Klassiker des Gelben Kaisers zur Inneren Medizin“ heißt es, dass der Energiefluss im Körper stark von der Wechselwirkung zwischen Himmel und Erde beeinflusst wird. Um unser Gleichgewicht zu finden, muss unsere Körperenergie frei durch die Meridiane fließen. Dieser freie Fluss des Ki des Körpers wird durch angemessene Ernährung, Atmung, Übungen und Manipulation der Meridiane und Tsubos erreicht. Der Wechsel der Jahreszeiten verändert auch die Form der Pflanzen um uns herum, die unsere Hauptnahrungsquelle sind. Daher sollte auch unsere Ernährung den jahreszeitlichen Veränderungen folgen. Es ist daher ratsam, Lebensmittel zu essen, die gerade verfügbar sind und idealerweise in der Gegend angebaut werden, in der man lebt. Auf diese Weise passt man sich automatisch dem natürlichen Rhythmus an, was sich positiv auf den Körper auswirkt. Es gibt natürlich gelagerte Lebensmittel wie Reis oder Getreide, aber man isst beispielsweise Kürbis oder Wurzelgemüse im Herbst und Winter, frisches grünes Gemüse im Frühling und Obst, wenn es reif ist.

Ki (気)muss auch mit Blut (Ketsu, 血) kombiniert werden, um Kiketsu (気血), Ki und Blut, zu bilden. Die westliche Medizin spricht nur vom Blut. Sie bezieht die subtile Energie des Ki zusammen mit dem Blut nicht mit ein. In der östlichen Interpretation sagen wir, dass die Yang-Energie dominiert, wenn sich das Blut sehr schnell bewegt oder wärmer wird, im Gegensatz zur Yin-Energie. Wenn das Blut stagniert, wird die Yin-Energie aktiv und das bedeutet, dass sich das Blut langsamer bewegt.

Um ein besseres Verständnis von Ki zu erlangen, können viele Übungen hilfreich sein. Ich denke, dass insbesondere fernöstliche Übungssysteme wie Yoga, Tai-Chi und Qigong, die auf dem kosmologischen Verständnis der Zirkulation von Himmel und Erde basieren, gut sind. Ich verwende die acht Sondermeridiane als Basis für meine Dehnungsübungen. Insbesondere die Übungen für die Gefäße, die die Organe steuern und die Empfängnis fördern, sowie die Übungen für die Yin- und Yang-Verbindungsgefäße sind sehr wirkungsvoll.

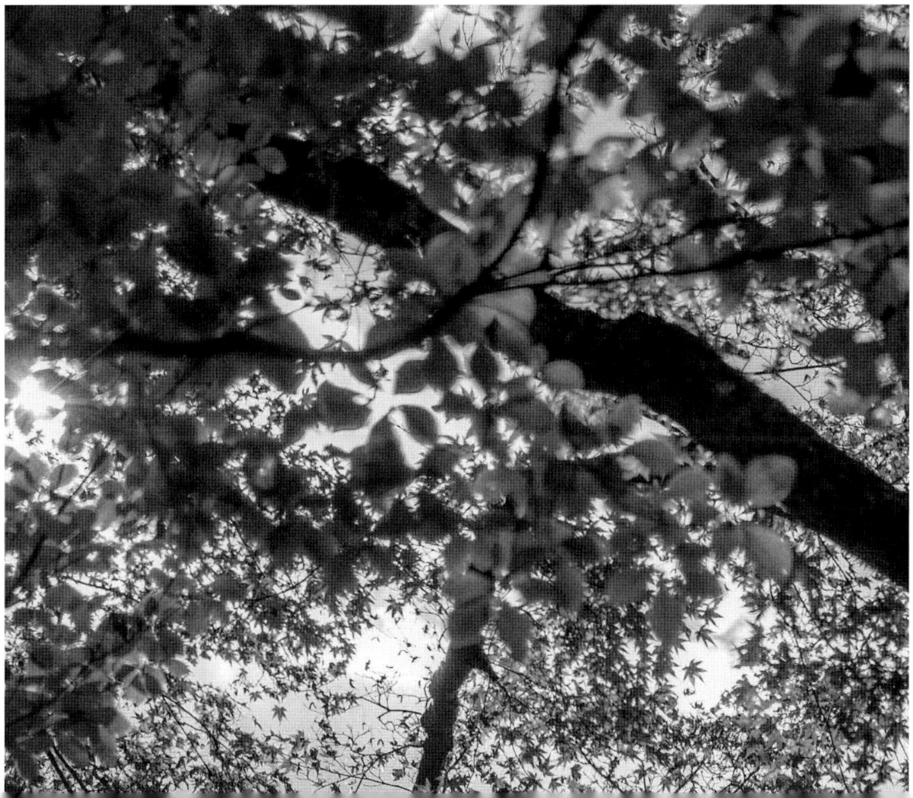

WELCHE BEDEUTUNG HABEN DIE MERIDIANE IM SHIATSU?

Im Japanischen werden die Meridiane Keiraku (経絡 / vertikale und horizontale Seidenbahnen, Verflechtungen) genannt. Die vertikale Linie steht für die Präsenz der Himmelsenergie und den Raum. Die horizontale Linie steht für die Erdenergie und die Zeit. Der Mensch steht zwischen Himmel und Erde, wo diese Kräfte interagieren. Das japanische Schriftzeichen Hito (人 / eine Person, ein Mensch) steht für die Interaktion von Hi (Himmel) und To (Erde). Eine solche Verbindung finden wir im Punkt 25 des Magens, der Tensu (天枢 / Himmelsachse) genannt wird. Das bedeutet, dass der obere Teil des Körpers von der Energie des Himmels und der untere Teil von der Energie der Erde beeinflusst wird. Tensu stellt die Drehachse zwischen diesen beiden Energien dar. Wenn Himmel und Erde im Gleichgewicht sind, wirkt eine natürliche Heilkraft (Homöostase).

„Der Klassiker des Gelben Kaisers zur Inneren Medizin" gibt uns wichtige Hinweise zur Regulierung unseres Lebens. Es gibt mehrere Versionen dieses Buches. Ich verwende die japanische Übersetzung von Yojozen. Das „I Ging" oder Buch der Wandlungen wird in diesem Buch ebenfalls oft erwähnt, ebenso wie der Name des Begründers des Taoismus, Laotse. Es ist von taoistischer Philosophie durchdrungen. Um zu erklären, wie die Meridiane funktionieren, verwendet der „Gelbe Kaiser" die Analogie verschiedener Regierungsbeamter. Der Milzmeridian kann als Finanzminister des Körpers angesehen werden, der Nierenmeridian als Verteidigungsminister und der Lebermeridian als Oberbefehlshaber der Armee. Der Lungenmeridian, der Premierminister, ist der Regierungschef und der Kaiser, der Herzmeridian, fungiert als Symbol der Nation und vereint die nationale Identität. Der Premierminister und der Kaiser arbeiten täglich zusammen, um sicherzustellen, dass der Staat reibungslos funktioniert. Auch physiologisch arbeiten der Herz- und der Lungenmeridian zusammen. Der Herzmeridian wird mit Blut in Verbindung gebracht und der Lungenmeridian mit Ki, der subtilen Körperenergie. In der östlichen Medizin werden Blut und Ki nicht als getrennt angesehen. Solange Leben vorhanden ist, befindet sich Ki im Blut, lenkt es und verbessert seine Qualität.

Laut diesem alten Text liegt der Schlüssel zu einem langen, gesunden Leben darin, die göttliche Kraft oder Shin, die durch den Herzmeridian fließt, zu harmonisieren (Chiyo). Dies können wir erreichen, indem wir unsere Atmung und Körperhaltung (Kei) harmonisieren und die mit jedem Organ verbundenen Essenzen vereinen: Leber (Kon), Lunge (Haku), Nieren (Sei) und Milz (I). Shin, oder göttliche Kraft, koordiniert alle psychologischen Manifestationen menschlichen Verhaltens.

In Harmonie zu leben bedeutet, den Bewegungen und Interaktionen von Himmel und Erde so genau wie möglich zu folgen. Um dies zu erreichen, muss man übermäßige Begierde, Gier und Besessenheit zügeln. Die alten Chinesen empfahlen, sich der Macht des Himmels zu unterwerfen, und standen jedem skeptisch gegenüber, der versuchte, sie an sich zu reißen. Laotse sagte, dass man sein tiefes Glück findet, wenn man zur Quelle aller Dinge in der Natur zurückkehrt. Unsere Aufgabe ist es, den sich ständig verändernden Kräften von Himmel und Erde zu folgen und so ein integraler Bestandteil des natürlichen Plans des Kosmos zu werden. Dies ist eine meiner tiefsten Überzeugungen, die ich in meiner Arbeit zu fördern versuche.

Die Meridiane sind paarweise angeordnet: Einer ist ein Yang-Meridian, der für Kommunikation und Veränderung verantwortlich ist. Der andere ist ein Yin-Meridian, der als Energiespeicher dient. Jeden Tag fließt Energie durch diese Meridiane, um sie zu nähren und Schutz gegen Veränderungen des Wetters, schlechte Ernährung, mangelnde oder falsche Bewegung und Belastungen durch psychischen Stress bereitzustellen. Da unser Körper ständig von Ungleichgewichten angegriffen wird, haben die acht Sondermeridiane die Aufgabe, Ungleichgewichte in den zwölf Hauptmeridianen auszugleichen. In einem wichtigen Text über östliche Medizin, dem „Nangio", heißt es, dass die Hauptfunktion der Sondermeridiane darin besteht, überschüssige Energie aus den Hauptmeridianen aufzunehmen, um den normalen Energiefluss im Körper wiederherzustellen. Die Sondermeridiane können als Kanäle oder Deiche betrachtet werden, die im Notfall einen Energieüberschuss ableiten. Sie sind für das Verständnis der Dynamik der Energiebewegung im Körper unerlässlich. Viele Meditationstechniken konzentrieren sich auf diese Meridiane, um sowohl ein langes Leben als auch Erleuchtung zu erlangen.

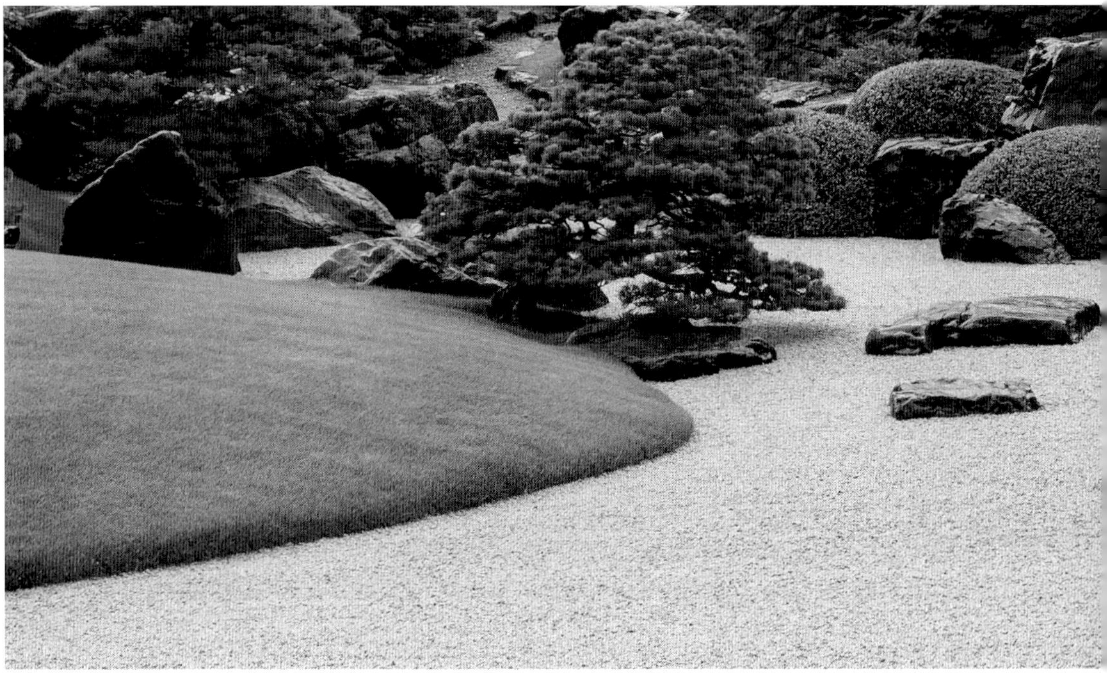

Die Sondermeridiane sind nicht mit den lebenswichtigen Organen wie die zwölf Hauptmeridiane verbunden. Sie haben jedoch ihre eigenen Verbindungen. Wir sprechen von den sechs besonderen Organen: Blutgefäße, Knochen, Rückenmark, Gebärmutter, Gehirn und Gallenblase. Insbesondere der Gallenblasenmeridian spielt eine wichtige Rolle für die Sondermeridiane, da das Gürtelgefäß und das Yang-Verbindungsgefäß dem Gallenblasenmeridian sehr ähnlich sind. Durch meine langjährige Erfahrung mit den acht Sondermeridianen habe ich festgestellt, dass viele chronische Beschwerden mit den Sondermeridianen leichter zu lösen sind als mit den zwölf Hauptmeridianen.

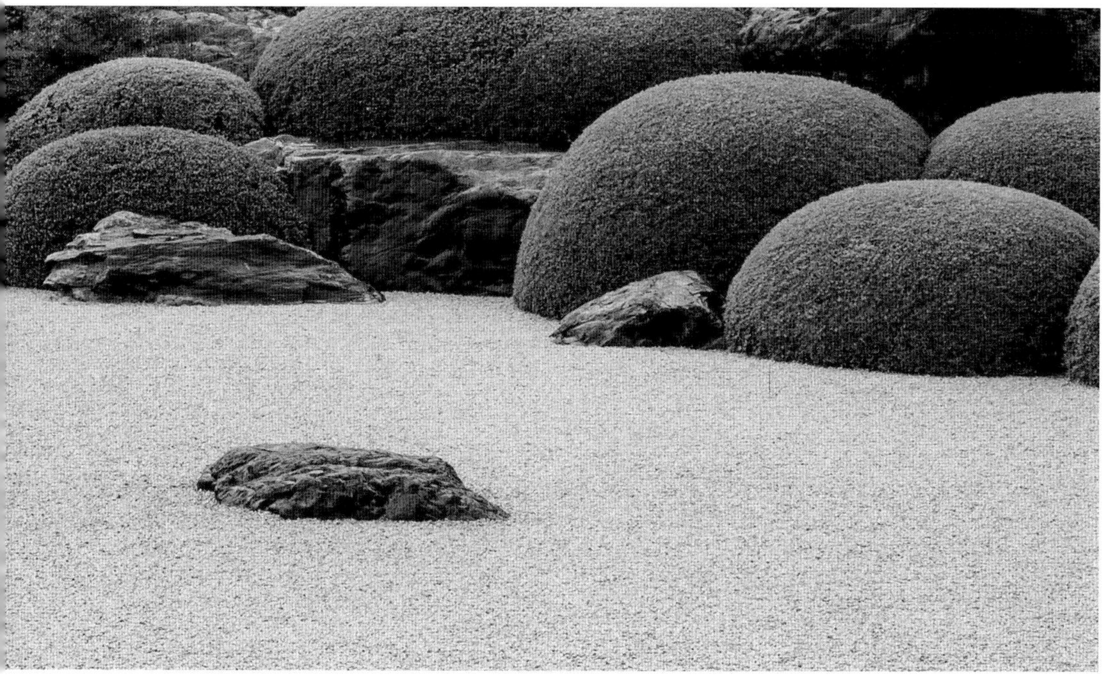

WELCHE BEDEUTUNG HAT DAS HARA IM SHIATSU?

In der japanischen Kultur spielt das Hara eine sehr wichtige Rolle. Wir verwenden den Begriff Hara häufig in alltäglichen Gesprächen, wie z.B. in der Redewendung „Harano mushiga osamaranai“. Das bedeutet wörtlich übersetzt: „Das Insekt in unserem Bauch hält es nicht mehr aus“. Mit anderen Worten: Ich kann es nicht mehr aushalten, ich habe genug von diesem Unsinn. Oder „Haraowatsute hanasu“, was bedeutet, dass wir offenherzig sprechen, ein direktes, ehrliches Gespräch führen müssen. Das Hara ist der Ort, an dem alle wichtigen lebenswichtigen Organe liegen: Leber, Magen, Milz, Bauchspeicheldrüse, Gallenblase, Dünndarm, Dickdarm, Nieren, Blase usw. Nur die Lunge und das Herz liegen über dem Hara. Die Organe im Bauchraum erfüllen eine sehr wichtige Rolle. Sie sind für die Produktion der nährenden und schützenden Energien verantwortlich, für die Reinigung der toxischen Substanzen in unserem System, sie haben metabolische und hormonelle Funktionen und auch gynäkologische Funktionen.

Unterhalb des Bauchnabels befindet sich dieser äußerst wichtige Punkt, der sich auf die Fähigkeit des Hara bezieht, die Essenz unseres lebenswichtigen Ki zu speichern. Der Punkt wird Kikai (気⊠ / Meer des Ki) genannt. Meer kann auch als Blut interpretiert werden, es geht also um Ki und Blut in Kombination. Kikai befindet sich eineinhalb Daumen unterhalb des Bauchnabels und wir bezeichnen diesen Bereich oft als Seika Kikai Tanden (臍下気海丹田 / die Zone des Energiefeldes), die als Zentrum der natürlichen Heilkraft dient. Je nachdem, wie sich dieser Bereich manifestiert, können wir sagen, dass jemand gesund oder krank ist.

BRAUCHT SHIATSU EINE DIAGNOSE?

Ich denke, es ist wichtig, zwischen den verschiedenen Interpretationen des Begriffs Diagnose zu differenzieren. Da gibt es zum einen das Auffinden eines Symptoms und die Suche nach allen Details, bevor eine endgültige Diagnose getroffen wird. Dies ist dem westlichen medizinischen Ansatz sehr ähnlich, denn bevor eine endgültige Diagnose gestellt wird, ist es notwendig, zunächst eine Blutprobe zu entnehmen, den Blutdruck zu messen usw.

Der traditionelle fernöstliche Ansatz ist hingegen Shiyo (証). Durch die vier Beobachtungsformen Boshin, Munshin, Monshin und Setsushin versuchen wir, Einblicke in den Lebensstil der Patient:innen zu gewinnen. Shiyo bedeutet wörtlich, dass man seine falschen Handlungen durch verbale Erklärungen korrigiert. Der fernöstliche Shiyo-Ansatz hängt sehr stark von der intuitiven Beobachtung der Therapierenden ab, und damit diese möglich ist, muss man unvoreingenommen sein. Der Fokus liegt auf dem, was Patient:innen in ihren Körpern zeigen, und von dort aus gehen die Therapeut:innen in der Behandlung vor. Für Shiatsu-Praktizierende ist es sicherlich hilfreich, die Shiyo-Methode zu entwickeln, um sich ihren Patient:innen zu nähern, und die Tatsache zu verinnerlichen, dass die genaue Beobachtungsdiagnose sehr stark vom Gemütszustand des Therapeuten / der Therapeutin abhängt. Man muss sehr ruhig sein, um ein genaues Beobachtungsergebnis zu erzielen.

Wenn wir Menschen behandeln, besteht der erste Schritt bei der Diagnose darin, den Sammelpunkt für die Lebensenergie (Kikaitanden) zu berühren. Dieser befindet sich eineinhalb bis zwei Daumen unterhalb des Nabels. Hier wird die Lebensenergie, das Produkt der Verbindung zwischen Yin und Yang, gespeichert. Er gibt uns einen Überblick über den Gesundheitszustand, insbesondere über das Immunsystem. Ist dieser Punkt ruhig und stabil, ist die Heilung letztendlich sicher, egal wie schwerwiegend die Symptome sein mögen. Ist er instabil, zitternd oder leer, wird der Weg zur Heilung lang und beschwerlich sein.

Wenn der Kikaitanden eines Patienten leer ist, müssen wir versuchen, ihn zu füllen. Dies ist ein langwieriger Prozess. Es kann einen Monat oder länger dauern, bis sich die Energiereserven wieder füllen. Je chronischer das Problem ist, desto mehr Zeit wird benötigt. Wunder geschehen, aber nicht über Nacht. Wenn die praktizierende Person den Zustand des Energiehaushalts beurteilt hat, erspürt sie den Zustand der Balance zwischen Himmel und Erde. Eine Hand wird auf den Bauch gelegt, auf den Punkt Magen 25, den wir schon als Tensu oder himmlische Achse kennengelernt haben. Er zeigt uns die Energiebewegung zwischen Himmel und Erde in einer Person, da er eine Brücke zwischen den beiden darstellt, und gibt uns ein Gefühl für das Wohlbefinden der Person. Wenn der Energieaustausch harmonisch ist, fühlt sich der Punkt gleichmäßig, aber elastisch an. Wenn der Fluss blockiert ist, fühlt sich der Punkt steif und hart an. Wenn Menschen Kopfschmerzen oder Schlafprobleme haben, finden Sie hier einen festen Knoten.

Zu denken, dass es bei der Medizin nur darum geht, Krankheiten zu heilen, ist wie bei einem Wahrsager, der glaubt, immer recht zu haben. Es gibt eine tiefe Verbindung zwischen einem Arzt und einem Wahrsager, aber keiner von beiden sollte danach beurteilt werden, ob er immer recht hat. Die Dinge sind subtiler. Sho, oder „Beweis der Diagnose", ist mehr als eine einfache Übereinstimmung von Diagnose und Symptom. Es hat mit dem zu tun, was Shinsen-Jitsuin genannt wird, dem Verständnis der Erhaltung der menschlichen Lebensenergie. Ebenso muss Shiyobo, das „Verschreiben von Medikamenten nach Symptomen", im Kontext eines Einzelfalls verstanden werden, nicht im Zusammenhang mit der statistisch nachgewiesenen Heilung einer generalisierten Krankheit.

Im besten Fall ist die östliche Medizin mehr als nur die Heilung einer Krankheit. Sie betrachtet das Leben eines Menschen und den Platz der Krankheit in diesem Leben. Das bedeutet, dass dieselbe Krankheit für jede Person eine andere Bedeutung hat. Diese Art von Ganzheitlichkeit ist unser Ideal. Die Diagnose eines Arztes ähnelt der Antwort eines Orakels in einem Shinto-Schrein oder einer Befragung des I Ging. Sie hängt von den teilnehmenden Personen ab, davon, wer die Frage stellt und wer die Antwort gibt.

Wir arbeiten in Belgien viel in Krankenhäusern, was eine sehr interessante Erfahrung ist. Die Patient:innen in den einzelnen Krankenhäusern reagieren unterschiedlich auf unsere Shiatsu-Behandlungen. Bei Krebspatient:innen, insbesondere in sehr fortgeschrittenen Stadien, spüren wir die völlige Leere der Quellpunkte der Nieren (Taikei / Niere 3), der Leber (Taishiyo / Leber 3), des Quellpunkts des Herzmeridians (Shinmon / Herz 7) und auch des Quellpunkts der Lunge (Taien / Lunge 9). Abgesehen davon, dass wir einige Schmerzen lindern und die Patient:innen entspannen können, können wir nichts erreichen – abgesehen davon, dass viele der Betroffenen anfangen, über ihre gesamte Lebensgeschichte zu sprechen. Vielleicht, weil sie wissen, dass sie sehr bald sterben werden. Ich denke, die Shiatsu-Berührung ermöglicht es ihnen irgendwie, das zu äußern, worüber sie schon seit vielen Jahren nachgedacht haben.

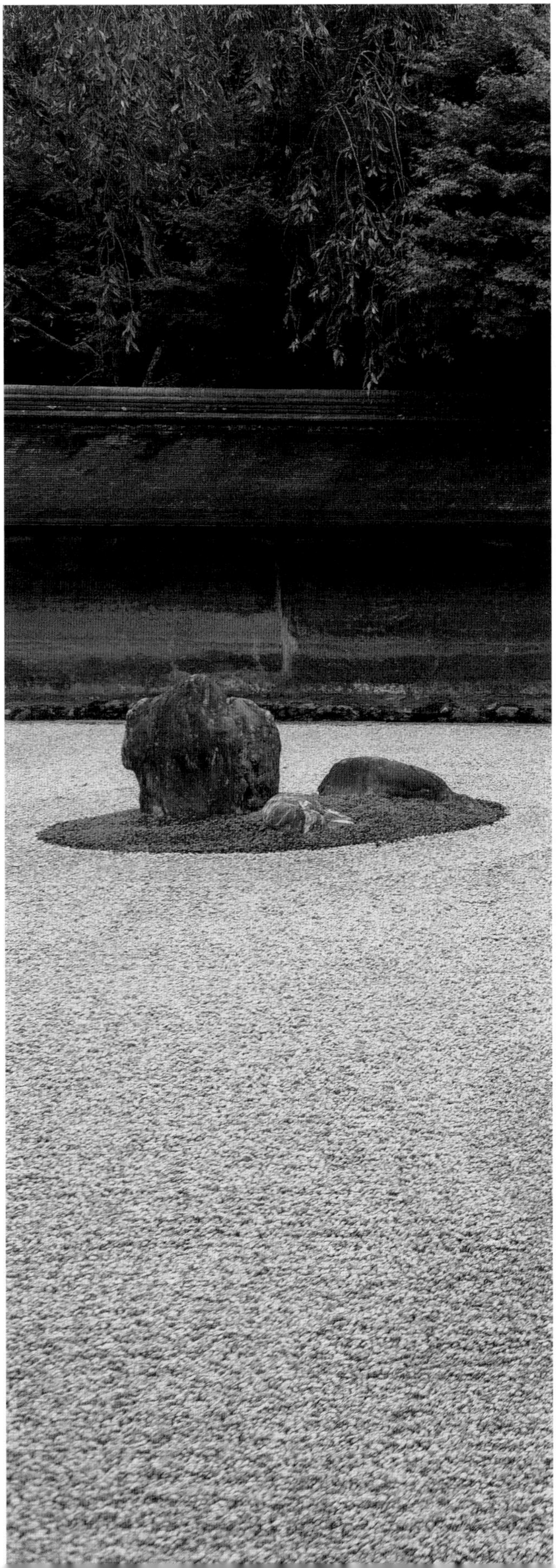

WAS ZEICHNET EINEN GUTEN PRAKTIKER / EINE GUTE PRAKTIKERIN AUS?

Shiatsu ist nicht nur eine therapeutische Technik im westlichen Sinne, sondern eine Lebensweise. Es ist eine Mischung aus Philosophie und Lebenseinstellung, ein System für Expert:innen zur Heilung bzw. Aktivierung der Selbstheilungskräfte der Patient:innen mittels Massagetechniken, Beratung zu Ernährung und Lebensführung und (schwieriger) Diagnostik, ein wirksames (Haus) mittel zur Selbsthilfe, ein Gesundheits-Präventionskonzept mit Übungen und Dehnungen.

Die Ausübung von Shiatsu erfordert Disziplin. Um Shiatsu zu erlernen, brauchen wir eine Form. Die Form ist für die Shiatsu-Praxis wichtig, weil wir mit regelmäßigen Mustern und einer bestimmten Abfolge von Druckpunkten (Tsubos) arbeiten. Es ist auch wichtig, dass wir nicht in die starre Form der mechanischen Wiederholung bestimmter Abfolgen verfallen. Die Form ist wichtig, aber das Wesentliche liegt jenseits der Form. Die Essenz der Bewegung ist die Atmung. Und eine freie, ruhige Atmung hängt von einem ruhigen Geisteszustand ab. Unser Gemütszustand reguliert unseren Atem und unsere Körperhaltung, nicht umgekehrt. Deshalb wird im „Gelben Kaiser" betont, wie wichtig es sei, Emotionen wie Gier, Verlangen, Leidenschaft, Traurigkeit und Besessenheit zu kontrollieren.

Um Shiatsu praktizieren zu können, braucht man also vor allem einen disziplinierten und ruhigen Geist. Ohne diesen können wir keine heilende Energie auf die Person übertragen, die wir behandeln. In Japan arbeiten viele blinde Menschen als Masseure. Sie haben einen viel feineren Tastsinn als sehende Menschen und eine bessere Qualität der Berührung. Da sie die äußere Welt der Bilder und Wünsche nicht sehen, können sie sich ganz auf das Innere konzentrieren. Dieser Fokus auf die Innenwelt schafft eine besondere Atmosphäre der Ruhe und Einheit, ein tiefes Gefühl der Verbundenheit oder des Einsseins mit anderen.

Es gibt mehrere Möglichkeiten für alle Shiatsu-Praktizierenden, diese besondere Atmosphäre zu schaffen, um dieses notwendige Gefühl der Verbundenheit und Einheit mit ihren Patient:innen zu erleben: darunter tägliche Atem- und Meditationsübungen und das tägliche Praktizieren von Dehnungsübungen für die speziellen Meridiane. Wenn die Energie richtig zirkuliert, stellt sich unser Geist automatisch auf dieses Gefühl der Einheit ein. In einem größeren Zusammenhang bedeutet dies, dass wir die Energien von Himmel und Erde miteinander verbunden haben. Je mehr wir uns von Zwängen und zwanghaften Vorstellungen befreien können, desto mehr Energie von Himmel und Erde fließt durch uns. In diesem Sinne basiert die Shiatsu-Behandlung nicht mehr auf unseren Händen, sondern auf der Kontrolle der unendlich reichen Energie von Himmel und Erde.

Nach der östlichen Philosophie müssen wir zuerst Harmonie in uns selbst finden, bevor wir uns mit den universellen Kräften verbinden können. Wenn Ki frei in uns fließt, stellt sich die Harmonie mit den Kräften des Universums fast automatisch ein. Aus taoistischer Sicht führt die individuelle Harmonie des Einzelnen zur

Harmonie mit dem Weg des Himmels. Dieser Prozess des Energieaustauschs ist zyklisch und unendlich.

Voraussetzung dafür, eine gute praktizierende Person zu sein, ist: Der eigene Lebensstil muss ein gutes Vorbild sein, um Menschen, die sich einer Shiatsu-Behandlung unterziehen, einen ausgewogenen Rat geben zu können. Shiatsu ist ein ganzheitlicher Ansatz für jedes beliebige Problem, was bedeutet, dass man auch wissen muss, was eine gute Ernährungsgewohnheit ist, und in der Lage sein muss, eine Form von Körperübungen zu vermitteln. In Japan sprechen wir oft von drei wichtigen Dingen, die man sich aneignen oder in die Praxis umsetzen sollte, und zwar:

- Gaku (学 / akademisches Lernen im Fall von Shiatsu, Lernen über den Verlauf der Meridiane und andere akademische Lerninhalte (...)

- Jitsu (術 / praktisches Lernen von Shiatsu, wie man die Druckpunkte beherrscht (...)

- Do (道 / dies ist der Weg, um das ultimative Ziel zu erreichen, die Technik und Theorie des Shiatsu mit einem ganzheitlichen Ansatz für das Leben selbst zu meistern, indem man die Shiatsu-Technik und -Theorie in seinen eigenen Lebensstil integriert).

Solche Dos sind z.B. Kendo (剣道 / der Weg des Schwertes), Judo (柔道 / der Weg des Nichtgebrauchs der physischen Kraft), Aikido (合気道 / der Weg der Harmonisierung der subtilen Ki-Energie) oder Chado (茶道 / der Weg der Beherrschung der Teezeremonie). Im Fall von Shiatsudo (指圧道 / der Weg der Shiatsu-Praxis) bedeutet dies, dass man die Harmonie von Himmel und Erde respektiert, um seinen emotionalen Ausdruck zu kontrollieren, Nahrungsmittel zu sich nimmt, die gut für Körper und Geist sind, und die richtige körperliche Bewegung ausführt, um die gesunde Integration von Körper und Geist aufrechtzuerhalten.

Außerdem muss man nicht nur den Menschen, die Shiatsu-Behandlungen erhalten, sondern auch allen anderen Menschen, denen man begegnet, mit Mitgefühl begegnen. Es ist sehr wichtig, dass Shiatsu-Lehrende einen harmonischen Körper- und Geisteszustand aufweisen. Es ist auch wichtig, das Konzept der Ki-Energie zu vermitteln, das sich vom Konzept der westlichen Medizin unterscheidet.

Einige Shiatsu-Schulen messen dem Konzept der klassischen östlichen Medizin nicht so viel Bedeutung bei, sondern stützen sich eher auf die westliche Auffassung von Anatomie und Physiologie. Einige Praktizierende sind der Meinung, dass es wichtig ist, dass sich Patient:innen nach der Shiatsu-Behandlung besser fühlen und symptomatische Schmerzen verschwunden sind. Andere Praktiker:innen sind der Meinung, dass es wichtiger wäre zu verstehen, wie man seine eigenen (physischen) Probleme verursacht, und statt diese nur symptomatisch zu behandeln, Ratschläge zu geben, wie man die Energien im System ausbalanciert, damit diese Art von Symptomen nicht wieder auftritt.

Viele Menschen haben Schwierigkeiten, die Meridiane zu ertasten und die Ki-Energie zu spüren, die in den verschiedenen Meridianen zirkuliert. Manchmal dauert es lange, bis man die Zirkulation der Energie in den Meridianen spürt, aber mit der Zeit können wir beginnen, den Energiefluss der Meridiane zu spüren. Man muss geduldig sein, manche Menschen können sehr schnell fühlen, bei anderen dauert es etwas länger.

Was die körperliche Seite betrifft, so ist es für Menschen, die mit Shiatsu beginnen, wichtig, die Fingerkraft zu stärken, insbesondere die Kraft der Daumen, da wir die Daumen am häufigsten verwenden, um Druck auf den Körper einer Person auszuüben. Natürlich kann man auch den Ellbogen einsetzen, aber der Ellbogen hat nicht die gleiche Sensibilität wie die Daumen oder die Handfläche. Eine weitere Schwierigkeit, mit der man bei seiner Shiatsu-Ausbildung konfrontiert werden kann, besteht darin, ein Gefühl für die richtige Druckstärke zu entwickeln. In Japan sind viele Menschen daran gewöhnt, bei einer Behandlung sehr starken Druck zu erhalten, während man in den westlichen Ländern mit derlei kaum vertraut ist. Als mein Vater nach Europa kam, um die Shiatsu-Praxis vorzuführen, hatten viele Menschen Schwierigkeiten, seinen sehr intensiven Druck zu ertragen.

”

Freuen wir uns über die grenzenlose Freiheit, die uns unsere Kunst schenkt!

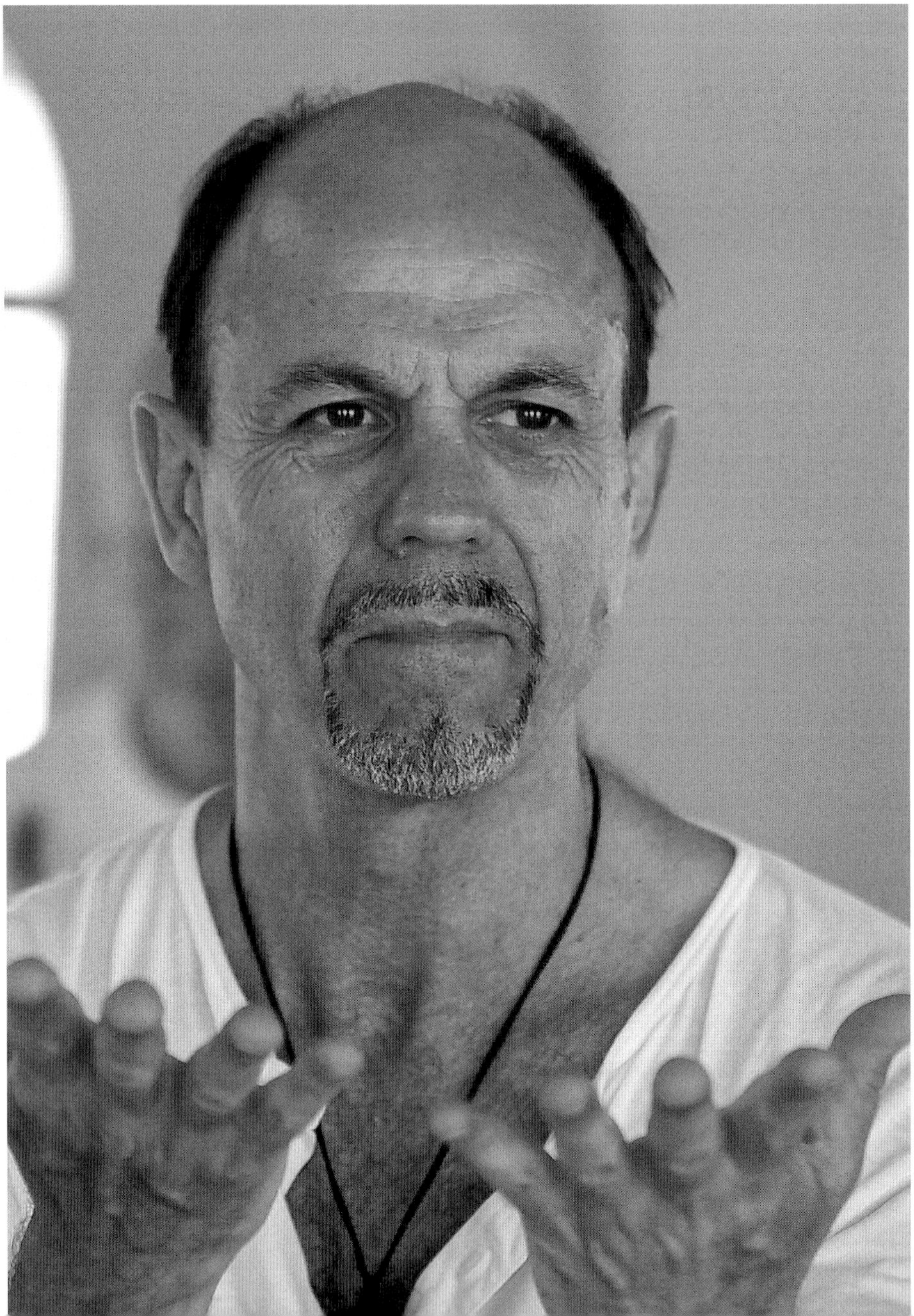

CHRIS MCALISTER

In den späten 1980er und frühen 1990er Jahren studierte Chris insgesamt sechs Jahre lang in Japan und China bei Lehrern, die auf dem Höhepunkt ihres Könnens standen. Sein Hauptlehrer für Shiatsu war drei Jahre lang Takeo Suzuki, dem Masunaga vertraute, dass er die Kurse im Iokai-Zentrum leiten würde, als seine eigene Gesundheit nachließ. Als er nach Europa zurückkehrte, setzte Chris sein Studium bei gut einem halben Dutzend Shiatsu-Meistern fort. Zu den beiden Lehrern, die ihn in der Akupunktur maßgeblich beeinflusst haben, zählen Kimiya Gotoh und Peter Yates. Die Kräuterkunde vertiefte er mit Ted Kaptchuk in Amsterdam.

Im Dienste der Transformation

Zudem widmete und widmet sich Chris intensiv Bewegungskünsten wie Tai-Chi-Chuan (vor allem unter Chen Pei Shan), Xing-Yi-Chuan (unter Liu Guo Hua, bekannt als Wa Guo), Qigong und Nei-Gong (unter Peter Yates, Meister Hua und dem daoistischen Priester S. K. Lew). In Summe hat Chris viele zehntausend Stunden Praxis und Ideen in die Entwicklung eines Ansatzes für die innere Kultivierung des Energiesystems investiert, den wir Alchemie nennen können. Er hat Studierende und Praktizierende auf allen Ebenen auf der ganzen Welt unterrichtet und alle Arten von Menschen behandelt, von kerngesund bis sterbend. Zudem ist er Autor von „The Poetry of Touch: Alchemy, Transformation and Oriental Medicine“ sowie „From Source to the Ten Thousand: Shiatsu and Life Practice“. Das Buch „Touching the Invisible: Exploring the Way of Shiatsu” hat er zusammen mit Jan Nevelius und Jeremy Halpin geschrieben.

Mehr über Chris McAlister findest Du hier:

https://linktr.ee/mcalisterchris

WAS IST DIE ESSENZ VON SHIATSU?

Shiatsu ist ein Wort, aber seine Erscheinungsformen sind wie die zehntausend Dinge: unzählbar, unendlich, unermesslich. Es gibt nicht das eine Shiatsu und auch kein ursprüngliches Shiatsu. Es ist nicht vorherzusehen, wo Shiatsu seine Reise beenden oder welche Gebiete es im Rahmen seiner weiteren Entwicklung noch abdecken wird. Tatsache ist, dass alle Shiatsu-Praktizierenden, -Lernenden und -Empfangenden Shiatsu anders definieren, je nach Lernprozess, Lebensweg, ideologischem und philosophischem Rahmen sowie dem aktuellen Status quo.

Jeder Mensch, der mit Shiatsu in Berührung kommt, wird sich wie die blinde Person verhalten, die dem Elefanten begegnet. Wir berühren das, was wir mit unseren Händen gerade ertasten können, und bauen darauf unsere persönliche Interpretation auf. Diese Interpretation vermischen wir mit unseren eigenen Interessen und den Einfluss von Lehrer:innen, Autor:innen, anderen Methoden und vor allem auch mit den Erfahrungen durch unseren Klient:innen.

Wir nehmen jeden einzelnen Moment unseres Werdegangs zu diesem Kontaktpunkt mit Shiatsu mit. Die Summe unserer Erfahrungen bestimmt die Linse unserer Wahrnehmung, bestimmt, wie wir Shiatsu erleben und dann den weiteren Weg damit beschreiten. Der Weg selbst kann kurvenreich und voller Fallstricke sein. Er kann klar, gerade und unbeugsam sein. Wer weiß, was letztendlich wirklich über die Art der Schritte entscheidet, die wir wählen? Oder die für uns gewählt werden, während wir nach besten Kräften dem Weg von Shiatsu folgen?

In diesem weiten Kontext versuchen wir, die Frage zu beantworten, was Shiatsu ist und was sein Wesen sein könnte. Viele haben sich an dieser gewaltigen Aufgabe versucht. Alle waren mehr oder weniger erfolgreich. Aber kein Mann und keine Frau wird diese Aufgabe jemals erfolgreich meistern, da Shiatsu aufgrund seiner Natur, seiner Ursprünge in den Nebeln der Zeit und seiner vielfältigen Entwicklungsgeschichte an sich nicht greifbar ist. Shiatsu entzieht sich einer Kategorisierung. Es bewegt sich zwischen physisch und metaphysisch, verändert sich mühelos und verwandelt sich von einem Moment der Behandlung zum nächsten.

WELCHE GRUNDPRINZIPIEN SIND IM SHIATSU ENTSCHEIDEND?

Man könnte sagen, dass die körperliche Berührung ein wesentlicher Bestandteil von Shiatsu ist, und doch ist der Augenkontakt in der Shiatsu-Begegnung mit einem anderen Menschen nicht minder wichtig. Man sagt, dass der ausgeübte Druck wesentlich ist, und doch kann der sanfteste Kontakt einen mächtigen Strom entfesselter Emotionen auslösen.

Shiatsu wird gerne als manuelle Medizin bezeichnet, aber ist nicht gerade die Vorbeugung besser als tausend Behandlungen? Körperliche Beschwerden können sich in einem einzigen Moment einer Behandlung auflösen, aber wie viel wichtiger könnte es sein, den spirituellen Nebel zu lüften, der viele Menschen umgibt? Wir behandeln zwar immer nur die eine Person, aber dennoch kann die Verbindung zur gesamten Ahnenlinie, inklusive deren Schwächen und Stärken, in Schüsselmomenten einer Sitzung entscheidend sein.

Meridiane sind für viele von zentraler Bedeutung, für andere sind sie jedoch völlig überflüssig. Qi könnte man vielleicht als gemeinsamen Nenner bezeichnen, aber manche Stile und Linien werden Dir raten, Dich in Shiatsu strikt auf Deine fünf Sinne zu beschränken, wenn sie Dich mit den Grundlagen unserer wunderbaren Kunst vertraut machen.

Ist es daher möglich, die Essenz von Shiatsu zu beschreiben? Viele Lehrbücher sind voll von genauso umfassenden wie grundlegenden Definitionen, was Shiatsu sei und was es nicht sei. Und doch werden uns andere ermahnen, unsere sorgfältig zusammengestellten Wissenslisten beiseite zu legen, um uns direkt und unmittelbar der Freiheit zu stellen und in die Ungewissheit des Nichtwissens einzutreten.

Angesichts der institutionellen Vereinnahmung von Shiatsu werden wir ermutigt, ja teils gezwungen sein, uns auf Definitionen unseres wunderbaren Handwerks festzulegen. Diese Definitionen werden immer danach trachten, die Essenz von Shiatsu einzufangen. Vergeblich werden sie nach prägnanter und gründlicher Genauigkeit streben, wobei die dahinterstehenden Personen bewusst oder unbewusst die Unmöglichkeit ihrer undankbaren Aufgabe erkennen.

Durch dieses Prisma der Unmöglichkeit betrachtet: Freuen wir uns doch lieber über die grenzenlose Freiheit, die uns unsere Kunst schenkt! Im Shiatsu üben wir eine gute Körperhaltung. Wir verfeinern sukzessive Berührungs- und Drucktechniken. Wir öffnen und strecken Gliedmaßen und kalibrieren und rekalibrieren unsere Sensibilität für die Interaktion mit Gewebe und Strukturen. Wir lassen zu, dass sich in bestimmten Momenten die zugrunde liegenden Strömungen schlummernder und potenzieller Vitalität offenbaren. Wir benennen und verzichten auf die Benennung, sind uns der Veränderung im Geschehen bewusst und neugierig auf die Möglichkeiten, die in jeder Mikrosekunde, jedem Gähnen, jedem Seufzer, jedem Atemzug und jedem Zittern stecken.

Täglich, wöchentlich und monatlich, Jahr für Jahr widmen wir unsere volle Aufmerksamkeit den subtilen Schwingungen, die sich in unseren eigenen Körpern und denen unserer Klient:innen manifestieren. Wir befassen uns mit offensichtlichen Symptomen. Wir ignorieren sie manchmal, um eine Transformation in weit größerem Ausmaß zu erreichen, eine Transformation, die über die Symptome hinausgeht und den ganzen Menschen erfasst. Wir erforschen und verwerfen diagnostische Erkenntnisse und suchen unermüdlich und geduldig nach unseren eigenen einzigartigen Wahrnehmungsgaben. Wir drehen langsam, aber beharrlich Stein um Stein um, um alte und neue Muster in uns und unseren Klient:innen freizulegen; Muster, die auftauchen, die sich auflösen.

Ist Shiatsu nun die Heilung der Vergangenheit oder die Vorbereitung auf die Zukunft mit dem größtmöglichen Potenzial?

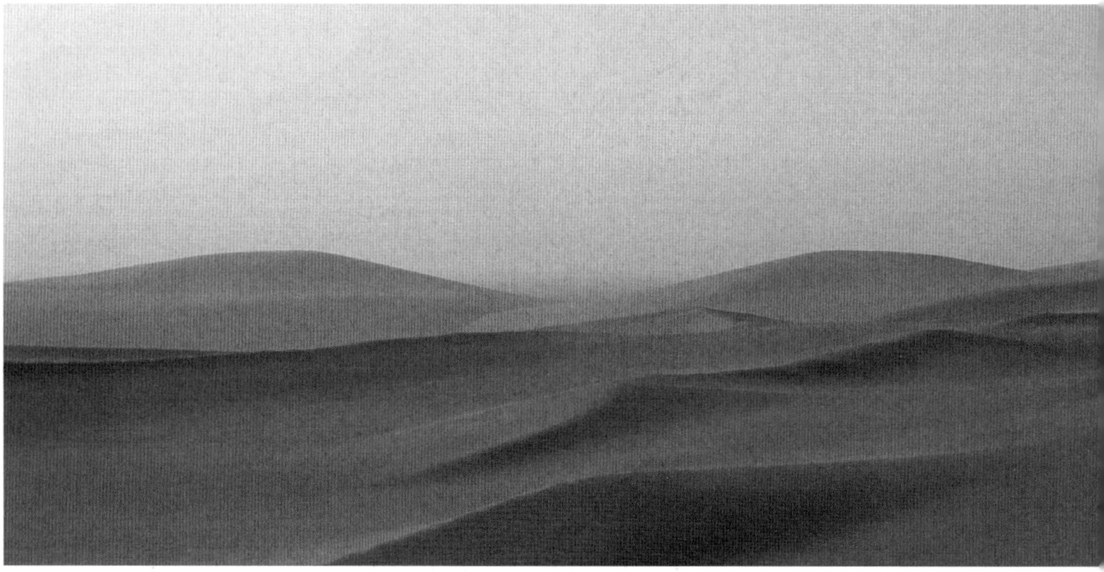

Wir studieren Bücher und Texte, die sich direkt mit Pathologie befassen und uns indirekt dabei helfen, weitere Bereiche der menschlichen Existenz zu erkunden. Was ist für unsere Shiatsu-Praxis nützlicher? Was ist für unsere Entwicklung als Shiatsu-Praktiker:innen wichtiger? Nehmen wir die Haltung eines Detektivs mit Lupe ein, indem wir immer tiefer und tiefer in die Muster bereits bekannter Disharmonien und die damit einhergehenden Heilungs- und Korrekturmethoden eintauchen? Oder befreien wir uns allmählich von Dogmen und Diktaten, um uns selbst als souveräne Seelen durch die Ausübung dieser scheinbar erdverbundenen, aber dennoch erhabenen Kunstform zu entdecken?

Die Essenz von Shiatsu ist unbeschreiblich und genau dieses Paradoxon bedeutet, dass sich bei bewusster Betrachtung Türen öffnen, die uns einen tieferen Blick ermöglichen. Seine unterstützenden Prinzipien werden zu den Grundprinzipien des Lebens an sich: Neugier, Fürsorge und bewusstes Kontinuum.

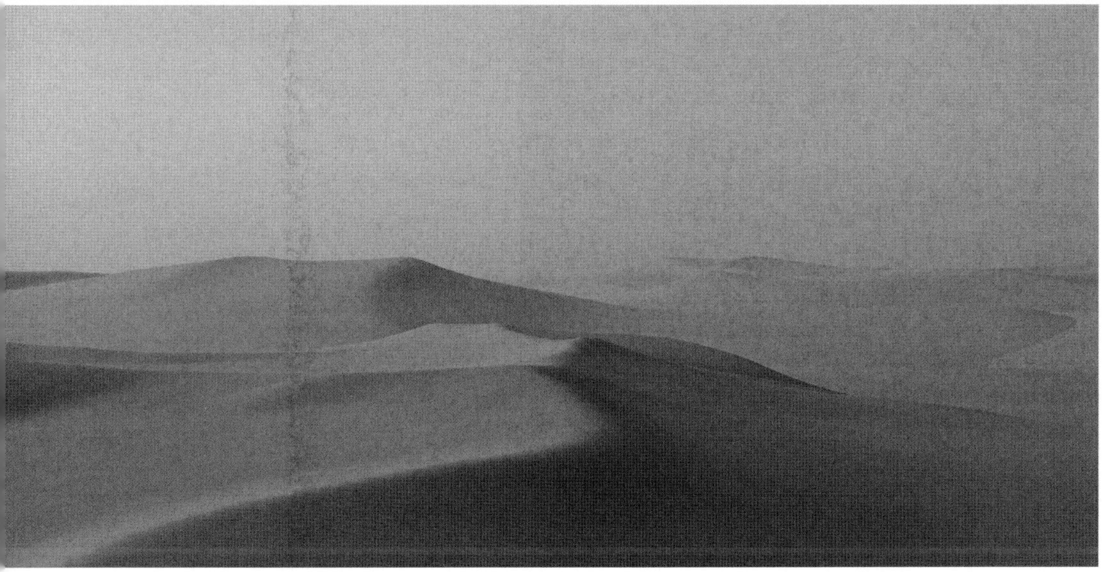

WAS IST KI UND WELCHE ROLLE SPIELT ES IM SHIATSU?

Wenn wir versuchen wollen, Ki oder Qi zu definieren, müssen wir uns sofort mit dem Umstand konfrontieren, dass manche Dinge eben nicht mit Worten zu beschreiben sind. Qi oder die vitale Lebenskraft – wie man Qi vereinfacht übersetzen könnte – hat eine viel größere Bedeutung als alles, was Worte vermitteln könnten. Und doch sind wir fasziniert von der suggestiven Natur dieses Begriffs, von der grenzenlosen Erhabenheit der Poesie, die mit ihm einhergeht und deren Bilder uns manchmal in engen Kontakt mit dem Ungreifbaren bringen und uns seinen vollen Umfang erahnen lassen.

Das chinesische Schriftzeichen für Qi vermittelt ein Bild der Transformation: Reis, der gekocht wird, verändert sich und es entsteht eine Aktivität – der Dampf, der zum Himmel steigt. Qi ist ein Faktor der Veränderung in der Welt und wir assoziieren seine vielen Kräfte und Erscheinungsformen mit den unzähligen Lebensformen, die uns bekannt sind. Qi ist der belebende Impuls, der in den härtesten Gesteinsformen sowie in den flüchtigsten Regungen unserer Herzen und Köpfen wohnt. Qi belebt aber auch unsere Organe und Muskeln, unseren Atem und unsere Gefühle.

Wir schreiben den verschiedenen Kategorien von Qi unterschiedliche Eigenschaften und Funktionen zu. Wir unterteilen die Phänomene des Lebens in greifbar und nicht greifbar, sichtbar und unsichtbar, scheinbar dauerhaft und offenkundig vergänglich. Wolken schweben, bewegen sich und verändern augenblicklich ihre Form, während es Äonen dauert, bis sich Berge bilden und erodieren. Dazwischen verändert sich das menschliche Leben in Mustern von Ordnung und Unordnung.

Shiatsu positioniert sich im Allgemeinen als eine Methode innerhalb der Tradition der fernöstlichen Medizin, in der Akupunktur und Qigong bisher die vielleicht bekannteren Familienmitglieder sind. Dabei erhebt Shiatsu den Anspruch auf das Qi-Bewusstsein, das der asiatischen Philosophie, ihrer Geisteshaltung und Weltanschauung innewohnt und einen der wichtigsten Grundpfeiler markiert. Daraus folgt, dass Qi auch eine zentrale Rolle in allem spielt, was wir als Shiatsu-Praktiker:innen denken, sagen und tun.

Wenn wir zum Beispiel über die Knieknorpel nachdenken, stellen wir uns die verschiedenen Arten von Qi vor, die in den Aufbau dieses Gewebes eingeflossen sind und weiterhin zu seiner Gesundheit und Erhaltung beitragen. Wir untersuchen das umliegende Gewebe sowie zusätzlich die in ihm gespeicherten Emotionen und mentalen Konstrukte, aber auch das bestehende spirituelle Klima, da sich das alles auf die Vitalität dieser Körperregion auswirken kann. Wir lassen vor unserem geistigen Auge die verschiedenen Arten, Schwingungen und Frequenzen des Qi zirkulieren, die den betreffenden Bereich durchfluten und informieren, und suchen nach Verbindungen, die uns Hinweise darauf geben können, welche Art, Intensität und Stärke der Stimulation anzuwenden ist.

Genau derselbe Prozess gilt, wenn wir mit einem Trauma arbeiten, das von Generation zu Generation weitergegeben wurde und sich während der Behandlung in den Klient:innen manifestiert, was über die Hände für uns wahrnehmbar wird. Ganz einfach, weil die Zeit gekommen ist, eine Tragödie, die über eine ganze Linie von Ahnen hindurch aufrechterhalten worden ist, endlich zu lösen. Wir bringen uns in enge Resonanz mit den Schwingungen, die im Moment bereit sind, an die Oberfläche zu sprudeln. Wir zeigen Affinität und die Fähigkeit, mit diesen Frequenzen des Qi zu koexistieren, die in die wahrnehmbare Realität freigesetzt wurden.

Wir lassen uns von aufkommenden Impulsen leiten, von den offenbarten Zeichen, von der Erfahrung, die wir durch unser Studium und unsere Praxis gesammelt haben, von dem Wissen, das in unserer langen Tradition verankert ist. Indem wir uns auf die Qi-Wellenlängen einstimmen, die jetzt in Erscheinung treten, schaffen wir Raum und Zeit für ihre Manifestation und Lösung, wohl wissend, dass diese Manifestation in einem einzigen Augenblick erfolgen, trotzdem aber Jahre dauern kann, bis sie vollständig gelöst ist.

Qi lässt sich vielleicht nicht genau beschreiben, aber es kann auf vielfältige Weise wahrgenommen werden. Es kann als das Impulsmuster hinter einem sichtbaren Prozess betrachtet werden. Es kann als die Vibration in einem Akupunkturpunkt, Meridian oder einer Energiezone empfunden werden. Es kann als Klärung eines Bildes von schmutzig braunem Schlamm bis hin zu sich auflösenden Strudeln in leuchtenden Farben in den Herzen, Köpfen und Körpern unserer Klient:innen wahrgenommen werden. Qi kann als Kribbeln und Bewegung in Gliedmaßen und Fingern erlebt werden, wenn wir auf der Matte sitzen und in den Moment der Praxis vertieft sind. Und es kann ebenso als ein Moment der Ehrfurcht erlebt werden, wenn das Sonnenlicht durch die Wolken bricht, wenn Vögel sich versammeln und am Dämmerungshimmel eine Choreografie bilden.

Es ist das Qi, das uns an die grundlegende Einheit erinnert, die jegliche Form der Realität durchdringt, einschließlich der Zeit. Wir erinnern uns daran, dass das Qi, das wir so eifrig in unserer persönlichen Shiatsu- und Qigong-Praxis kultivieren, dasselbe Qi ist, das sich so unpersönlich bewegt, wie die Dünen vom Wind der Sahara geformt werden.

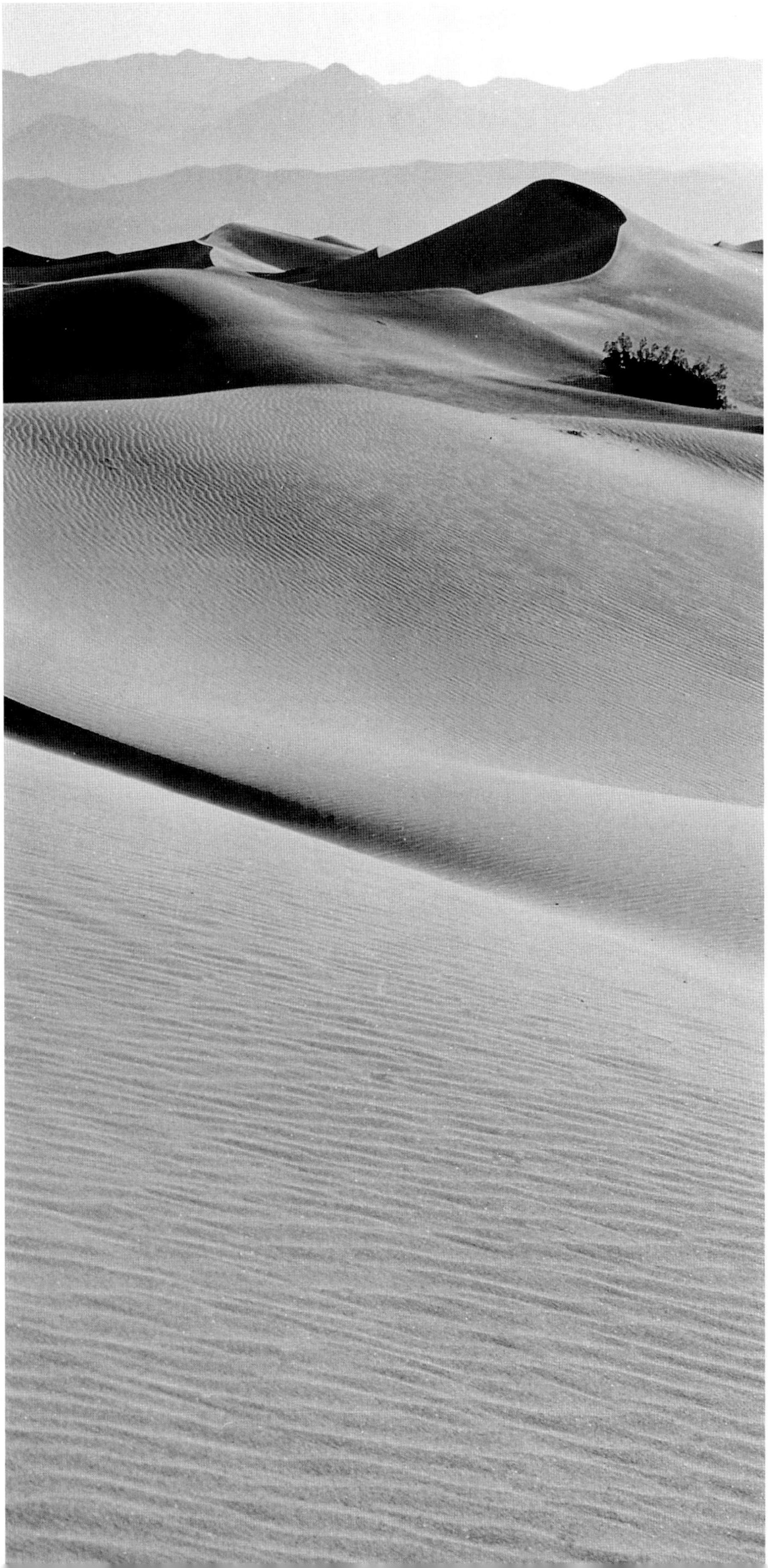

WELCHE BEDEUTUNG HABEN DIE MERIDIANE IM SHIATSU?

Diese Frage ist subtiler, als es auf den ersten Blick erscheinen mag. Für viele von uns sind die Meridiane ein selbstverständlicher Teil unserer Arbeit und unseres Weges. Aber wir sollten uns daran erinnern, dass es viele Shiatsu-Schulen gibt und innerhalb dieses breiten Spektrums erhebliche Meinungsverschiedenheiten über vieles bestehen, was Shiatsu ausmacht, so auch in Bezug auf die Meridianlehre. Es genügt indes an dieser Stelle, klarzustellen, dass nicht alle Schulen Meridiane lehren oder anerkennen.

Aus meiner persönlichen Sicht und aufgrund meiner Erfahrungen in den letzten 40 Jahren kann ich mit Zuversicht sagen, dass die Meridiane ein hervorragendes Werkzeug für Shiatsu-Praktiker:innen sind, die sich dafür entscheiden, sie zu nutzen. Man könnte sagen, dass es unendlich viele Möglichkeiten gibt, sich den Meridianen zu nähern, aber nur zwei große Einsatzbereiche: Sie werden zu Evaluierungszwecken und natürlich zur Behandlung eingesetzt.

Das Phänomen der Meridiane selbst ist so mehrdimensional, dass ihnen viele Bücher gewidmet wurden, und es werden sicher noch viele weitere folgen und jedes ist für sich genommen gültig. In aller Kürze könnte man sagen, dass Meridiane die Gefäße des Energieflusses im Körper und Geist sind und als solche einen unendlichen Strom von Frequenzen transportieren, die je nach Sensibilität von Klient:innen und Therapeut:innen sowie dem spezifischen Potenzial, das im jeweiligen Moment schlummert, berührt und wahrgenommen werden können.

Eine dieser Frequenzgruppen betrifft den physischen Bereich der menschlichen Existenz. Dazu gehören die Verbindungen der Meridiane zu Geweben, Organen, Sinnesorganen, Flüssigkeiten oder Drüsen. Diese Verbindungen werden im Allgemeinen entweder durch die fünf Wandlungsphasen oder durch das etwas ältere Modell der sechs Schichten und der Meridianfamilien dargestellt. Für diese so wichtigen Indikatoren für unsere Gesundheit werden üblicherweise Codes aus Analogien und Symptomen erstellt.

Eine weitere nützliche Gruppe von Frequenzen betrifft die verschiedenen emotionalen Reaktionen, zu denen wir Menschen fähig sind. Diese sind in Umfang und Breite unendlich, wurden jedoch zum Zwecke der Vereinfachung und des Verständnisses in Gruppen unterschiedlicher Größe unterteilt, je nach Epoche und vorherrschendem Paradigma. Sie sind ein äußerst wertvolles Werkzeug für Shiatsu-Praktiker:innen, die derart in der Lage sind, über bestimmte Meridiane oder Kombinationen von Meridianen auf den vorherrschenden emotionalen Status ihrer Klient:innen einzugehen.

Auch mentale Qualitäten werden im Universum der Meridiane dargestellt. Shiatsu-Praktiker:innen können ihre Behandlungen auf Aspekte des Geistes ausrichten, die selbst gründlich ausgebildeten Expert:innen auf anderen Gebieten möglicherweise entgehen. Dies funktioniert, weil die Meridiane uns dabei helfen, mehrere Frequenzebenen gleichzeitig zu erfassen, sodass komplexe und vielschichtige Muster als Reaktion auf unsere Aufmerksamkeit im Licht des Bewusstseins zu leuchten beginnen. Eine diffuse mentale Problemstellung kann sich dann Schritt für Schritt zu einem klar erfassbaren Mosaik vervollständigen, das Praktiker:innen im Laufe einer Behandlung oder einer Reihe von Behandlungen zusammensetzen und adressieren können.

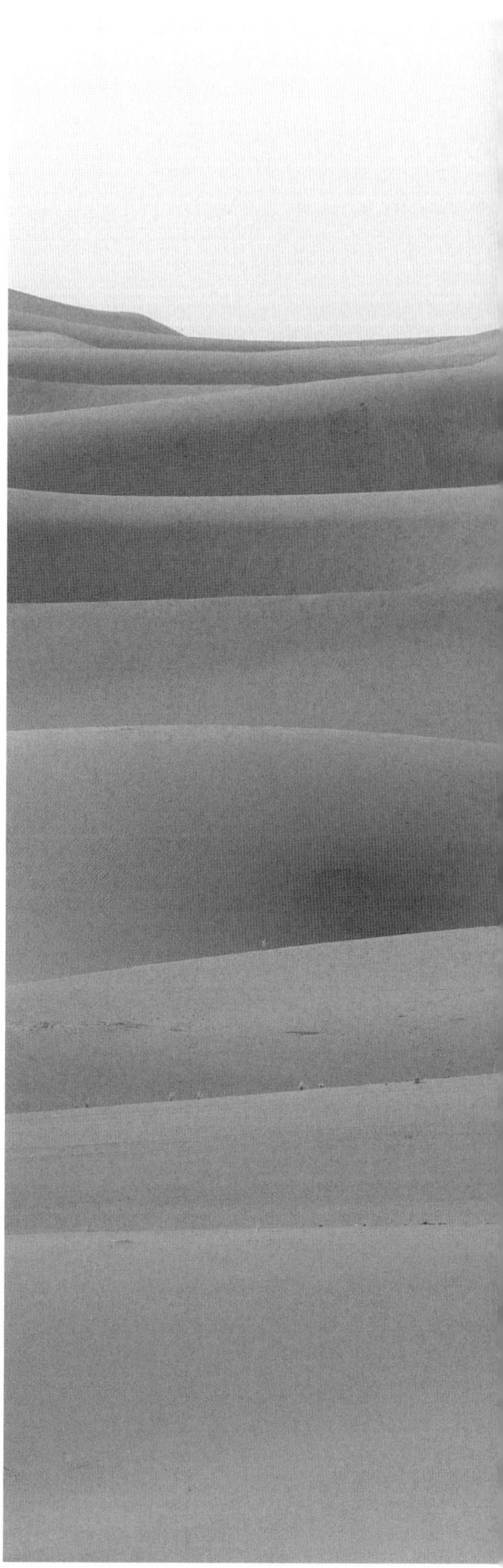

Schließlich, und das ist vielleicht am wichtigsten, sind auch spirituelle Frequenzen durch das relativ einfache Medium der Meridiandiagnose erfassbar und identifizierbar. Dies kann dann wie Magie erscheinen für Klient:innen, die sich durch die poetische Sprache der fernöstlichen Medizin und Philosophie in einer Art virtuellem Spiegel sehen können, der von uns Therapeut:innen hochgehalten wird, während Bewusstseinsebenen sanft und frei von jeglicher Spur von Urteilen an sie zurückgespiegelt werden.

Die asiatische Medizin hat fünf verschiedene Ausdrucksformen des psychospirituellen Bewusstseins dargestellt, die jeweils auf die mentalen, emotionalen und physischen Bereiche unsers Seins zurückgehen. Das ist der Rahmen, der es erfahrenen Praktiker:innen ermöglicht, Erkenntnisse zu gewinnen, die zwar weit davon entfernt sind, formale psy-

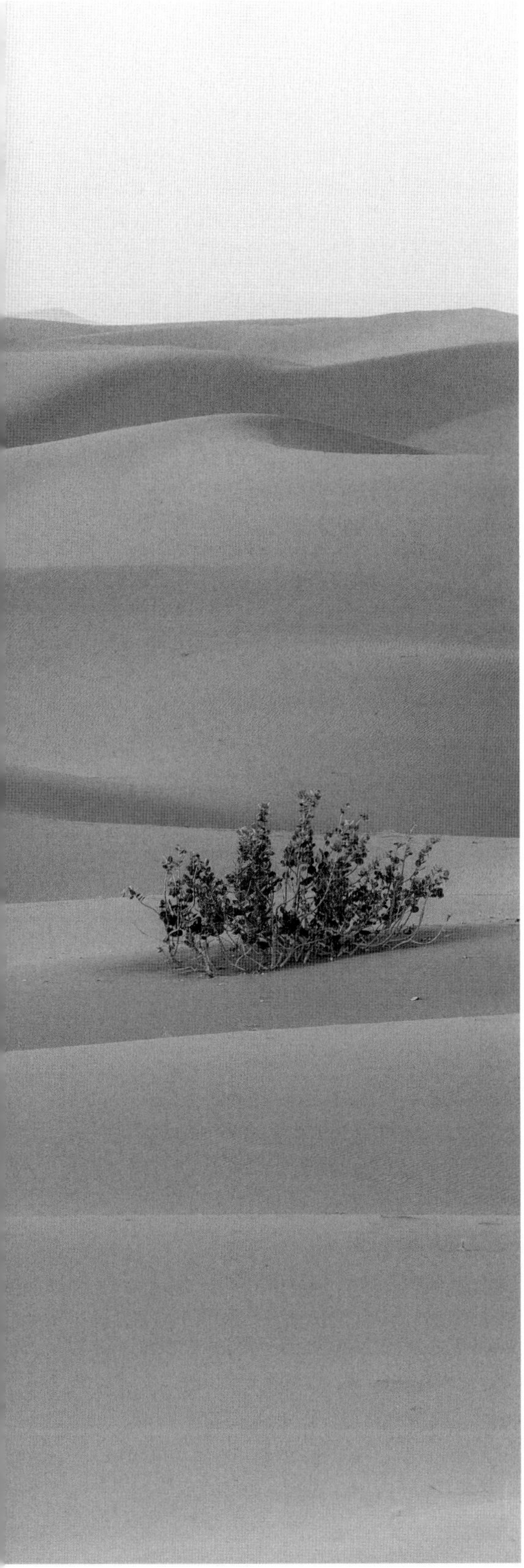

chologische Diagnosen zu sein, aber dennoch äußerst wertvolle spirituelle Einsichten darstellen, auch wenn sie nur vorübergehender Natur sind.

Warum wird hier das Wort „vorübergehend“ verwendet? Dieses Wort ist im Shiatsu von unschätzbarem Wert, da es uns daran erinnert, dass Veränderung die einzige Konstante ist – gemäß dem I Ging, dem Klassiker der Transformation. Anders ausgedrückt: „Auch das wird vorübergehen“. Die Bedeutung der Vergänglichkeit kann nicht genug betont werden.

Als Shiatsu-Praktiker:innen, als Teil unserer Mission, als Teil unseres Wesens verkörpern wir die Realität der ständigen Transformation. Durch unsere bloße Anwesenheit, durch unsere Worte und Handlungen vermitteln wir, dass der aktuelle Stand der Dinge immer als vorübergehend, zeitbezogen, zu betrachten ist und Veränderungen unterliegt und so für eine Transformation zu jeder Zeit zur Verfügung steht. Die betreffende Transformation kann schrittweise erfolgen, aber auch plötzlich und schnell. Daher sind wir auf sofortige Veränderungen ebenso vorbereitet wie auf mühsame, langwierige Entwicklungen, die durch Geduld und Beharrlichkeit über Monate, Jahre und Jahrzehnte hinweg erreicht werden. Die Meridiane zählen zu unseren größten Verbündeten in unserer Rolle als Akteur:innen der Transformation.

WELCHE BEDEUTUNG HAT DAS HARA IM SHIATSU?

Die Bedeutung des Hara im Shiatsu kann nicht genug betont werden, und doch wird sie paradoxerweise in vielen Fällen überbetont. Die Idee, „im Hara zu sein“ oder „aus dem Hara zu kommen“, stammt aus der japanischen Kultur des Körperbewusstseins und ist für westliche Shiatsu-Schüler:innen kein leicht zu begreifendes und zu verinnerlichendes Konzept.

Die japanische Sprache ist reich an Redewendungen, die veranschaulichen, wie das Hara die Wurzel vieler mentaler und emotionaler Zustände ist. Nur wenige Japaner:innen nehmen sich jedoch die Zeit, über diese Ausdrücke nachzudenken, da sie diese als selbstverständlich ansehen. Man kann durchaus sagen, dass sich auch die japanische Kultur aufgrund der Belastungen und Strapazen des modernen Lebens in unserer schnellen, globalisierten Gesellschaft allmählich von ihrer einst so sicheren Verankerung im Hara-Bewusstsein entfernt.

Und dennoch denken die Menschen in Japan immer noch routinemäßig in Begriffen wie „wir“ und nicht in dem im Westen üblichen „ich“. Dies ist ein wesentlicher Teil des Hara-Bewusstseins. Dieser Gruppengeist wurzelt nicht im Frontallappen des Gehirns, sondern im Bauchgefühl und im Gruppeninstinkt. Er ist in diesem Sinne nicht intellektuell. Das Bauchgefühl umgeht analytische Mentalstrukturen und -muster. Es funktioniert auf einer einfachen intuitiven Basis, indem es die fortlaufende Realität direkt erfasst, während diese sich im Moment entfaltet. Die Fragmentierung und Kategorisierung von Phänomenen kommt später und bildet die Grundlage für differenziertere Entscheidungen und Handlungen. Die primäre Wahrnehmungsphase ist jedoch unmittelbar, direkt und oft äußerst präzise. Dies ist es, was wir mit unseren Schüler:innen trainieren und praktizieren, um es letztendlich zu verinnerlichen.

Wir ermutigen sie, Sitz- und Stehpositionen einzunehmen, die das physische Verständnis eines Gleichgewichtspunktes um den zentralen Bauchbereich herum erleichtern. Wir laden sie ein, sich in Bezug auf diese Körperzone zu bewegen und ein immer stärkeres Bewusstsein dafür zu entwickeln. Wir helfen ihnen dabei, diese Art des Körperbewusstseins als neuen Dreh- und Angelpunkt ihres Tuns und Handelns zu kultivieren, da sie – wie die meisten Menschen – bisher eher im Brust-, Schulter- oder Kopfbereich verwurzelt waren. Auf diese Weise hoffen wir, die Unmittelbarkeit, Flexibilität und Stabilität einer auf dem Hara basierenden Wahrnehmungsweise zu kultivieren.

Allerdings fehlt dieser Methodik ein wichtiger Bestandteil, der meiner Meinung nach oft zu einer leicht nach vorne geneigten Körperhaltung führt und derart eine bestimmte Art und Weise verstärkt, wie wir der Welt begegnen: leicht aus dem Gleichgewicht. Wenn Schüler:innen versuchen, sich einem Hara-zentrierten Zugang zur körperlichen und mentalen Ausrichtung anzunähern, tun sie dies in der Regel, indem sie sich zu sehr auf den vorderen Bauchbereich konzentrieren. Dabei vernachlässigen sie die andere Seite der Gleichung: den Rücken.

Denn das Hara kann in keiner Weise nur mit der Vorderseite des Bauches gleichgesetzt werden. Es umfasst vielmehr die gesamte Region des Bauch- und Lendenbereichs, zum dem natürlich auch die Taille, der Beckenboden und das Zwerchfell gehören. Meiner eigenen Erfahrung nach gehören dazu ebenso die Verlängerungen dieser Bereiche, nämlich das Kreuzbein und die Wirbelsäule, die bis in den Hinterkopf reicht.

Durch die Einbeziehung dieser oft vernachlässigten Körperzonen machen wir uns zudem eine Form von Intelligenz zu eigen, die in die relativ kargen Tiefen des leider so benannten Reptiliengehirns verbannt wurde. Das Wort „Reptil" impliziert bestimmte Eigenschaften wie Schnelligkeit, Genauigkeit oder Instinkt. Es ist aber auch mit der Assoziation von primitiver Kälte behaftet, einem völligen Mangel an gefühlvoller Wärme und Intimität. Das entspricht überhaupt nicht meiner Erfahrung, ganz im Gegenteil. Wenn wir lernen, das Hara, den Rücken und die dazugehörigen Verlängerungen zu umarmen, zu integrieren, und dabei ältere Entwicklungsbereiche des Gehirns aktivieren, beginnen wir, enorme Kräfte des Wohlwollens und des Gemeinschaftssinns zurückzugewinnen, Qualitäten, die in unseren zunehmend fragmentierten und unterteilten Gesellschaften allzu deutlich fehlen.

Ich würde daher sagen, dass die Bedeutung des Hara im Shiatsu zwar nicht überbetont werden kann, seine Darstellung, seine Lokalisierung und seine Verbindungen zum Rest des Körpers könnten jedoch nuancierter sein, um die Ganzheit dieser so wichtigen energetischen Zone für westliche Schüler:innen zu erschließen.

Gibt es noch weitere Aspekte des Hara-Bewusstseins für die Shiatsu-Praxis? Ich würde sagen Ja. Shiatsu kann als das Pendant von Feng Shui in der Körperarbeit gesehen werden. Körperliche Ausrichtung und Strukturierung erhöhen und unterstützen das Volumen des Energieflusses. Ein Bild von Shiatsu-Schüler:innen, die im Seiza knien, bequem in ihrem Hara ruhen und in entspannter Gelassenheit neben ihren Empfänger:innen verweilen, ist ein fesselndes Bild, es ist ein Bild, das den Geist der Betrachtenden sofort berührt und das Herz zur Ruhe kommen lässt.

Geht es dabei auch um Ergonomie? Natürlich. Das ist ein Hauptaspekt des Hara-Bewusstseins. Das Ruhen in unserem Hara spart Energie und ermöglicht stille Beobachtung sowie müheloses Handeln.

Geht es auch um Effizienz? Nicht minder. Die Verankerung der Aufmerksamkeit im Hara als primärem Bewusstseinszentrum hilft uns, mentale Fallstricke, emotionale Irrgärten und spirituelle Sackgassen zu vermeiden, während wir uns durch die unterschiedlichen und oft herausfordernden Terrains von Shiatsu in der Praxis bewegen.

Ich glaube, dass der vielleicht wichtigste Aspekt des Hara-Bewusstseins die enorme Stabilität ist, die Praktizierende aus dieser Verbindung von Körper und Geist gewinnen. Wenn wir uns im Shiatsu intensiv mit dem Energiesystem eines Menschen beschäftigen, gibt es keine Möglichkeit zu wissen, welche Folgen dies haben wird. Wir können die angesammelte Fülle vergangener Erfahrungen, Traumata und Verletzungen, die in einem System schlummern, nicht einfach erfassen, noch können wir vorhersehen, wie das alles mit der Konstitution des betreffenden Individuums verwoben ist. Das Hara-Bewusstsein hilft uns Praktiker:innen, gelassen zu bleiben, egal welche emotionalen Taifune, seismischen Gefühlsereignisse oder psychophysischen Vulkanausbrüche den Behandlungsraum manchmal heimsuchen mögen. Selbst wenn Klient:innen in Tränen der Verzweiflung ausbrechen, in Wutanfälle verfallen oder sich in psychotische Atome auflösen, werden im Hara-Bewusstsein verankerte Praktizierende immer in der Lage sein, schnell das Auge des Sturms zu suchen, zu finden und dort zu verweilen, um die Entwicklung der Ereignisse zu beobachten.

Dies ist die entscheidende Bedeutung des Hara – es ist die Lebensader verzweifelter Klient:innen in stürmischer See. Als Shiatsu-Praktiker:innen verfügen wir aufgrund unserer sorgfältigen Kultivierung im Laufe der Zeit über ein Werkzeug, das sich bei herausfordernden therapeutischen Interaktionen sehr bewährt.

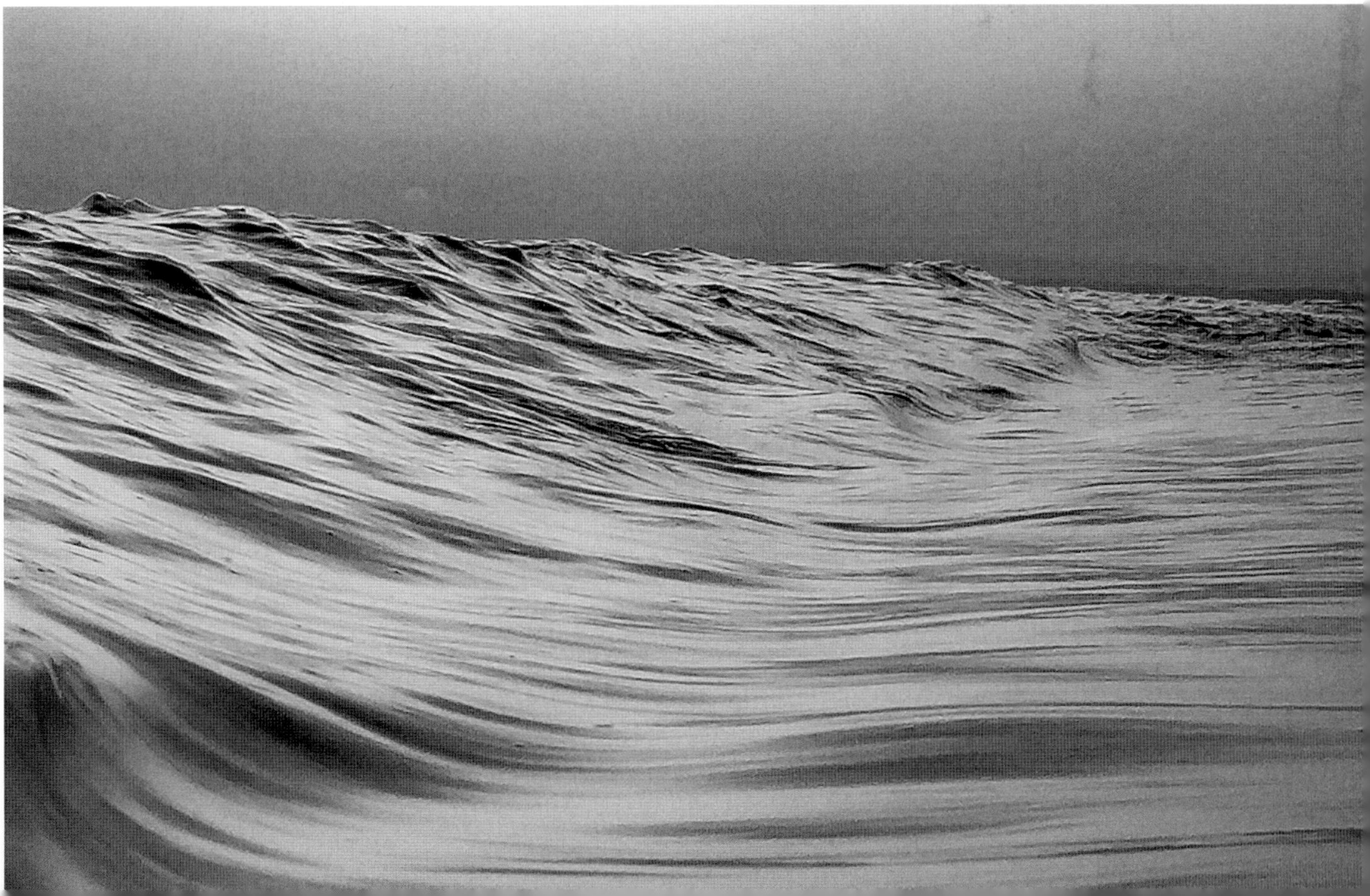

BRAUCHT SHIATSU EINE DIAGNOSE?

Diese Frage berührt so viele Aspekte unserer Kunst, dass sie zwei unterschiedliche Antworten erfordert: ja und nein. Im Shiatsu wird gerne eine legendäre Aussage von Shizuto Masunaga zitiert: Diagnose ist Behandlung und Behandlung ist Diagnose. Für eine Person, die nicht mit Shiatsu vertraut ist, mag dies kryptisch erscheinen. Für erfahrene Praktiker:innen ergibt es jedoch sofort Sinn.

Für mich bedeutet diese Aussage Folgendes: Die Diagnose beginnt bei der allerersten Begegnung mit unseren Klient:innen und setzt sich ununterbrochen fort, bis die letzte Behandlung schon lange zurückliegt. Jede Handlung und Nichthandlung, jedes gesprochene oder unausgesprochene Wort, jede Betonung oder unterdrückte Betonung hat eine Bedeutung, ist von Bedeutung. Und nicht nur das: Während der Austausch von Impulsen und Frequenzen zwischen Praktiker:innen und Klient:innen stattfindet, gibt es entsprechende Auswirkungen und proportionale Konsequenzen. Mit anderen Worten: Alle Informationen, die von den Empfangenden kommen, werden für die Praktizierenden zur Diagnose, so wie jedes Signal, das von den Praktiker:innen ausgeht, auf die eine oder andere Weise zur Behandlung für die Empfänger:innen wird.

In diesem Sinne wird die Diagnose ebenso unvermeidlich, wie sie äußerst notwendig bleibt. Es ist die Aufgabe der Behandelnden, sich dessen im Laufe der Zeit so bewusst wie möglich zu werden, damit wir jeden Moment der Interaktion nutzen und die gesamte Bandbreite der subtilen und offenkundigen Placebo-Effekte einbeziehen. Gleichzeitig tun wir unser Bestes, um unbewusste negative Behandlungseffekte, sogenannte Nocebo-Effekte, zu vermeiden.

Der Begriff Diagnose im engeren Sinne wirft eine Reihe weiterer Fragen und Herausforderungen auf. Ich habe festgestellt, dass viele Shiatsu-Schüler:innen durch die Aufgabe, eine Diagnose zu erstellen, blockiert und sogar richtiggehend gelähmt werden. Ebenso habe ich festgestellt, dass eine zu rigide Diagnose, die durch eingeschlafene Routine und Leistungsdenken zustande kommt, dazu führen kann, dass Klient:innen in völlig unnötige und strategisch einschränkende Kategorien eingeordnet werden. Wir täten gut daran, Diagnose als eine Kunstform und eine Reihe von mehr oder weniger formellen Ritualen zu verstehen anstatt als ein Verfahren, das darauf abzielt, eine objektiv überprüfbare Wahrheit zu liefern – was an sich schon eine Unmöglichkeit ist.

Es ist auch wichtig zu verstehen, dass eine Diagnose, die eine völlig subjektive Interpretation eines gegenwärtigen und daher fließenden Zustands der Existenz ist, sich ändern wird und muss. Die Natur der Lebenskraft und der Einfluss von Shiatsu darauf sind so beschaffen, dass sich eine Diagnose während einer einzigen Behandlungssitzung mehrmals wandeln kann.

Bedeutet dies, dass eine Diagnose Zeitverschwendung oder in gewisser Weise kontraproduktiv ist? Ein Kollege hat mir einmal aus echter und wohlmeinender Neugier genau diese Frage gestellt. Meine Antwort war und ist wie oben: ja und nein. Bewusstsein ist nie verschwendet. Bewusste Beobachtung, sorgfältiges Zuhören und unvoreingenommene Kommunikation, frei von jeglicher Beurteilung, sind einige der wertvollsten Werkzeuge, die uns als Menschen zur Verfügung stehen. Natürlich sind sie ebenso integraler Bestandteil jener besonderen Körperkunst, die wir Shiatsu nennen.

Alle Praktiker:innen entwickeln ihre einzigartigen Gaben auf eine Weise, die sich von allen anderen unterscheidet. Ähnlichkeiten wird es immer geben. Der Unterschied liegt in den Nuancen. Wir brauchen Freiheit, um unsere Frische, Spontaneität und Authentizität zu bewahren. Wenn Diagnose auf eine Weise gelehrt und verlangt wird, die genau diese Freiheit einschränkt, dann erweisen wir unseren Schüler:innen und deren Klient:innen keinen wirklichen Dienst. Sollte sie andererseits auf eine Weise gelehrt werden, die die individuellen Gaben der Praktiker:innen fördert und kultiviert, dann verspricht sie allen Beteiligten einen großen Gewinn.

Eine Diagnose, die auf diese Weise angegangen wird, ist einfach eine Erweiterung und Verfeinerung der verschiedenen Bewusstseinswerkzeuge, die in jeder Person vorhanden sind. Natürlich erfordert jede Fertigkeit Zeit, Übung und Geduld sowie eine klar umrissene Methode, um nützlich zu werden. Jeder einzelne Aspekt der Diagnose, von kaum wahrnehmbar, ätherisch und subtil bis hin zu den körperlich offensichtlichsten, erfordert Gelassenheit, klare Sicht und vor allem die Unterstützung durch ständige Begleiter:innen. Als Lehrer:in und Begleiter:in kann es daher nützlich sein, von einigen grundlegenden Ideen auszugehen:

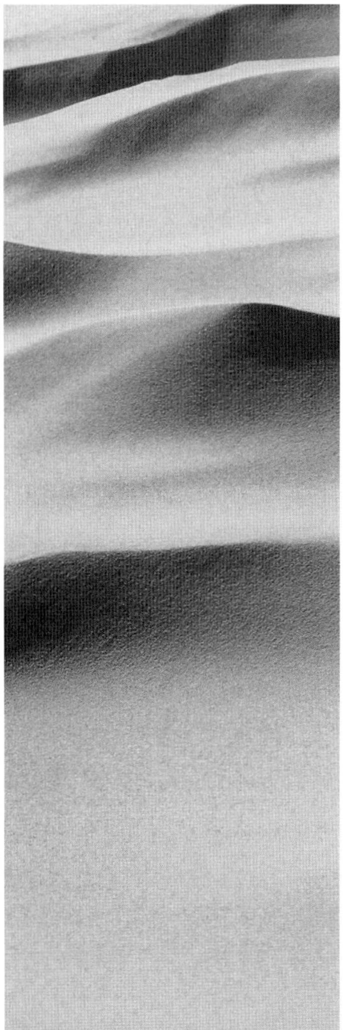

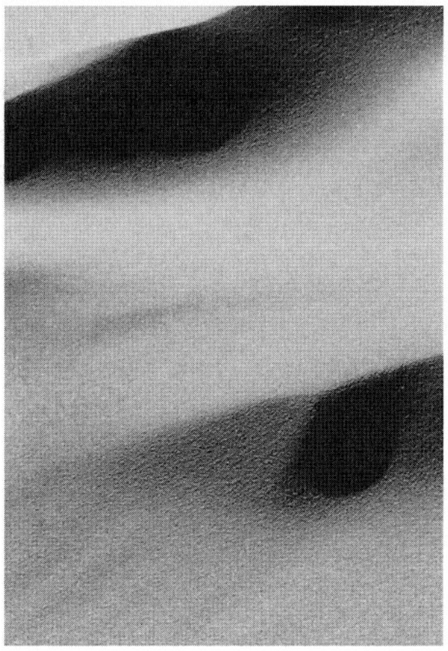

- Einige Schüler:innen werden am Beginn der Auseinandersetzung mit Diagnose relativ unsicher sein, während andere bereits ein solides Verständnis für die Grundlagen der Diagnose aus ihrer Alltagserfahrung mitbringen. Schließlich sind ein Händedruck oder eine Umarmung, ein Gesichtsausdruck oder ein Tonfall in vielen Situationen des täglichen Lebens vertraute wie lesbare Anzeichen.

- Einige Schüler:innen fühlen sich wie die Fische am Trockenen, wenn sie das Sondieren des Bauchs, die Analyse von Stimm- und Wortschatzmustern, die Einschätzung der Körperhaltung und von Beinwinkel und -länge sowie andere Diagnosemethoden lernen. Andere sind hingegen außergewöhnlich intuitiv und verfügen über fast schon unheimliche Fähigkeiten zur tiefen Mustererkennung, die oft die Fähigkeiten der Lehrenden selbst übertreffen. Anstatt der unbewussten Tendenz nachzugeben, solche Schüler:innen einzubremsen, könnten Lehrer:innen stattdessen einen Weg finden, genau diese Fähigkeiten zu nutzen, und helfen, diese zu kultivieren. Nicht zuletzt, damit auch die Lehrenden dadurch weiser werden.

- Für einige Schüler:innen mag es sogar sinnvoll erscheinen, auf die Notwendigkeit einer formellen Diagnose zu Beginn einer Behandlung zu verzichten und stattdessen die schrittweise und stetige Anhäufung nützlicher diagnostischer Informationen im Verlauf einer Behandlung oder einer Reihe von Behandlungen zuzulassen. In solchen Fällen handeln Schüler:innen wirklich im Einklang mit dem uralten Grundsatz „Diagnose ist Behandlung ist Diagnose“.

WAS ZEICHNET EINEN GUTEN PRAKTIKER / EINE GUTE PRAKTIKERIN AUS?

Gute Praktiker:innen zeichnen sich wahrscheinlich durch dieselben Eigenschaften aus, die einen guten Menschen ausmachen: Liebe und Mitgefühl gehören zu den wohl wichtigsten Qualitäten und können auch im Shiatsu als wesentlich angesehen werden.

Liebe ist bedingungslos. Wie viele von uns können aber von sich behaupten, bedingungslose Liebe dauerhaft zu verkörpern? Sollten wir es nicht lieber anders formulieren? Wenn wir auf dem Weg sind, bedingungslose Liebe zu werden, reicht das nicht aus? Ich würde sagen, dass es zu viel verlangt ist, mehr zu verlangen. Dasselbe darf für Mitgefühl gelten. Wir können Mitgefühl als eine Kunstform betrachten, mit vielen Wegen, dieses zu kultivieren. Wenn wir davon ausgehen, dass selbst die wohlmeinendsten unter uns Fehler machen und eine unvollständige Sicht auf die Existenz haben, dann können wir uns auch vorübergehende Fehltritte auf unserem Weg verzeihen.

Vor allem dürfen wir niemals den fatalen Fehler begehen, Selbstaufopferung mit Liebe und Mitgefühl zu verwechseln. Dienen ist eine Sache, aber unser eigenes Wohlergehen auf dem Altar der „Therapie" zu opfern, ist ein schneller Weg zum Burnout. Gute Praktiker:innen haben eine klare Vorstellung davon, welche Motivation, welche Motive hinter ihrem Engagement stehen. Wenn wir uns einig sind, dass Shiatsu ein Weg ist, möglicherweise auch ein Weg zur Erleuchtung, dann müssen wir davon ausgehen, dass es sowohl persönliche als auch transpersonale Motive gibt, diesen Weg zu beschreiten. Ich erinnere mich hier gerne an die Worte von Don Juan, als er sich an seinen unwissenden Adepten Carlos Castaneda wandte: „Suche den Weg mit dem Herzen!" Ist es nicht das, worum es uns in aller Einfachheit geht? Und wenn es das ist, worum es uns geht, dann müssen wir einfach die Eigenschaften entschlüsseln, die es für diesen Weg des Herzens braucht ...

- Sind Fleiß und Hingabe vorhanden? Das sollte man doch meinen, denn ohne diese grundlegenden Qualitäten wird die Summe der zurückgelegten Meilen auf dem Weg gleich null sein.

- Sind Inspiration und Freude vorhanden? Ohne sie wird der Weg düster und höchstwahrscheinlich nur von kurzer Dauer sein.

- Sind Sorgfalt und Aufmerksamkeit vorhanden? Unachtsam(e) Praktizierende werden eher einen längeren und komplizierteren Weg beschreiten oder gar Irrwege einschlagen. Daher ist es hilfreich, wenn diese Qualitäten im Überfluss vorhanden sind.

- Sind Intelligenz und Bewusstsein vorhanden? Wir nähern uns nun wichtigen, wenn auch schwer zu definierenden Eigenschaften. Bewusstsein, das die Gesamtsumme unserer Aufmerksamkeit ist, ist gleichzeitig unendlich und weise, aber auch fehlbar. Unsere Aufmerksamkeit gezielt auf ein Objekt zu richten, mag für kurze Zeit von Vorteil sein, kann aber auf lange Sicht ebenso einschränken. Genauso wie es nicht immer dienlich ist, alles und vor allem alles gleichzeitig erfassen zu wollen. Daher sollte unsere Aufmerksamkeit eher wie Wasser sein: kontinuierlich, aber ständigen Veränderungen unterworfen. Aufmerksame Shiatsu-Praktiker:innen sind sich sowohl der Details als auch der Vogelansicht, sowohl der Miniatur- als auch der Helikopterperspektive bewusst.

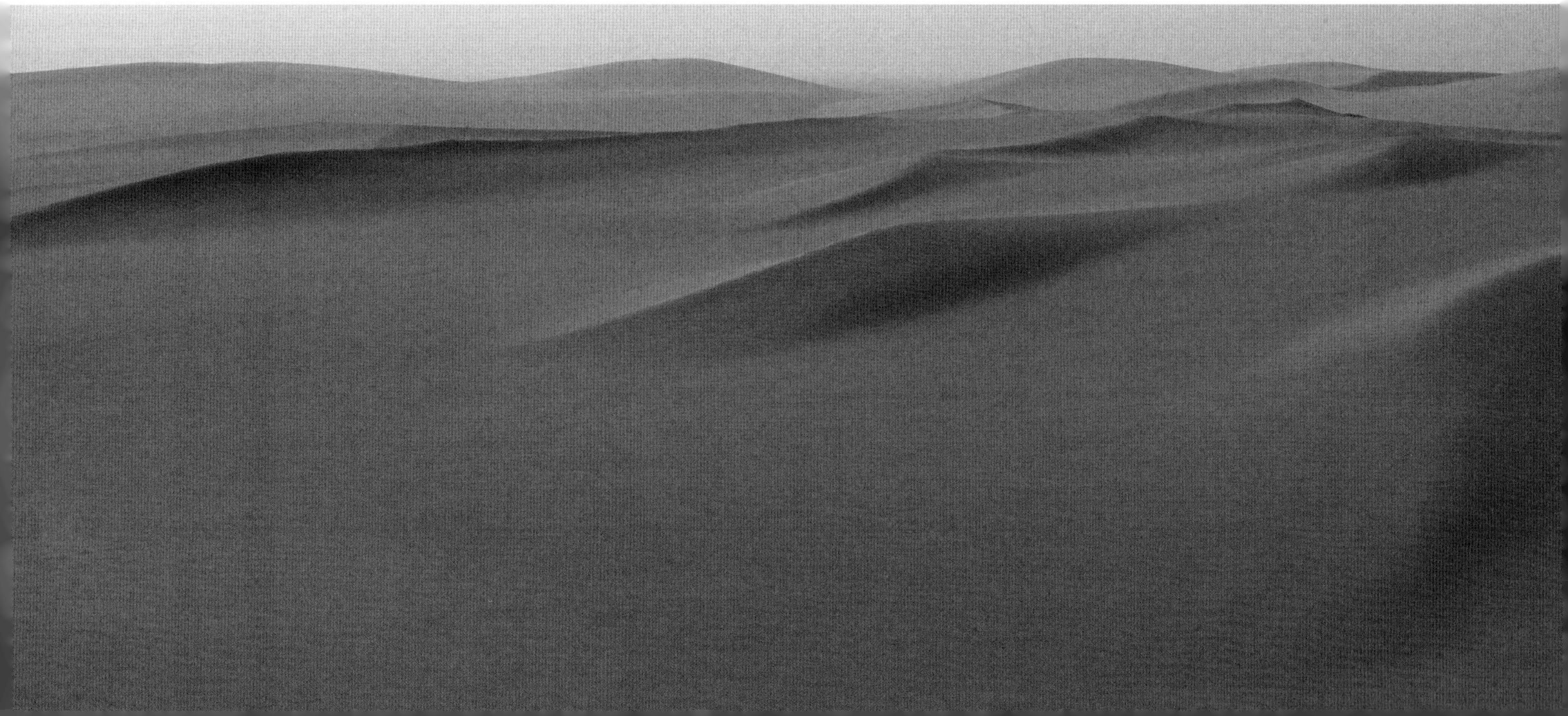

Und wie ist das dann mit der Intelligenz? Gibt es eine Art von Intelligenz, die wir über alle anderen stellen sollten? Wohl kaum. In der westlichen Welt tendieren wir dazu, die intellektuelle Intelligenz als das Maß aller Dinge zu sehen. Mein eigener Shiatsu-Lehrer bezeichnete sich selbst jedoch als „Hohlkopf". Dies stand in direktem Gegensatz zu dessen Lehrer, Masunaga, den er als einen geistigen Riesen betrachtete. Sollten wir aber nicht die Ein- und Ansichten des Landwirts, der Architektin und des Bildhauers gleichermaßen schätzen? Sollten wir uns nicht bemühen, uns vorurteilsfrei zu öffnen, um so unterschiedliche Eindrücke wie möglich zu erfassen und dadurch unser maximales Potenzial zu entfalten? Nutzen wir nicht auch die instinktive und erfahrungsbasierte Intelligenz unserer Schüler:innen und Klient:innen auf unserer Reise? Das alles ist Intelligenz.

- Eine weitere wichtige Qualität ist die Demut. Aber handelt es sich dabei um eine „falsche" Form von Demut, die davor zurückschreckt, die eigene wachsende Kraft anzuerkennen? Echte Demut entspringt jedoch genau aus dieser wachsenden Kraft.

- Gibt es die Fähigkeit, aus jeder Begegnung im Leben zu lernen, nicht zuletzt aus dem Leben in der Praxis selbst? Glauben wir, dass Lernen wertvoll ist? Wir lernen von unseren Lehrer:innen und aus ihren Geschichten. Wir lernen von unseren Kommiliton:innen und anderen Reisenden auf dem Weg. Wir lernen von Autor:innen aus alter und neuer Zeit, sowohl aus unserer langen und umfassenden Tradition als auch von außerhalb. Wir lernen in Shiatsu-Kursen, genauso wie wir von Lehrenden anderer Disziplinen lernen. Die Fähigkeit, den Geist von Anfänger:innen zu bewahren, finden wir ansprechend, und das aus gutem Grund – sie ist unser Schutz und bewahrt unsere Unschuld, auch wenn der Weg unsere Haut härter macht.

Und zu guter Letzt: Sind wir fähig, immer wieder zu den grundlegenden Prinzipien zurückzukehren und uns regelmäßig einzugestehen, dass wir nur sehr wenig wissen, wenn überhaupt etwas? Ich glaube fest daran, dass wir das tun. Und ich glaube auch, dass wir den unendlichen Weg zum Verständnis umarmen, den Shiatsu umfasst und feiert.

„Die Essenz von Shiatsu liegt darin, durch Berührung, durch die Hände, gesehen zu werden. Es ist eine tiefe Verbindung mit dem inneren Wesen.

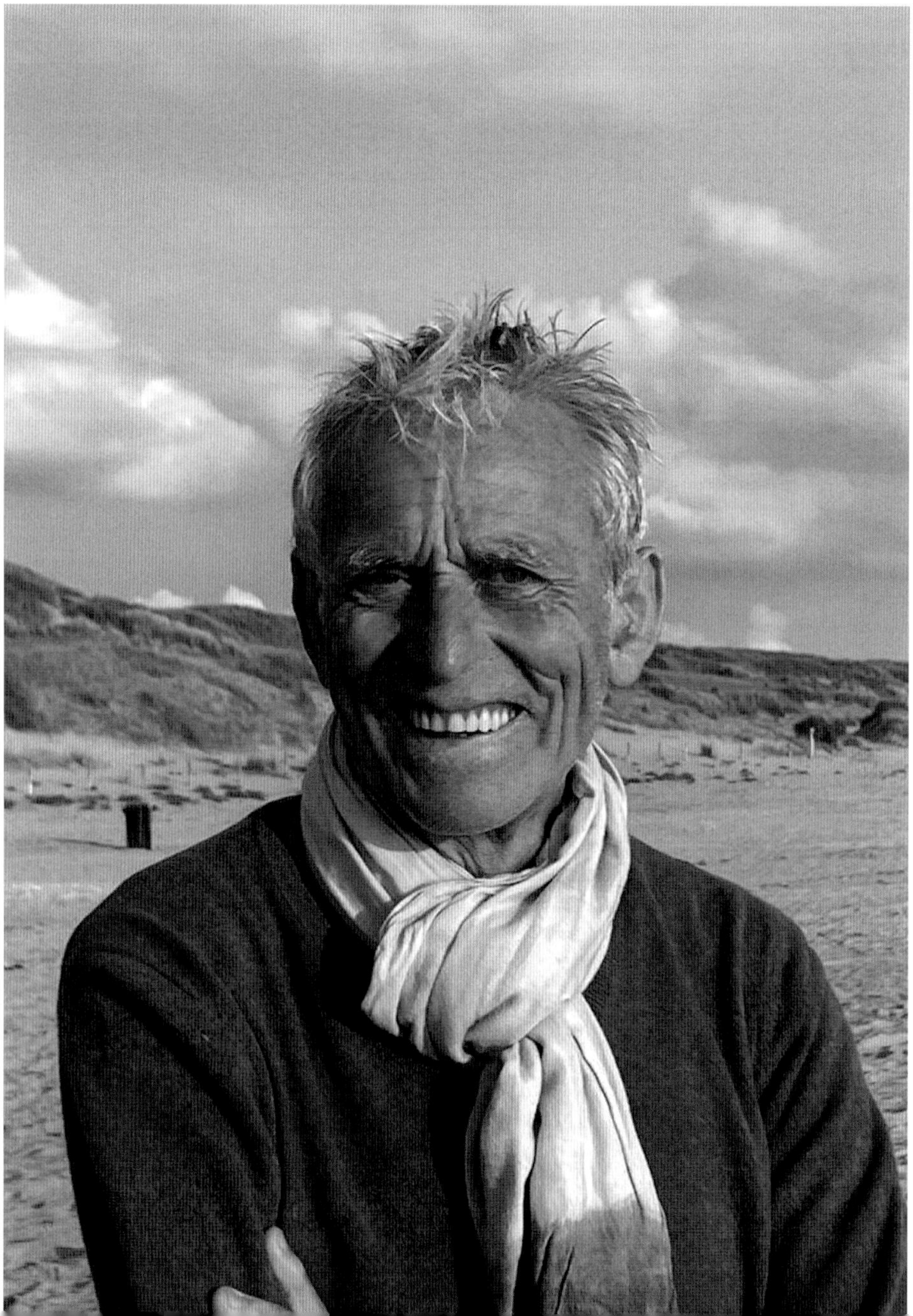

TOMAS NELISSEN

Tomas Nelissen war einer der ersten Europäer, die Shiatsu studierten. Von 1975 bis 1979 lernte er direkt in Japan bei Shizuto Masunaga. Nach seiner Rückkehr wurde er in viele europäische Länder sowie in die USA eingeladen, um Kurse und Vorträge über Shiatsu zu halten. 1980 gründete er die Iokai Shiatsu School in den Niederlanden, 1989 die International Academy for Hara Shiatsu in Wien, Österreich, wo er 1993 mit den Studierenden und seinem Team in Krankenhäusern mit Shiatsu zu behandeln begann. Seitdem hat die International Academy for Hara Shiatsu in Krankenhäusern mehr als 100.000 Behandlungen in den Bereichen Gynäkologie, Geriatrie, Rehabilitation und in Abteilungen für Kinder mit psychosomatischen Störungen durchgeführt und bemerkenswerte Erfolge erzielt.

Tomas Nelissen hat mit der Bündelung der zwölf Hauptmeridiane in drei große Meridianfamilien einen umfassenden Ansatz geschaffen, um den Menschen in seiner Gesamtheit in den Mittelpunkt zu stellen. Mit 50 Jahren Erfahrung im Shiatsu ist er eine der größten Inspirationsquellen für Studierende und Praktizierende unserer Kunst und sein Piongeist hat viele Menschen in Europa und auf der ganzen Welt ermutigt, ihre Grenzen zu überschreiten, um in ihre Kraft zu kommen.

Im Einklang mit unserer inneren Wahrheit

Mehr über Tomas Nelissen findest Du hier:

www.tomasnelissen.com

WAS IST DIE ESSENZ VON SHIATSU?

Als Kind musste ich alles anfassen, um zu spüren, was etwas war; das war meine Art, eine Verbindung zur Welt herzustellen und meiner Intuition zu vertrauen. Meine Hände waren immer eine Verlängerung meines Innenlebens, die „Antenne" zur Außenwelt. Als ich 1973 aus Neugier zum ersten Mal an einem Wochenend-Akupressur-Workshop teilnahm, war ich sofort begeistert. Die Einfachheit und Wirksamkeit des Organsystems, das so intelligent miteinander verbunden ist, und die Fähigkeit, durch manuellen Druck darauf Einfluss zu nehmen, um ein Gleichgewicht zu schaffen, lagen buchstäblich in den Händen. Ich wollte mehr darüber erfahren. Ich nahm mir vor, eines Tages ein ernsthaftes Studium in Japan zu absolvieren.

Vier Jahre später, 1977, lernte ich Shizuto Masunaga zufällig durch einen Freund in Shibuya, Tokio, kennen. Im Herzen von Tokio hatte er eine Zweizimmerwohnung, bestehend aus einem kleinen Raum und einem Empfangsbereich, der als sein Studio diente. Ein Arbeitsbereich war für Behandlungen von Klient:innen vorgesehen, die von ihm und seinem Team durchgeführt wurden, während wir im anderen Raum unsere Schulungen und Lektionen erhielten. Masunagas große, imposante Hände wussten genau, wohin und wie sie greifen mussten. Sein Körpergewicht und seine Berührung waren sehr organisch, wie bei einem Bäcker, der Teig knetet, oder einem Bauern, der Kühe melkt. Und dort offenbarte sich mir etwas – „die Magie des Zen-Meridian-Shiatsu". Das Timing, der richtige Druck und das Prinzip von Kyō und Jitsu bildeten für mich eine Verbindung zu einer höheren Dimension. So konnten in kurzer Zeit große Erfolge erzielt werden, indem das Gleichgewicht zwischen Körper und Seele hergestellt wurde.

Sein wichtigster Beitrag als großer Shiatsu-Reformer war seine Fähigkeit, die Philosophie der TCM und die psychologischen Zusammenhänge im Zusammenhang mit den fünf Elementen zu einem zusammenhängenden Ganzen zu integrieren. Erst später verstand ich, warum Masunaga darauf bestand, jedem persönlich den Nacken zu behandeln. Der entscheidende Punkt am Nacken ist die Synchronisierung der Alchemie von Körper und Geist. Dies zu meistern ist der „Fußabdruck" jeder Behandlung. Der Sprung von der Akupressur zu Masunagas Zen-Meridian-Shiatsu war für mich die Verbindung der materiellen Welt mit dem Universum.

In den 1960er- und 70er-Jahren wurde Zen in der westlichen Welt sehr beliebt. Es erschienen zahlreiche Bücher, die Zen auf verschiedene Weise anwendeten: Zen-Makrobiotik, Zen-Yoga, Zen-Landwirtschaft, Zen im Tanz und Zen-Einflüsse in der Musik. Zen-Klöster öffneten ihre Türen und Zen-Mönche machten Überstunden. Das ergab Sinn, da wir nach dem Zweiten Weltkrieg in dem starren, dogmatischen und linearen Denken der materiellen Welt feststeckten. Der Einfluss des Zen-Denkens, das darauf hindeutete, dass wir mehr als nur Materie sind, führte eine vertikale Ausrichtung in unser Denken und Handeln ein – ein Hauch frischer Luft. Dies galt insbesondere für diejenigen, die die Relativität des Lebens erkannten und sich der östlichen Weisheit verschrieben.

Es erschienen zahlreiche Gurus auf der Bühne der Sehnsucht, von denen jeder seine eigene Interpretation von Achtsamkeit hatte. Bis heute hat dies dem Wert des Unsichtbaren einen bedeutenden

Schub verliehen und eine Stimme gegeben. Infolgedessen entstanden neue Therapieformen, die aus diesem befreiten Denken hervorgingen. Es entstanden neue, kreative Impulse, und die Menschen suchten nach Lebensstilen, die auf Erneuerung und Veränderung ausgerichtet waren. Für diejenigen, die Freiheit schätzten und intuitiv genug vom roboterhaften Verhalten des Wohlstandsdenkens hatten – das immer auf Kosten von etwas oder jemand anderem ging – war dies eine Entdeckungsreise. Große Gruppen von Menschen waren mit dem Weltbild der Aufklärung fertig und sehnten sich nach Harmonie und Win-win-Situationen, bei denen die Natur nicht geschädigt wurde. Das alles zu verstehen ist für mich Teil von Shiatsu.

Denn die wahre Essenz von Shiatsu liegt darin, durch Berührung, durch die Hände, gesehen zu werden. Es ist eine tiefe Verbindung mit dem inneren Wesen. Während man auf der Matte liegt und den Meridianen freien Lauf lässt, fühlt es sich wie eine Form der nonverbalen Kommunikation an, eine Sprache der Seele. Wünsche und Erwartungen werden ohne Worte geteilt. Durch die völlige Hingabe an das, was geschieht, wird die Sehnsucht nach Verbindung erfüllt. Die Leere wird mit Sympathie und Mitgefühl gefüllt und das Herz mit Empathie. In der Stille des Atems entfaltet sich das innere Kind, das schon lange danach schreit, gefühlt zu werden, in einem zeitlosen Rhythmus, der sich von der Einsamkeit zum „Sein" zum Unbekannten bewegt. So fühlt sich die Begegnung mit Klienten und Klientinnen immer wie ein heiliger Moment an.

Beim Shiatsu geht es in erster Linie darum, sich auf die andere Person einzustimmen: ihre Erwartungen zu verstehen und sie mit einer Vision von den schlummernden Möglichkeiten in Einklang zu bringen. Heilung ist ein zeitloser Prozess; einmal begonnen, gibt es kein Zurück mehr. Oft kommen Klient:innen mit einer „pharmazeutischen" Denkweise: „Meine Schwester hat davon profitiert, also wird es mir vielleicht auch helfen". Unsere pharmazeutische Orientierung konzentriert sich oft auf schnelle Lösungen, die auf körperliche Symptome abzielen. Die Teilnahme an einer Shiatsu-Behandlung eröffnet jedoch neue Wege. Ich sage immer: Beschwerden entwickeln sich nicht über Nacht, vor allem nicht, wenn sie chronisch sind. Erwartungen haben in tiefgreifenden Heilungsprozessen keinen Platz. Klient:innen, die wirklich heilen wollen, nachdem sie alle medizinischen Möglichkeiten ausgeschöpft haben, sind psychologisch und emotional bereit für einen ganzheitlicheren Ansatz und damit eher bereit, Verantwortung für sich selbst zu übernehmen.

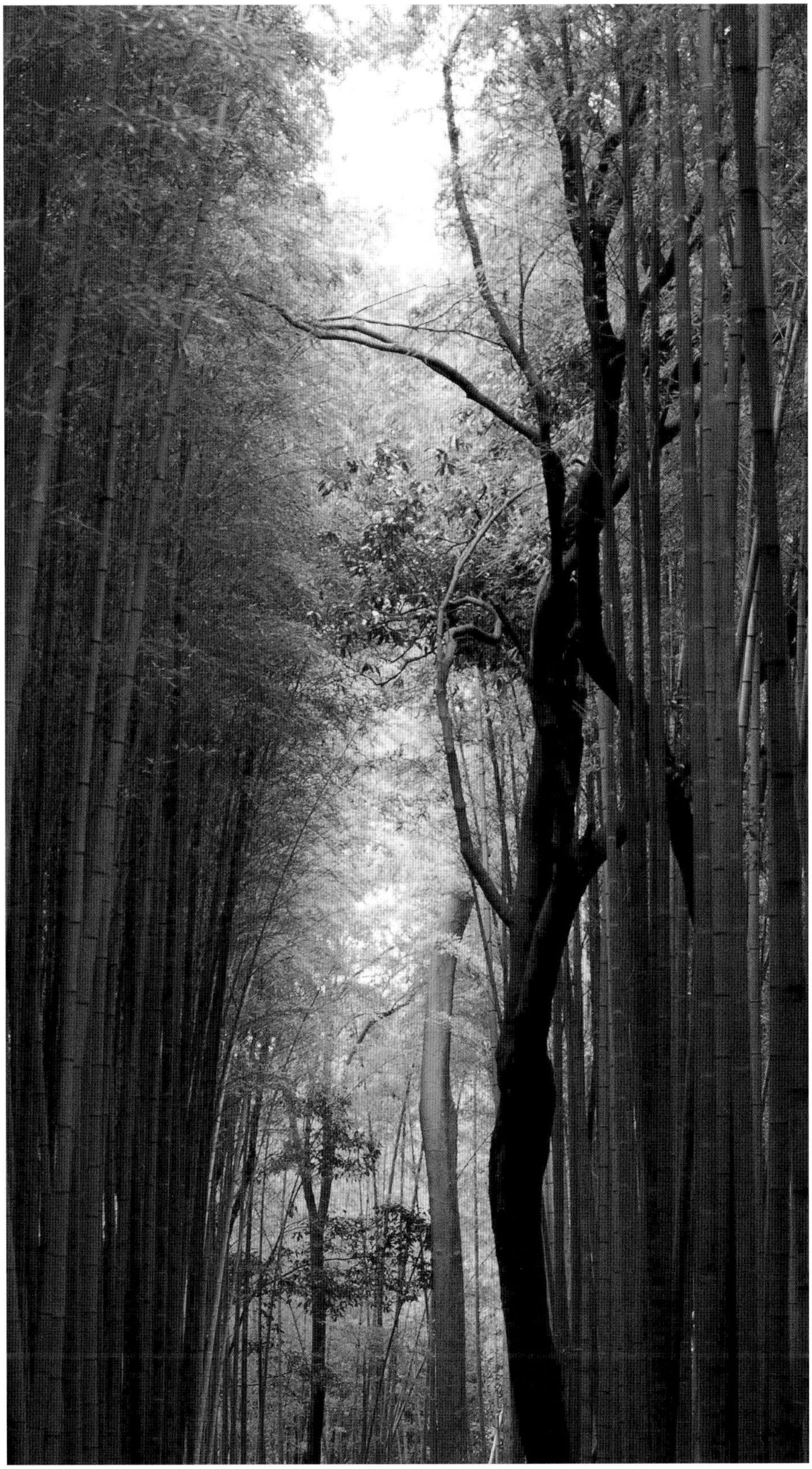

WELCHE GRUNDPRINZIPIEN SIND IM SHIATSU ENTSCHEIDEND?

Die unterstützenden Prinzipien von Shiatsu umfassen mehrere Konzepte:

Das Gleichgewicht zwischen Kyō und Jitsu

Das grundlegende Prinzip von Kyō und Jitsu ist das Wechselspiel von Yin und Yang, zweier gegensätzlicher, aber komplementärer Elemente. Die Dynamik von Kyō und Jitsu ist ein natürlicher Mechanismus. Wie alle anderen organischen Kreisläufe sind der Körper und das Meridiansystem miteinander verbundene, ganzheitliche Systeme. Wenn ein Teil des Körpers und des Meridiansystems kyō ist, also zu wenig Energie hat, muss ein anderer Teil jitsu sein, also überaktiv. Mit anderen Worten ist Jitsu ein Ausgleich für Kyō oder Leere. Obwohl Jitsu oft das eigentliche Problem zu sein scheint, weil es sichtbar und leicht zu erkennen ist, ist Kyō die Wurzel des Ungleichgewichts und die Ursache von Jitsu.

Zeitloser Zustand (Wu-Wei)

Die Shiatsu gebende Person arbeitet aus einem Zustand der Einheit und eines neutralen Geistes heraus. Indem sie der Behandlung einen „meditativen" Charakter verleiht, bietet sie der empfangenden Person die Möglichkeit, sich auf einer anderen Frequenz mit sich selbst zu verbinden. Durch die Anwendung eines gleichmäßigen Drucks, bei dem der Atem den Weg weist, unterbrechen wir in der Behandlung den Zeitmechanismus. Wir treten in einen zeitlosen Zustand des Nicht-Denkens ein. Dieser Seinszustand erzeugt idealerweise einen neutralen Geist ohne Erwartungen oder Wünsche. Das Zusammenspiel der Zwei-Hand-Technik, der Yin- und der Yang-Hand, die untrennbar miteinander verbunden sind, führt dazu, dass das Ego der empfangenden Person nicht mehr genährt wird. Die praktizierende Person begibt sich in einen immer transzendenteren Zustand und lädt die empfangende Person ein, sich ihr anzuschließen. Im Idealfall entsteht ein „Wir-Zustand".

Dreidimensionale Diagnose

Es gibt verschiedene Möglichkeiten, betroffene Bereiche oder Meridiane zu identifizieren. Die vier grundlegenden Methoden sind Berühren, Beobachten, Befragen sowie Zuhören und Riechen. In der westlichen Medizin ist die Diagnose eine Voraussetzung für die Behandlung. Man muss zunächst feststellen, was nicht stimmt, bevor man mit einer speziell verordneten Therapie beginnt. Diagnose und Behandlung sind so getrennt wie Symptom und Person. In der TCM und anderen ganzheitlichen Systemen sind Diagnose und Behandlung jedoch untrennbar miteinander verbunden. Allein die aufmerksame und wertfreie Beobachtung der Patient:innen kann den Kern der Diagnose bilden. Die Symptome dienen als Indikatoren für die Diagnose, um ein vollständiges Bild zu erstellen.

In der TCM wurden zahlreiche Hilfsmittel entwickelt, um das Erkennen des Gesamtbildes zu erleichtern. Diese Hilfsmittel sollten die Diagnose unterstützen, ohne sie zu behindern, und sollten auf keinen Fall als absolute Wahrheiten betrachtet werden. Noten helfen einem Musiker, frei zu spielen, aber Noten sind keine Musik. Und wer die Noten hören kann, kann sie vergessen; er braucht sie nicht mehr. So funktionieren auch diagnostische Hilfsmittel. Sie sollen dabei helfen, ein allgemeines Verständnis der Grundlagen zu entwickeln. Allerdings ist gerade im Shiatsu der direkte Zugang über die Hände und das Verständnis der Zusammenhänge von größerer Bedeutung.

Ganzheitlicher Ansatz

Shiatsu als ganzheitlicher Ansatz konzentriert sich auf die Wiederherstellung des Energiegleichgewichts im Körper. Durch eine dreidimensionale Diagnose führen uns die Symptome zur wahren Ursache. Die Förderung der Regeneration ist der Schlüssel in diesem Prozess. Durch rhythmische, wöchentliche Sitzungen werden immer tiefere Schichten angesprochen, sodass ungelöste Emotionen allmählich an die Oberfläche kommen und psychosomatische Beschwerden weitgehend verschwinden.

Vorbeugend und heilend

Neben der Behandlung von Beschwerden konzentriert sich Shiatsu auf die Vorbeugung von Krankheiten und die Förderung der allgemeinen Gesundheit und des Wohlbefindens. Shiatsu basiert auf den Prinzipien der traditionellen östlichen Medizin und bietet starke Vorteile, die tief in biochemischen und energetischen Prozessen verwurzelt sind. Durch die Anwendung von durchdringendem und anhaltendem Druck auf bestimmte Punkte entlang der Meridiane und auf die Meridiane selbst wird nicht nur der Fluss des Qi gefördert, sondern es werden auch Auswirkungen auf die Blutbildung und den Blutabbau erzielt. Dies trägt zu einer verbesserten Sauerstoffversorgung und einer leicht alkalisierenden Reaktion im Körper bei.

Durch Shiatsu-Behandlungen wird das gesamte Energiesystem angeregt. Bei jungen Menschen spielt die Berührungsqualität von Shiatsu eine entscheidende Rolle bei der Entwicklung eines starken Immunsystems, der Förderung der Verdauung und der Unterstützung eines robusten endokrinen Systems. Es hilft beim Aufbau ihrer körperlichen, emotionalen und psychischen Gesundheit, was in der Pubertät von entscheidender Bedeutung ist. Für Erwachsene, die ein hektisches Leben führen und wenig Zeit für die Selbstpflege haben, bietet Shiatsu Stressabbau und fördert den Entgiftungsprozess.

Die Wirksamkeit von Shiatsu wurde in zahlreichen Behandlungen, darunter viele in einem klinischen Setting, bewiesen. Während meiner Zeit als Direktor der Hara Shiatsu-Akademie in Wien von 1989 bis 2017 haben wir über hunderttausend (!) Protokolle gesammelt, die auf überaus beeindruckende Weise die Vorteile von Shiatsu belegen. Diese Erfahrungen untermauern die These, dass Shiatsu eine wertvolle Ergänzung zur konventionellen Gesundheitsversorgung darstellt und sowohl präventiv als auch heilend wirken kann, indem es das körperliche, emotionale und energetische Gleichgewicht fördert.

Stabiler Tiefendruck

Eine Schlüsseltechnik im Zen-Shiatsu oder Meridian-Shiatsu ist der Einsatz von zwei Händen, Daumen, Handflächen und Knien. Die Ellbogen werden verwendet, um einen gezielteren, stabileren Tiefendruck auszuüben. Bei Nackenbehandlungen fungieren die Fingerspitzen als sensorische Rezeptoren. Die Nackenbehandlung vervollständigt die Verbindung zwischen dem Körper und der linken und rechten Gehirnhälfte. Durch die Anwendung von stabilem, tiefem Druck reichert sich das Blut im Körper mit mehr Sauerstoff an, was eine tiefgreifende Wirkung hat. Sauerstoff ist für Heilungsprozesse von entscheidender Bedeutung. Die Zufuhr von Sauerstoff führt zu einer biochemischen Reaktion, die das Blut regeneriert und mit Energie auffüllt. Dieser Prozess macht eine Shiatsu-Behandlung zu einem zeitlosen Instrument.

Atmung

Während der Behandlung leitet der Atem des Praktizierenden den Prozess. Dadurch entsteht ein Rhythmus aus Ein- und Ausatmung, der den Fokus nach innen lenkt. Der Atem ist ein leitendes Element im Heilungsprozess. Durch die Verwendung des Atems können wir das Qi in Verbindung mit jeder Druckanwendung durch die Meridiane fließen lassen.

WAS IST KI UND WELCHE ROLLE SPIELT ES IM SHIATSU?

Qi, im Japanischen Ki, steht für Lebensenergie. Diese Energie spielt eine zentrale Rolle in verschiedenen Kampfkünsten wie Qigong, Tai-Chi oder Aikido. Qi ist das Element, das Körper und Geist mit Absicht verbindet. Es ist eine Kraft, die wir in unseren täglichen Aktivitäten nutzen. Stell Dir vor, Du gehst mit zwei schweren Taschen nach Hause und musst dazu zwanzig Treppen hinaufsteigen, während es kalt und regnerisch ist. Trotz der Unannehmlichkeit weißt Du, dass Du es tun musst. Es gelingt durch die Akzeptanz des Augenblicks und die mentale Vorbereitung: Deine Atmung wird tiefer, Du gibst dich der Situation hin und akzeptierst sie. An diesem Punkt mobilisiert eine tiefe innere Ruhe dein gesamtes System: Muskeln, Sehnen und Blutgefäße arbeiten als Einheit zusammen. Derselbe Prozess findet statt, wenn man andere schwere körperliche Arbeiten verrichtet, wenn man zum Beispiel große Steine bewegen muss oder Bäume im Garten pflanzt. Oft nutzen wir Qi, ohne uns dessen bewusst zu sein. Selbst bei langen Autofahrten können wir unseren Geist fokussieren, indem wir beispielsweise Hörbücher verwenden, wodurch die Strecke kürzer erscheint. Kurz gesagt spielen Geist und Seele entscheidende Rollen dabei, unser gesamtes System zu einer kraftvollen Einheit zu.

Im Shiatsu wird Qi deutlich, wenn wir über die materielle Ebene hinausblicken. Eine Person beginnt beispielsweise zu strahlen durch das Aussprechen des richtigen Wortes zur richtigen Zeit oder die richtige Berührung in Bezug auf Kyō und Jitsu. Das Qi einer Person kann sich sehr rasch ändern und wir können das erleben. Anhaltender, stabiler, tiefer Druck auf die richtige Stelle und ohne Absicht kann Wunder wirken. Alchemistisch kann sich Kyō durch die Verbindung mit dem Jitsu-Feld verbinden und harmonisieren. Die Kunst liegt im tiefen Vertrauen der praktizierenden Person, dass sich ein Energiefeld vollständig ändern kann. Dabei ist es aber wichtig, sich bewusst zu sein: Qi kann nicht gekauft oder erzwungen werden. Qi ist völlig frei und ohne Erwartung, Absicht oder Gedanken.

Wir alle haben die Kraft der Schöpfung in uns. Auch diese Kraft ist Qi. Genauso wie ein Maler eine Leinwand braucht, um sich auszudrücken, brauchen wir das Leben, um unsere kreative Kraft zu zeigen. Durch die Verbindung mit unserer inneren Quelle nähren wir unsere Vitalität. Wenn wir erkennen, dass wir der Kapitäne unseres eigenen (Lebens-)Schiffes sind, können wir unser Potenzial voll entfalten. Wenn wir erkennen, dass wir die Schöpfer unseres eigenen Lebens sind, kann sich unsere Lebensenergie voll entfalten und ihr eigenes Gleichgewicht finden. Wir nutzen Shiatsu, die Meridiane oder die Fünf Elemente, um dieses Gleichgewicht zu unterstützen. Wir arbeiten dabei mit Energie, mit Qi. Qi ist weder gut noch schlecht; Qi ist neutral. Qi ist Energie. Aber Qi braucht eine Form, um sich zu manifestieren. Mit der Kraft unseres Bewusstseins geben wir dem Qi eine Form, unsere eigene Form; jeder Mensch tut dies, ob bewusst oder unbewusst. Wir können dies in unserem Leben leicht erkennen. Was wir investieren, bekommen wir zurück. Qi hat keine Grenzen. Je mehr wir investieren, desto mehr bekommen wir zurück. Je weniger wir investieren, aus Angst oder weil wir nicht wissen, was wir wollen, desto weniger bekommen wir zurück. Es hängt von uns ab.

In der westlichen Welt ist das Bewusstsein und damit das Qi meist sehr nach außen gerichtet. Wir verehren Dinge außerhalb von uns. Wir suchen nach Lösungen außerhalb von uns. Deshalb sehen wir die unglücklichsten Menschen im Westen. Hier werden wir von der Materie beherrscht. Im Himalaya zum Beispiel, wo die Menschen wenig bis gar nichts haben, wird immer noch viel gelacht. Das ist eine andere Form der Freiheit. Die Menschen dort sind mit ihrer Quelle verbunden und deshalb reich. Selbst wenn sie nur einen Apfel haben, wollen sie ihn mit jemandem teilen. Wir hingegen haben Angst, uns von unserem Überfluss zu trennen. Wir sind nicht mit unserer Quelle verbunden und leben trotz unseres Überflusses in kargen Verhältnissen, wodurch wir unsere Lebensenergie auslöschen.

Wenn wir mit Shiatsu arbeiten, welches Qi wollen wir wirklich erreichen? Reicht es, ein wenig am Lungen-Kyō oder am Magen-Jitsu zu arbeiten? Oder wollen wir echte Vitalität erreichen? Wollen wir das Qi aktivieren, das in jedem Menschen schlummert? Wenn ein Pferd die ganze Woche im Stall steht und nie geritten wird, wird es schließlich krank werden. Wir können die Probleme sehen oder anerkennen, dass das Pferd nie geritten wurde. Ähnlich erkennen wir dies bei Menschen, wenn sie ihr Lebenspotenzial nicht ausgeschöpft haben.

In meiner Arbeit geht es darum, das Qi in seiner Essenz zu berühren. Diese Form des Qi ist wie ein Samen, der, wenn er zum Wachsen angeregt wird, in Fülle reagiert. Unser System entwickelt sich von innen heraus. In der Praxis neigen wir jedoch oft dazu, nach intellektuellen Lösungen zu suchen. Wir können die Meridiane endlos analysieren, aber das nährt eher unsere intellektuellen Bedürfnisse als unser Sein. Die Meridiane müssen zu uns sprechen. Wir müssen uns vom lebendigen, kreativen Qi inspirieren lassen, damit wir in den Fluss kommen und in unseren Herzen bleiben. Depressionen werden in unserer Gesellschaft sehr negativ betrachtet. In den meisten Fällen sind wir jedoch mit Dingen konfrontiert, die aus uns herauskommen wollen, die sich ausdrücken wollen, aber uns unterdrücken, weil wir sie nicht ausdrücken.

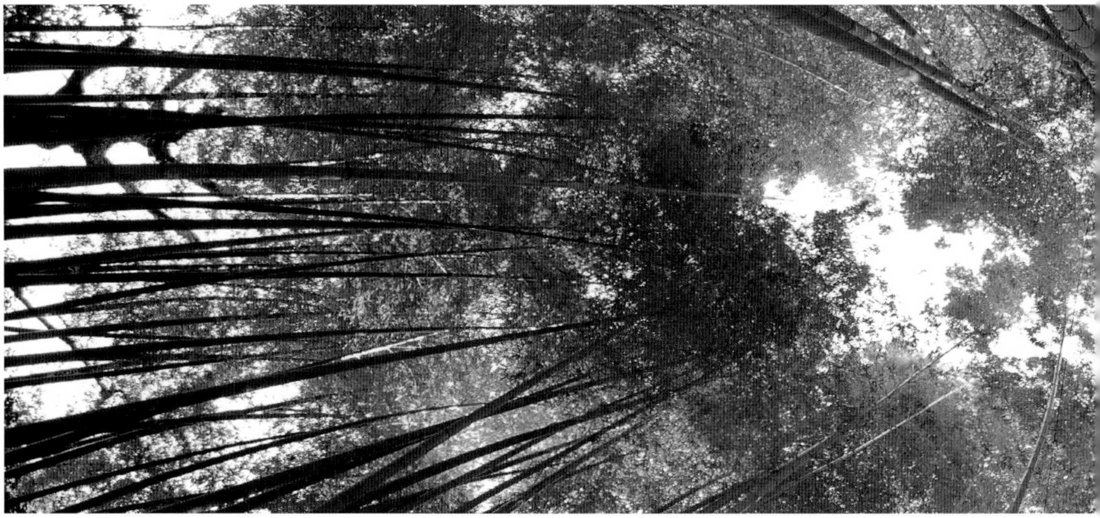

Daher kann eine Depression ein Vorbote für einen bedeutenden Schritt im Leben sein, ein Schritt nach innen, in uns selbst, der Stille und Meditation bedeutet.

Wo die Quelle stagniert, gibt es ein enormes Potenzial an Möglichkeiten. Das Qi mit unseren Klient:innen zu befreien, ist ein spontaner und kreativer Prozess. Die Thematisierung von Autonomie und Selbstverantwortung sorgt bereits für einen deutlichen Qi-Schub. Trotzdem müssen wir auch unsere Hausaufgaben machen. In meiner Praxis leiden viele Menschen mit sitzenden Berufen stark unter innerer Kälte. Ein gefrorener Fluss fließt nicht. Während die westliche Medizin diese Form der Kälte nicht anerkennt, zeigt die Praxis, wie effektiv und einfach vieles gelöst werden kann, insbesondere bei frauenspezifischen Beschwerden. Kälte ist oft die Hauptursache für Probleme wie PMS, Unfruchtbarkeit und Endometriose, alles Symptome von Blutstagnation. Auch der Lebensstil spielt eine entscheidende Rolle, mit „kalten" Lebensmitteln wie Milchprodukten, Obst und Alkohol. Darüber hinaus trägt Kleidung, die den Nierenbereich der Kälte aussetzt, zu dem Problem bei. Solange wir uns nicht mit der Kälte befassen, werden wir mit Shiatsu keine großen Fortschritte erzielen. Auch das gehört für mich zur Arbeit mit Qi dazu. Im Kern von Hara Shiatsu arbeiten wir mit den drei Säulen: Shiatsu als Therapie, Ernährung und Denkweise. Es ist kein Geheimnis, dass wir gerade deshalb so unglaublich erfolgreich sind, insbesondere bei den genannten Problemen.

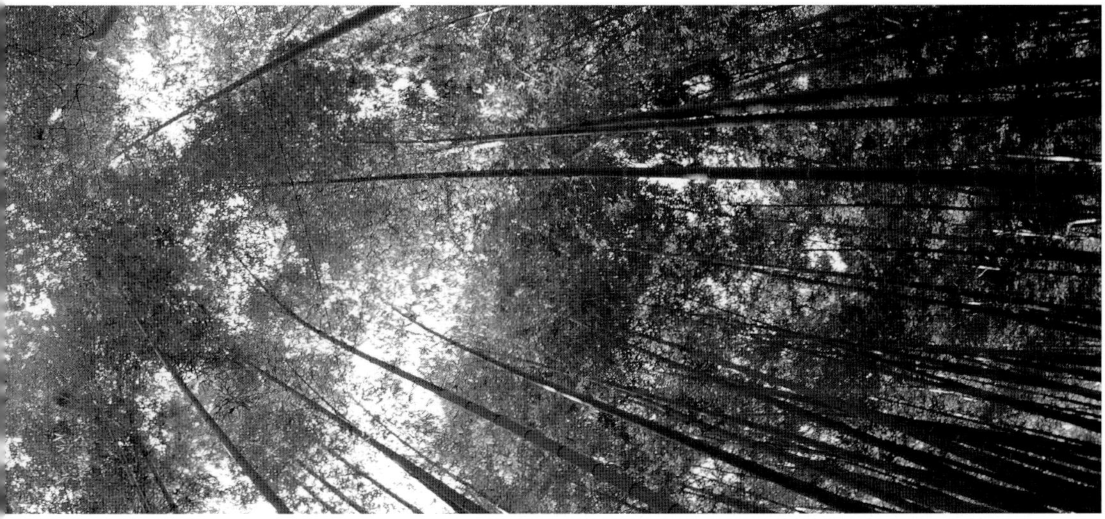

WELCHE BEDEUTUNG HABEN DIE MERIDIANE IM SHIATSU?

Meridiane können als Verlängerungen der Organe betrachtet werden. Durch das Verständnis der Sprache der Meridiane erhalten wir einen direkten Einblick in den Zustand von Körper und Geist, sowohl in der Gegenwart als auch in der Vergangenheit. Meridiane fungieren als Boten unseres geistigen und körperlichen Wohlbefindens. Um die Meridiane kennenzulernen, braucht man Erfahrung; ein gutes Verständnis ihrer Eigenschaften entwickelt sich mit der Zeit. Ich persönlich arbeite gerne mit den Fünf Elementen, die mir helfen, die für meine Arbeit wesentlichen Meridiane zu identifizieren. Ich frage mich, womit ich es zu tun habe, und versuche, durch das „Lesen" der Sprache der Meridiane Erkenntnisse zu gewinnen.

1976 lehrte uns Masunaga, wie man Meridiane sieht, indem man ein Laken über jemanden legt. So konnten wir die Lebendigkeit der Meridiane durch das Pulsieren des ein- und ausströmenden Qi im Körper beobachten. Besonders in den Nieren, der Hara-Zone und den Beinen war dieses Pulsieren selbst für Anfänger:innen deutlich wahrnehmbar. Nach dem Entfernen des Tuches stimmte die Beobachtung immer mit dem Setsu-shin überein. Die Anwendung von Shiatsu-Druck auf die Nierenzone oder den zugehörigen Meridian war für uns ein Augenöffner. Von diesem Moment an waren Meridiane für mich keine abstrakten Energielinien mehr, sondern dynamische Elemente, mit denen man kommunizieren konnte. Es wurde zu einer Frage der Kreativität, diese Erkenntnisse praktisch anzuwenden, intuitiver zu arbeiten und die östliche Philosophie in unser tägliches Bewusstsein zu integrieren. Es war der Beginn einer langen Reise zu einer neuen Art der Wahrnehmung.

Ich kommuniziere oft über die Meridiane mit meinem Körper. Indem ich ihre Eigenschaften erkenne, kann ich mich mit ihnen verbinden und weiß, wann ich mich mehr bewegen muss, um die Durchblutung zu verbessern, insbesondere in meinen Füßen, die schwer warm zu halten sind. Nach vielen Jahren Erfahrung lernen wir, unsere eigene Körpersprache gut zu verstehen. Zum Beispiel lernen wir zu verstehen, was kalte Hände oder Füße, Schmerzen im unteren Rückenbereich, steife Schultern, Skoliose, Plattfüße, Hallux valgus, Stagnation im Unterbauch und Verstopfung auch energetisch im Sinne der Meridiane bedeuten. Die verschiedenen Symptome unseres Körpers manifestieren sich in den unterschiedlichen Gesichtern des Qi-Körpers der Meridiane.

Auch eine Operation kann erhebliche Folgen für den Energiefluss in den Meridianen und das natürliche Gleichgewicht des Körpers haben. Diese Blockaden können sogar Teile unseres Organismus voneinander trennen. Ein bei Frauen häufig durchgeführter Eingriff, wie eine Kürettage, ein Kaiserschnitt oder die Entfernung der Eierstöcke bei Endometriose, kann zu größeren und kleineren Störungen in den Meridianen führen. Wenn diese nicht angemessen behandelt werden, können sie dauerhafte Folgen für die Genesung haben. Viele Frauen bemerken, dass sie die Verbindung zu ihrem Unterkörper verlieren, kümmern sich aber nicht darum. Wie Vladimir Iljin[1] treffend sagte: „Wenn ich meinen Körper verliere, verliere ich mich selbst. Wenn ich meinen Körper wiederfinde, finde ich mich selbst wieder.“

Wenn ich spielerisch durch das Labyrinth der Meridiane und der Energetik navigiere, wird mir klar, dass ich immer über den Energiekörper spreche. Qi ist der metaphysische, halbmaterielle Aspekt, den wir durch Druck auf die Meridiane und bestimmte Tsubo-Punkte beeinflussen. Wir beginnen damit, das Qi in Körperteile zu bewegen, in denen es fehlt. Einige Bereiche können fast unzugänglich sein und es fließt kaum Energie durch sie hindurch, ähnlich wie bei einem stehenden Teich in einem dunklen Wald. Durch die Arbeit mit den Meridianen und die Ausübung von Druck wird dieser Teil des Körpers regeneriert, biochemische Prozesse werden in Gang gesetzt und die Blutzirkulation verbessert. Nach einer Shiatsu-Behandlung fühlt sich eine Person oft wie neugeboren, was darauf hindeutet, dass sich etwas Alchemistisches verändert hat.

Auch bei Klient:innen, die aufgrund eines Unfalls bewegungsunfähig sind, können Vitalität und Lebenskraft wiederhergestellt werden. Wo Blut fließt, folgt Sauerstoff, und wo Sauerstoff ist, fließt auch Qi. Unsere Erfahrung in Krankenhäusern hat gezeigt, dass Knochenbrüche bis zu fünfzig Prozent schneller heilen, wenn wir den Energiekörper der Meridiane behandeln. Bei von Druckgeschwüren Betroffenen verbesserten wöchentliche Behandlungen den Qi-Fluss und den Stoffwechsel. Dank Shiatsu konnten wir hier hervorragende Ergebnisse für die Klient:innen erzielen. Das Prinzip von Hara-Shiatsu basiert auf dem Zen-Shiatsu Masunagas, bei dem ich als Student die grundlegenden Fähigkeiten und Kenntnisse erlernte. Dies hat mich mein ganzes Leben lang inspiriert. Meine tiefe Dankbarkeit gilt diesem großartigen und bescheidenen Meister, der mit seinem offenen Geist und seiner umfassenden Vision Shiatsu der Welt zugänglich gemacht hat. Es gelang ihm, eine Brücke zwischen der komplexen, traditionellen chinesischen Philosophie und der Shiatsu-Welt zu schlagen, indem er Meridiane als praktische Energiebahnen darstellte und sie als Spiegelbild des gesamten Organsystems betrachtete.

Um zu verstehen, wie Shiatsu zu Wohlbefinden und Gesundheit beiträgt, ist es wichtig zu untersuchen, wie die Energie des Shiatsu mit Veränderungsprozessen und Epigenetik zusammenhängt. Sollten wir uns für eine Wellnessbehandlung entscheiden oder uns auf die Ursachen konzentrieren? Aus ganzheitlicher Sicht hilft uns Shiatsu, uns mit unserem authentischen Selbst zu verbinden. Das Meridiansystem fungiert als eine Art Antenne, die uns auf energetische Ungleichgewichte und Blockaden aufmerksam macht. Regelmäßige Shiatsu-Behandlungen haben erhebliche biochemische Auswirkungen auf unseren Körper: Unser Zellsystem optimiert und fördert die Bildung neuer Gene. Die Epigenetik zeigt, dass Veränderungen im Bewusstsein und die Entwicklung neuer Handlungsweisen den Genausdruck beeinflussen. Dies kann zur Aktivierung Tausender neuer Gene in unserem Gehirn führen, wodurch alte Konditionierungen reduziert und möglicherweise erblich bedingte Erkrankungen gelindert oder beseitigt werden. Untersuchungen haben gezeigt, dass nur ein geringer Prozentsatz unserer Gesundheit erblich bedingt ist. Umweltfaktoren und der Lebensstil spielen hingegen eine große Rolle. Unsere Arbeit, unsere Beziehungen und unsere Erfahrungen haben einen direkten Einfluss auf unsere körperlichen, geistigen und emotionalen Reaktionen. Tägliche Praktiken wie Meditation und Yoga können die Kommunikation zwischen Genen und unserem Bewusstsein positiv beeinflussen.

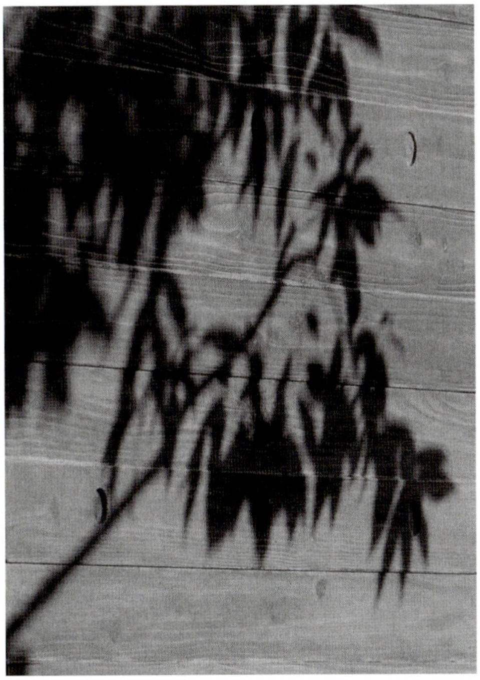

[1] Der russische Mediziner, Biologe und Philosoph Vladimir Nikolajevic Iljine begründete 1908 in der Arbeit mit psychisch kranken Patient:innen sein „therapeutisches Theater", in dem nach Rahmenhandlungen improvisiert gespielt wurde zur Bearbeitung von Konflikten und zur Förderung der Kreativität; begleitend entwickelte er ein „Improvisationstraining" mit Körper- und Bewegungsübungen.

WELCHE BEDEUTUNG HAT DAS HARA IM SHIATSU?

Das Hara wird oft als Zentrum unserer Vitalität und emotionalen Verarbeitung angesehen. Hier werden Lebenserfahrungen und Traumata gespeichert. Hier werden Transformationen und persönliches Wachstum ermöglicht. Wenn wir ein Kind oder Baby beobachten, können wir viel über den Umgang mit Emotionen und Spannungen lernen, da sie sich noch in der Entwicklung befinden und oft direkter auf ihre Umgebung reagieren. Die Beobachtung ihrer Reaktionen und ihres Umgangs mit Stress und Veränderungen kann uns Aufschluss darüber geben, wie wir unser eigenes Hara gesund halten und Störungen beheben können.

Ich habe selbst fünf Kinder großgezogen. In den ersten Wochen und Monaten kam es zu Störungen durch „Spannungen und Krämpfe“ im gesamten Stoffwechselsystem, das noch unreif ist und sich entfalten muss. Shiatsu kann dabei eine enorme Hilfe sein. Das Massieren des Bauches von innen nach außen sowie des Kreuzbeins und der Nieren erfordert viel Massage. Dadurch wird das ursprüngliche Chi angeregt und es können sich Blähungen lösen. Darüber hinaus ist das Tragen des Babys sehr vorteilhaft, um den Magen-Milz-Komplex zu unterstützen. Die gesamte Yin-Seite des Körpers wird durch Körperwärme und Herzschlag erkannt und genährt, was dem Baby Ruhe gibt.

In den Wintermonaten nahm ich meine Kinder immer für zwei bis drei Wochen allein zum Skifahren mit. Den Jüngsten, mit circa einem Jahr, trug ich auf dem Rücken. Wir waren so beschäftigt auf den Pisten, dass ich nach sieben Stunden Skifahren völlig vergaß, dass ich noch ein Kind auf dem Rücken hatte! Selbst während unserer Mittagspause gab er keinen Laut von sich. Als ich ihn absetzte, war er friedlich in einen tiefen Schlaf versunken. Daraus habe ich gelernt, dass Kinder im Schlaf wachsen und das Essen eigentlich zweitrangig ist. Das wurde später von meiner Tochter bestätigt, die während ihrer gesamten Kindheit nie Zeit zum Essen hatte, weil das Spielen viel wichtiger war. Sie kam schnell, aß praktisch nichts und spielte dann weiter. Das war mir damals ein Rätsel. Sie wuchs perfekt und war ein super gesundes Kind, also wuchs sie durch das Spielen! Lasst uns von der Natur lernen!

Während meiner vier Jahre in Japan habe ich gesehen, dass Eltern ihre Babys immer auf dem Rücken trugen, während sie auf den Reisfeldern arbeiteten. Ich habe viel daraus gelernt. Später, in China und Taiwan, habe ich dasselbe überall auf dem Land gesehen. Auf meinen Reisen nach Brasilien, in die Karibik, nach Indien und Indonesien sah ich, wie die Indigenen ihre Kinder auf dem Rücken trugen. Überall wurde mir bestätigt, dass sich das Hara in den ersten zwei Jahren auf dem Rücken oder Körper der Eltern bildet und reift. Diese Erfahrung mit meinem einjährigen Sohn öffnete mir die Augen und ich erkannte, dass ein Kind im Tiefschlaf auf dem Körper wächst.

Das Tragen von Babys auf dem Rücken hat einen erheblichen Einfluss auf die Entwicklung eines Kindes. Es sorgt nicht nur für körperliche Nähe, was zu einer starken Eltern-Kind-Bindung beitragen kann, sondern hilft auch bei der Entwicklung des Nervensystems und fördert das Gefühl von Sicherheit und Vertrauen beim Kind, wodurch ein gutes Nieren-Qi gewährleistet wird! Es trägt zu einer stabilen emotionalen Entwicklung bei, die für das allgemeine Wachstum des Kindes unerlässlich ist.

Das Hara hat in der östlichen Medizin immer schon eine wichtige Rolle gespielt. Hier bezieht sich das Hara auf den Unterbauch, das „Koshi". Zwischen der Spitze des Schambeins und dem Nabel liegt das Zentrum des Bewusstseins, das als Seika Tanden bezeichnet wird. Es befindet sich eineinhalb Cun unterhalb des Nabels. In Japan gibt es viele Ausdrücke, die sich auf das Hara beziehen:

- *Harao watsute hanasu* – offen und ehrlich sprechen, ohne Hintergedanken
- *Haraguro* – „ein schwarzes Hara", jemand, der Geheimnisse hat und seine wahren Absichten nicht zeigt
- *Haraga dekiteiru* – das Hara ist stabil und fokussiert
- *Harani osameru* – trotz Schwierigkeiten durchhalten
- *Hara de kangaeru* – mit dem Bauch denken

Wenn man einen Menschen aus dem Westen fragt, wo sein Denken zentriert ist, wird er auf seinen Kopf zeigen. Und das Selbstverständnis der meisten Menschen ist mit ihrem Oberkörper und ihrem Intellekt verbunden. Meister Okada Torajiro bemerkt dazu: *„Diejenigen, die nur den Kopf schätzen und danach streben, so viel Wissen wie möglich zu sammeln, bekommen immer größere Köpfe, wie eine auf dem Kopf stehende Pyramide."* Er beschreibt das Hara als den „Tempel des Göttlichen". *„Wer den Bauch als den wichtigsten Teil betrachtet, entwickelt seinen Geist und seinen Körper auf die richtige Weise, damit das Göttliche wachsen kann."*

In der Schule wird uns in erster Linie beigebracht, dass wir durch viel Lernen erfolgreich werden. Wissen ist Macht heißt es, aber was hat das mit unserer wahren Natur zu tun? Wenn man außerhalb seiner selbst denkt – „Ich weiß noch nicht genug!" –, denkt man aus einem Mangel heraus, nicht aus der ganzen Fülle des Seins. In der Erinnerung kommt das Wissen an die Oberfläche. Aus meiner eigenen Erfahrung heraus sehe ich, dass die meisten Menschen dshalb ihren Weg noch nicht gefunden haben und nicht in der Erfüllung ihrer eigenen Kraft sind. Viel zu oft leben wir die Wünsche unserer Eltern oder werden von der sozialen und kulturellen Gemeinschaft unserer Zeit beeinflusst.

Wenn man als Kind nicht die Chance bekommt, zu lernen, dass man für sich selbst verantwortlich ist und wie man Körper und Geist durch Erfahrungen in der Natur mit den Elementen verbindet, wenn man nicht mit seinen eigenen Grenzen konfrontiert wird und nicht gelernt hat, nach dem Kompass der Intuition zu überleben, dann muss man einen Weg finden, diese Lektionen fürs Leben zu erhalten. Wenn wir unsere Konditionierung nicht transformieren, werden wir immer im Zweifel sein.

Jeder Mensch verfügt über eine unerschöpfliche kreative und innovative Energie. Wir können diese Energie mobilisieren, um zu wachsen. Ich glaube, dass jeder Mensch eine bestimmte Aufgabe auf dieser Erde hat. Mit Shiatsu als Therapie kannst Du herausfinden, was deine natürlichen Talente sind, und Du kannst deinem Hara eine zentrale Rolle geben. Die Rolle des Hara in der heutigen Zeit ist daher ein „Zurück zu den Wurzeln", ein Aufruf, sich selbst wiederzuentdecken, mit einem Sinn für die eigene Mitte, die Natur, die Intuition und die innere Verbundenheit.

Vor dem Zweiten Weltkrieg arbeitete noch der größte Teil der Menschen in körperlich anstrengenden Berufen. Heute ist es nur mehr ein geringer Prozentsatz, was einen enormen sozialen, gesellschaftlichen und wirtschaftlichen Wandel darstellt. Ohne es zu merken, ist es ein Kulturschock, den wir körperlich, emotional und geistig unterschätzt haben. Da wir den ganzen Tag am Schreibtisch sitzen, auf Termine hinarbeiten oder gestresst im Auto sitzen, hat dieser „Lebensstil-Kollaps" das Hara in kurzer Zeit geschwächt und weniger aktiv gemacht. Die industrielle Revolution hat zu einer evolutionären Veränderung der Menschheit geführt, und wir sind daher von Vitalitätsproblemen, Schlaflosigkeit, Fettleibigkeit, Essstörungen, Diabetes, Magersucht, Konzentrationsschwäche und psychischen Problemen wie Orientierungs- und Identitätsverlust betroffen. Unser Zustand spiegelt sich in unseren verfallenden Eingeweiden wider. Schon vor 2000 Jahren sagte Hippokrates: „Alle Krankheiten beginnen im Darm."

Das Hara ist das Tor des Lebens, in dem sich alle Organenergien sammeln. Das Hara gibt uns ein Bild vom energetischen Zustand der Organe und des Bauches im Allgemeinen. Ein gesunder Bauch ist fest, aber nicht hart, weich und schon gar nicht geschwollen! Von zehn Patienten in meiner Praxis haben nur ein oder zwei einen solchen Bauch. Daoistisches Sprichwort: „Wenn du ‚krank' bist, suche keine Heilung. Finde deine Mitte (Hara) und du wirst geheilt werden."

Das Hara, Seika Tanden, ist unsere erste treibende Kraft. Es steht in Verbindung mit der Nierenessenz, durch die wir uns daran erinnern, wer wir sind und woher wir kommen. Die Entwicklung des Hara, des Solarplexus und des Instinkts beginnt in der Krabbelphase eines Babys, wodurch auch die peristaltische Bewegung und der Stoffwechsel der inneren Organe mobilisiert werden.

Das Hara ist das physische und spirituelle Kraftzentrum, das jede physische, psychische, emotionale und spirituelle Erfahrung ermöglicht, denn „ich bin bereits zu Hause in meinem eigenen Zuhause". Das Hara spürt, ob es richtig ist, meine Entschlossenheit in eine neue Idee zu stecken und Herausforderungen anzunehmen. Der Geist des Hara ist so beschaffen, dass das Konzept der Zeit nicht existiert. Er löst sich im ruhigen Geist des Hier und Jetzt auf und erlaubt mir, auf die Stimme meines Herzens zu hören. Das Hara ist wie das zweite Gehirn, das die Intelligenz reguliert und die Intuition dazu drängt, zu fühlen, bevor man denkt. Die linke Gehirnhälfte kennt die rechte Gehirnhälfte nicht, aber die rechte ist mit dem Herzzentrum und dem Tanden verbunden.

Mein „Hara-Bewusstsein" bringt die Seele, die sich in der Dualität von ihrem Ursprung getrennt hat, zurück zum „Wir"-Gefühl, der Verbindung aller Dinge und Wesen. Ich erobere meinen Platz in der Welt zurück und kehre zu meiner authentischen Natur zurück; ich weiß, wer ich bin, ohne jemand anderes sein zu müssen, in dem Reichtum der Erkenntnis, dass meine Stärke völlig frei und ohne jegliche Bedingungen sein kann. Mich selbst so zu lieben, wie ich bin, in der Erkenntnis, dass ich nicht durch Gnade oder meinen Status existiere und ohne mich beweisen zu müssen, um Ergebnisse zu erzielen. Das Potenzial dieses Wissens ist bereits in uns vorhanden. Meine täglichen Meditationen helfen mir, dieses Potenzial zu mobilisieren und meine schöpferische Kraft jeden Tag neu zu entdecken.

BRAUCHT SHIATSU EINE DIAGNOSE?

„Bo-shin durch Beobachtung, Mon-shin durch Fragen, Bun-shin durch Stimme, Atem und Geruch, Setsu-shin durch Berührung."

Einmal hatte ich mit meinem Team ein Praktikum im Krankenhaus in Korneuburg, Österreich. Während eines Gesprächs mit einem renommierten Professor sagte dieser: „Herr Nelissen, der große Unterschied zwischen Ihrer Arbeit und unserer besteht darin, dass wir Reparaturmedizin betreiben, während Sie sich auf den Heilungsprozess konzentrieren, wobei der Schwerpunkt auf der Ursache liegt." Diese Sichtweise beseitigt viele Unklarheiten in unserer Kommunikation, wenn es um Heilung geht. Die Unklarheit wirkt wie ein Schirm über der westlichen Welt. Geht es um Heilung als Symptombewältigung oder suchen wir nach der zugrunde liegenden Ursache?

Das Wort Diagnose stammt aus dem Griechischen und bedeutet „durchschauen“ oder dreidimensional sehen lernen. Die Verbindung zu unseren Klient:innen liefert uns viele Informationen. Im Shiatsu empfangen wir Menschen mit verschiedenen Beschwerden. Wir beobachten ihre Augen, die Farbe und den Zustand der Zunge, hören auf ihre Stimme und fühlen den Tonus der Haut. Dadurch erhalten wir Einblick in das Qi ihres Organsystems. Die Frage ist jedoch auch, was wir erreichen wollen, was unser Ziel ist. Geht es um Reinigung, damit alle Kanäle wieder richtig arbeiten können, oder geht es um chronische, tiefsitzende Beschwerden mit Ursachen aus der Kindheit?

Der Körper lügt nicht: Jeder Ausdruck kann über die Körpersprache und die Flexibilität des Bewegungsapparates bis hin zur Empfindlichkeit bestimmter Körperzonen übersetzt werden. Große Gelenke, Muskeln und Nervenbahnen geben Signale, die anzeigen, wo sich die empfindlichen Punkte befinden. Eine 43-jährige Frau mit einem steifen Ellenbogen kam nach acht Jahren Physiotherapie im Rahmen eines unserer Spitalspraktika zu uns. Ihr Fall interessierte mich, weil es keine eindeutigen Ursachen dafür gab, die erklärt hätten, warum sie ihren Arm nicht vollständig strecken konnte; eine Behinderung, mit der sie täglich zu kämpfen hatte. Ich erklärte ihr, dass es nur eine Frage der Zeit sei, bis ihr Arm wieder gestreckt werden könne. Der Tonus und das Gewebe ihres Unterarms fühlten sich warm und fest an und waren gut durchblutet.

Die Ursache war ein Bruch, den sie sich bei einem unglücklichen Sturz beim Skifahren zugezogen hatte. Um das Qi im blockierten Gelenk zu mobilisieren, entschied ich mich, den gegenüberliegenden Arm zu behandeln, insbesondere den Dickdarm- und Lungenmeridian. Gleichzeitig legten wir Ingwerkompressen auf den blockierten Arm, speziell auf der Innenseite des Ellenbogens. Die Wärme des Ingwers drang in den Meridian ein und regte die Blutzirkulation an. Nach dreimaliger Wiederholung für etwa zwanzig Minuten konnten wir auch Shiatsu auf den blockierten Arm anwenden, wobei wir uns auf den spezifischen Meridian und die Tsubos konzentrierten. Während des Behandlungszyklus, der einschließlich der Ingwerkompressen eine Stunde dauerte, war das Timing entscheidend. Wir gaben ihr auch Übungen für zu Hause.

Nach zehn wöchentlichen Behandlungen, einschließlich der Ingwerkompressen, konnte der Arm um fünfzig Prozent besser gebeugt werden. Nach einer zweiten Behandlungsserie ließ sich der

Arm wieder fast vollständig strecken. Schließlich erreichte die Klientin in meiner Privatpraxis in Wien die vollständige Streckung. In diesem Krankenhaus hatte ich ein ausgezeichnetes Verhältnis zu Professor Dr. Heinz Kuderma. Er lud mich regelmäßig zu seinen Präsentationen für das medizinische Personal ein, um die außergewöhnlichen Ergebnisse zu zeigen, z. B. bei einem Ellenbogengelenk, einer Schultersteife oder einem sich erholenden Knie. Ich lud oft Physiotherapeuten und physikalische Ärzte zu Vorführungen ein, um meine auf der Fünf-Elemente-Theorie basierende Methode vorzustellen. Während dieser Sitzungen wurden die Fachleute auch behandelt, oft an einem Schulter- oder Handgelenk. Obwohl viele die Methode nicht vollständig verstanden, brachten sie mir großen Respekt entgegen und schickten später viele Klient:innen in meine Praxis.

Wie ich bereits erwähnt habe, ist die richtige Energie (Qi) unerlässlich. Für mich bedeutet dies, dass bestimmte Bedingungen erfüllt sein müssen. Vor allem die Offenheit und Hingabe der Klient:innen sind entscheidend. Sie müssen bereit sein, sich voll und ganz zu engagieren, denn Qi ist nicht etwas, das man automatisch mit seinem Shiatsu-Diplom erwirbt, und es geht nicht nur darum, die richtigen Tsubos in den Meridianen zu aktivieren. Es geht um das Gesamtbild, den Bauplan des Wesens. Das Ziel ist es, sich mit dem Universum zu verbinden und die notwendige Erlaubnis zu erhalten. Das reicht über das Physische oder das Ego hinaus; es ist eine Mission, die über irdische Grenzen oder Zeit hinausgeht. Ich versuche, während dieses Prozesses nicht rational zu denken, weil das unwirksam ist. Frage mich also nicht, wo ich während der Behandlung „bin". Genau das wollen die Schüler:innen oft wissen. Ich gebe ihnen aber nur eine Richtung vor, nicht mehr als das, denn dann beginnt die Magie. Dies ist ein herausfordernder Aspekt, dem viele Shiatsu-Lernende während ihrer Ausbildung begegnen.

Das habe ich von Masunaga gelernt: „jenseits der Materie und jenseits des Egos". 1977, als ich 27 Jahre alt und bei ihm in Ausbildung war, hatte ich ein Knieproblem, das zu Einschränkungen führte. Ich konnte es nicht mehr als 90 Grad beugen. Während er, oft mehrmals täglich, an meinem Knie arbeitete und dabei ständig die Schmerzgrenze überschritt, ich mich also ganz dem Prozess hingeben musste, begann ich zu verstehen, dass es im Leben nicht um das Ego oder das Selbst geht, sondern um das, was darunter liegt, um die Einheit, die Verbindung mit etwas Größerem. Hinter jedem und jeder Heilenden steckt ein Schamane, und ich fühle mich dem Schamanismus sehr verbunden. Durch intensive Behandlungen über die Jahre hinweg gerät man ganz natürlich in einen meditativen Rhythmus, der einem die Tür zu anderen Dimensionen öffnet.

Vor einigen Jahren machte ich eine interessante Erfahrung während einer Vorführung in Italien. Ich arbeitete auf einem Podium in der Mitte des Raumes. Im Voraus hatte ich um drei Klient:innen mit einer steifen Schulter gebeten, ohne Kontraindikationen wie Hormonbehandlung. Nachdem ich die ersten beiden Klienten erfolgreich behandelt hatte, die beide einen ihrer Arme nicht mehr heben konnten, konnte ich mich nicht mit der dritten Klientin verbinden. Nach einer Weile bemerkte ich, dass ihr Energiekörper nicht wie gewohnt reagierte. Das Qi war blockiert, insbesondere entlang der Leber- und Herz-Konstriktor-Meridiane. Es gab keine Öffnung und keine Reaktion. Als ich sie fragte, ob sie die Antibabypille nehme, bestätigte sie dies.

Eine Welle der Reaktion ging durch den Raum, und ich dachte, ich würde von allen anwesenden Frauen überrannt werden. „Aber wir haben unser ganzes Leben lang für diese neue Freiheit in unseren eigenen Händen gekämpft!“ Es gab keine Möglichkeit, durchzukommen, und jeder Versuch wäre zwecklos gewesen; ich nahm mir einen Moment Zeit, um zu erklären, dass die Wirksamkeit von Shiatsu auf den Naturgesetzen beruht. Für eine wirksame Behandlung müssen Störfaktoren wie zu viel Kaffee, Zucker und vor allem die Antibabypille vermieden werden. Der Körper kann Abfallstoffe nicht über die Menstruation ausscheiden, was zu körperlicher, emotionaler, psychischer und spiritueller Anspannung führt. Die Leber, die für „Ich lebe mein Leben“ steht, wird gestört, wenn der Qi-Fluss blockiert ist. Dies kann zu ernsthaften Problemen führen. Das sind alles Beispiele, wie wir Diagnose im Shiatsu verstehen. Wir müssen den Menschen wirklich erfassen, mit allen, was sein Leben ausmacht.

WAS ZEICHNET EINEN GUTEN PRAKTIKER / EINE GUTE PRAKTIKERIN AUS?

Wenn wir unserer natürlichen Intuition folgen und den Fluss annehmen, müssen wir das Alte und nicht mehr Relevante loslassen, was oft als blockiertes Qi bezeichnet wird. Dieser Prozess der Befreiung von veralteten Mustern ist für unsere Gesundheit und unser Wohlbefinden von entscheidender Bedeutung.

Meine Erfahrungen als Lehrer und Trainer haben mir gezeigt, dass das Streben nach Perfektion eine Kluft schaffen kann zwischen dem, was von uns erwartet wird, und dem, was wir wirklich sind. Diese Erkenntnis unterstreicht, wie wichtig es ist, authentisch und im Einklang mit unserer inneren Wahrheit zu leben. Wenn wir unsere Grenzen erkennen und die Perfektion loslassen, kann dies zu einem gesünderen und glücklicheren Leben im Einklang mit dem natürlichen Fluss des Universums führen.

Die Arbeit mit Tausenden von Menschen hat mir geholfen, mich zu öffnen. Was bleibt, ist ein tiefes Gefühl der Dankbarkeit und des Mitgefühls gegenüber dem Leben und mir selbst. Dennoch hat sich für mich im Laufe der Zeit auch so etwas wie ein Kriterienkatalog entwickelt. Folgende Eigenschaften sind für eine gute Shiatsu-Praxis von großer Bedeutung:

- starke Hände / tiefe Berührung durch Hände: Hände, die greifen, fühlen und teilen können
- Intuition: eine ganzheitliche Sichtweise, die mit dem Herzen und dem Hara verbunden ist
- neutrale Geisteshaltung: Diagnose basierend auf dreidimensionaler, ganzheitlicher Beobachtung
- Authentizität: sich selbst treu sein und seine Talente leben
- Verantwortung übernehmen: zu dem stehen, was man tut, einschließlich der Konsequenzen
- Empathie und Mitgefühl: mit anderen fühlen, ohne sich mit ihnen zu identifizieren
- Kreativität: In Lösungen denken, nicht in Problemen; wir sind kreative Wesen.
- Dankbarkeit: dankbar sein für alles, was auf einen zukommt
- transformatives Denken: positives Denken in Veränderung umwandeln

"
Shiatsu nutzt die innere Heilkraft der empfangenden Personen. Diese positiv geladene Lebenskraft ist die Grundlage des menschlichen Energiefeldes sowie aller Körperfunktionen und Lebensprozesse.

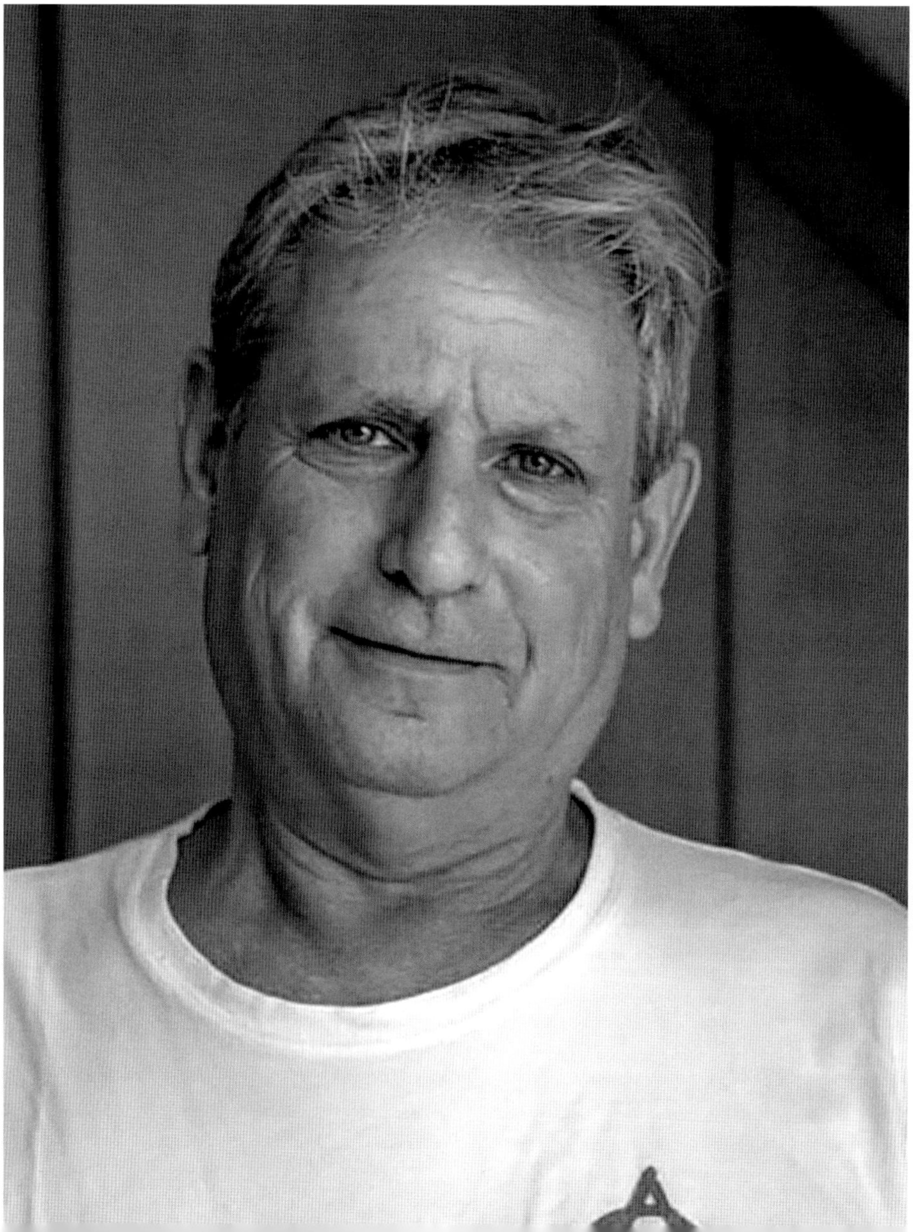

TZVIKA CALISAR

Tzvika Calisar wurde 1962 geboren und studierte ab 1985 zwei Jahre lang Shiatsu in Tokio an der Namikoshi Shiatsu School sowie Zen-Shiatsu am Iokai Center von Meister Masunaga – anfänglich in Ermangelung von Japanischkenntnissen ausschließlich mit „den Augen und den Händen"[1]. Im Anschluss an seine Ausbildung praktizierte Tzvika von 1987 bis 1990 Shiatsu in Kyoto. Von 2001 bis 2007 kehrte er nach Japan zurück und leitete in Tokio eine Shiatsu-Schule als Manager und führende Lehrkraft. Zu seinen weiteren Aufgaben gehörte die Verantwortung für die Entwicklung eines internationalen Lehrplans für Shiatsu.

Aus tiefstem Herzen

Seine klinische Forschung und seine umfangreiche Lehrerfahrung führten zur Entwicklung der Seiki-Meridian-Shiatsu-Methode. Er ist Gründer und Lehrer der Seiki Meridian Shiatsu International Association, die Zentren in ganz Europa, Nord- und Südamerika, Israel, Australien und Neuseeland unterhält. Zudem schrieb er zahlreiche Artikel über Shiatsu und Meridian-Diagnose, die auf der ganzen Welt veröffentlicht wurden. Tzvika war ebenso an der Erstellung und Übersetzung einiger Shiatsu-Bücher beteiligt.

Mehr über Tzvika Calisar findest Du hier:

www.seikishiatsu.org

[1] https://www.ryohoshiatsu.com/en/interview-tzvika-calisar-founder-seiki-shiatsu/

WAS IST DIE ESSENZ VON SHIATSU?

Shiatsu ist „Traditionelle Japanische Medizin" (TJM). Shiatsu-Therapeut:innen, die für entspannende Behandlungsmethoden werben, gibt es in Japan nicht, da Menschen in der Regel nur dann Shiatsu in Anspruch nehmen, wenn sie wirklich unter körperlichen oder psychischen Problemen leiden. Laut Meister Masunagas Darlegung ist Shiatsu eine „Meridianmedizin" oder „Keiraku Shiatsu", wie er seinen Stil in Japan nannte. Im Englischen wird dies als „meridian shiatsu" übersetzt, in vielen westlichen Ländern ist es auch als „Zen-Shiatsu" bekannt.

Shiatsu nutzt die innere Heilkraft der empfangenden Person. Diese positiv geladene Lebenskraft ist die Grundlage des menschlichen Energiefeldes sowie aller Körperfunktionen und Lebensprozesse. Sie fließt durch den Körper entlang von Kanälen, die als Meridiane bekannt sind. Diese Meridiane können therapeutisch wahrgenommen und durch spezifische Druckpunkte behandelt werden. Shiatsu-Therapeut:innen verbinden sich mit ihrer eigenen inneren Heilkraft und stimmen sich gleichzeitig auf jene der Patient:innen ein.

Durch den Verzicht auf jegliche Form von Bewertung und die vollständige Akzeptanz der empfangenden Person kann deren innere Heilkraft reagieren und durch Rückkoppelung die Tiefe und Dauer des physischen Drucks steuern. Die Flutung der Meridiane mit dieser inneren Heilkraft – dem inneren Seiki – regt wiederum die körpereigene Heilkraft an. Energie durchdringt die Physis. Dadurch wird der Prozess der tiefen Heilung von Körper und Geist eingeleitet. Durch die verbesserte Durchblutung der Meridiane löst sich Jaki auf. Jaki ist die negative, unpassende oder feststeckende Energie, die sich im Körper angesammelt hat und für Schmerzen, Steifheit, Verspannungen und Stress sowie die damit verbundenen Symptome verantwortlich ist.

Wie andere Shiatsu-Stile auch trägt Seiki-Meridian-Shiatsu dazu bei, die Lebensenergie des Körpers zu steigern und ein tieferes Gleichgewicht zwischen den körperlichen und geistigen Aspekten der empfangenden Personen zu fördern. Dieses dynamische Gleichgewicht führt zu einer besseren Gesundheit und einem größeren Gefühl von Wohlbefinden und Glück. Dies resultiert in vielen medizinischen Vorteilen und entspricht voll und ganz den modernen Anforderungen im Gesundheitswesen.

Art und Intensität des modernen Lebensstils führen häufig zu einer schlechten Ernährung, ständigem Zeitdruck und arbeitsbedingtem Stress. In Kombination mit den Veränderungen in der natürlichen Umwelt trägt dies alles zum beobachtbaren Anstieg chronischer Gesundheitsprobleme wie Nacken- und Rückenschmerzen, Allergien, Müdigkeit, Angstzuständen, Depressionen sowie schwerer akuter Erkrankungen wie Herzkrankheiten und Krebs bei. Im Shiatsu erfahren die Klient:innen die Vorteile tiefer Akzeptanz und das Mitgefühl der Therapeut:innen für die jeweilige Lebenssituation. Dadurch fällt es ihnen leichter, den Heilungsprozess zu akzeptieren, und sie können gesundheitliche Probleme effektiver angehen.

WELCHE GRUNDPRINZIPIEN SIND IM SHIATSU ENTSCHEIDEND?

Es gibt wichtige Prinzipien im Shiatsu, die wir als Therapeut:innen befolgen und immer wieder klarstellen sollten, um gesund zu bleiben und mit großer Präzision und Effektivität arbeiten zu können, so wie es viele Praktiker:innen in Japan tun. Viele dieser Prinzipien wurden falsch übersetzt und werden daher in westlichen Sprachen missverstanden. Ich versuche hier, einige dieser Prinzipien so gut wie möglich zu erklären.

1. Während einer Behandlung sollten Praktiker:innen auf den Zehenspitzen sitzen und nicht in der traditionellen japanischen Seiza-Position. Das Sitzen im Seiza kann zu Knieproblemen führen, wenn der Körper häufig angehoben wird, um Druck auszuüben. Außerdem führt das Sitzen im Seiza dazu, dass das Körpergewicht für die Behandlung genutzt wird, anstatt die Energie aus dem Tan Den (dem Energiezentrum im Hara) zu leiten.

2. Ho und Sha. Aus der Zeit zwischen 1985 und 1990, als ich in Japan Shiatsu studierte und praktizierte, erinnere ich mich, dass uns ein Lehrer in einem meiner ersten Kurse sagte: „Stell Dir vor, dass die Ho (unterstützende Hand, Mutterhand) und die Sha (gebende Hand, arbeitende Hand) die gleiche Tiefe erreichen." Ich beobachte oft, dass einige Shiatsu-Therapeut:innen mit ihrer Ho-Hand nur sehr leichten Druck ausüben und die Klient:innen kaum berühren. Dies kann dazu führen, dass der Druck der Sha-Hand entweder körperlich zu stark oder umgekehrt energetisch zu schwach ist.

3. Tan Den, oder Dantien auf Chinesisch, wird oft als Hara bezeichnet, aber Hara ist ein weiter gefasster Begriff, der auf Japanisch „Unterleib" bedeutet. Tan Den ist das Energiezentrum, das sich unterhalb des Nabels im Bereich des Nierenmeridians im unteren Teil des Hara befindet. Im Shiatsu wie auch in den Kampfkünsten bewegen wir uns, handeln und üben Druck ausgehend vom Tan Den aus. Für jene Menschen in Japan, die keine Kampfkünste oder Shiatsu praktizieren, ist dieser Bereich allgemein als „shita Hara" bekannt – der untere Bauch. Im Shiatsu sollten wir uns vom Tan Den aus bewegen und lehnen und dabei die Verwendung des Körpergewichts vermeiden. Der Tan Den sollte immer zwischen der Ho-Hand (unterstützende Hand) und der Sha-Hand (arbeitende Hand) ausgerichtet sein.

4. Synchronisation. Die Körperbewegungen im Shiatsu sollten während einer Behandlung synchronisiert sein. Der Körper, die Ho-Hand, die Sha-Hand, die Ellbogen und der Tan Den sollten sich alle gleichzeitig und synchron bewegen.

WAS IST KI UND WELCHE ROLLE SPIELT ES IM SHIATSU?

Ki bedeutet auf Japanisch Energie und wird in vielen Zusammenhängen verwendet. So bedeutet beispielsweise Denki Elektrizität, Genki „Wie geht es dir, wie ist dein Ki?" und „Ki waru" bezieht sich auf jemanden mit schlechter Energie oder eine unangenehme Person. Ki oder Energie hat nichts mit hoher Spiritualität oder Mystik zu tun. Sowohl Menschen aus dem Osten als auch aus dem Westen sind von Natur aus mit Ki verbunden. Die japanischen Schriftzeichen (Kanji) für Ki stehen für Reis und Dampf und symbolisieren Yin und Yang. Ki spielt eine grundlegende Rolle im Shiatsu, da wir entlang der Meridiane und Tsubos (Druckpunkte) arbeiten, die selbst Manifestationen von Ki sind. In der fernöstlichen Medizin, einschließlich Shiatsu, konzentriert sich die Behandlung auf die Bewegung des Ki, wodurch der Heilungsprozess sowohl im physischen als auch im energetischen Körper der empfangenden Personen eingeleitet wird.

Der Wortbestandteil Sei wie in Seiki-Meridian-Shiatsu bedeutet Leben. Seiki steht demnach für Lebensenergie und umfasst die gegensätzlichen Kräfte von Yin und Yang, auch deren positive wie negative Aspekte. Ursprünglich war Seiki die einheitliche Energie, die vor der Aufteilung in Yin und Yang existierte, es vereint beide Kräfte in sich. Indem wir uns mit dem Seiki in uns selbst und in anderen verbinden, gewinnen wir ein tieferes Verständnis, das den Dualismus von Yin und Yang übersteigt. Unsere Perspektive verschiebt sich von einer zweidimensionalen Sichtweise zu einem umfassenderen, dreidimensionalen Verständnis.

Seiki ist das unendliche reine Licht. Es ist der Impuls des unendlichen Gebens, der den Kern und das Fundament des Universums bildet. Es ist die Energie, die allem vorausging und vor dem Urknall und der Erschaffung des Universums existierte. Aus ihr ging Yin und Yang hervor, die wiederum die gesamte Schöpfung und das Leben auf der Erde hervorbrachten, sowohl materiell als auch spirituell.

Als Menschen sind wir in der Lage, uns mit dieser reinen Energie zu verbinden, einfach weil sie in uns existiert und unser Leben erhält. Jeder Mensch, unabhängig von seiner Religion, Rasse, Kultur, Tradition, seinem Geschlecht oder davon, ob er als „gut" oder „böse" gilt, trägt einen Funken dieser Energie in seinem Herzen. Dies ist das innere Seiki – der Funke des Lebens. Eine solche Verbindung ermöglicht es jedem von uns, sein eigenes Leben und seine Beziehung zu anderen und zum größeren Ganzen auf eine einzigartige neue und andere Weise zu betrachten. Aus der Sicht der östlichen Medizin ist das innere Seiki der empfangenden Person ihre angeborene Heilkraft.

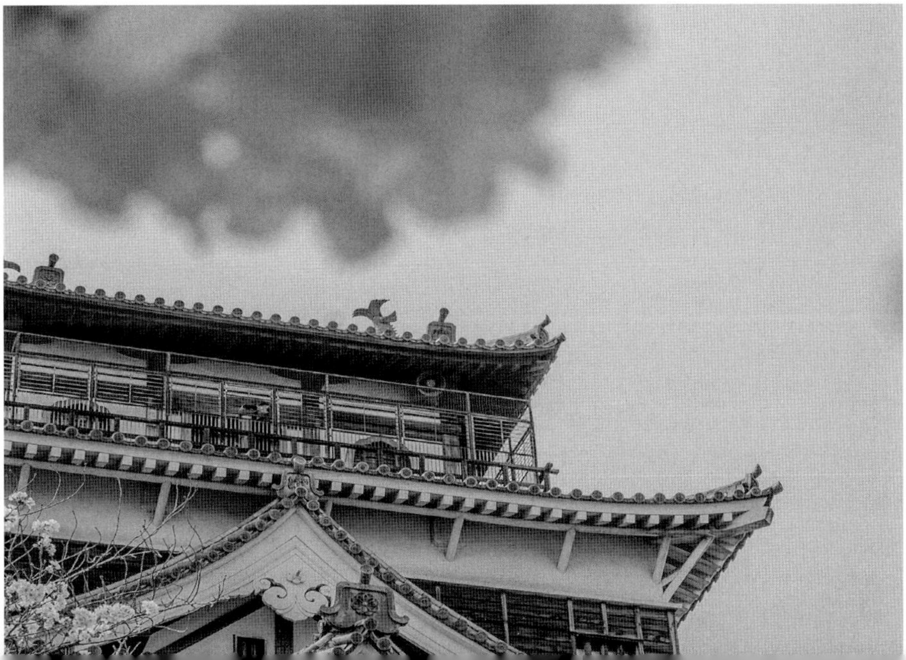

WELCHE BEDEUTUNG HABEN DIE

MERIDIANE IM SHIATSU?

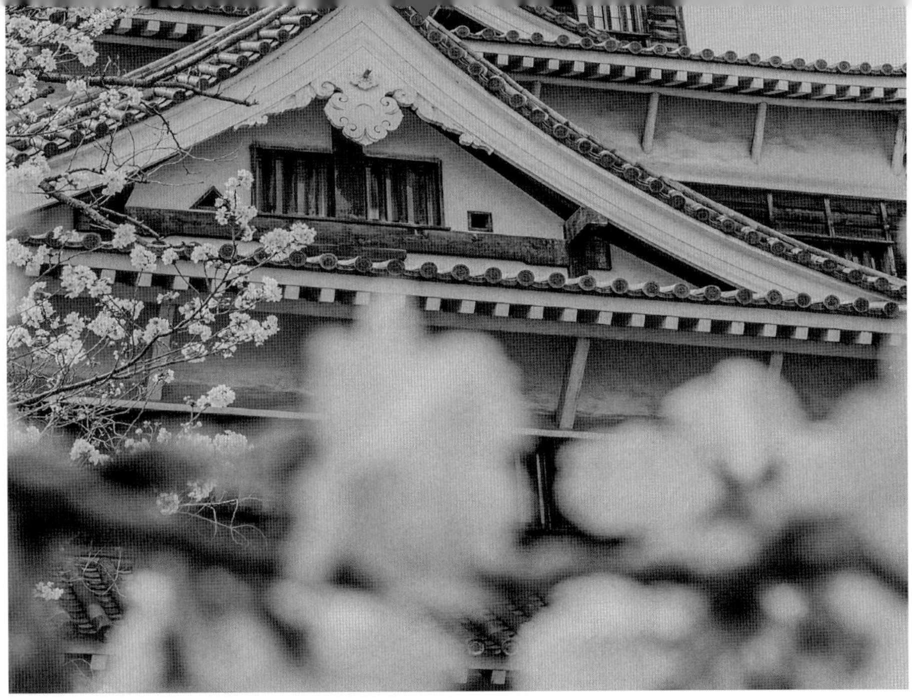

Shiatsu, als Teil der Traditionellen Japanischen Medizin, basiert auf dem Meridiansystem, ähnlich wie Akupunktur und die Traditionelle Chinesische Medizin (TCM) im Allgemeinen. Wie bereits erwähnt, bezeichnete Meister Masunaga seine Shiatsu-Methode als „Keiraku Shiatsu" oder auf Englisch als „meridian shiatsu". Shiatsu, das keine Behandlung durch die Meridiane beinhaltet, wird nicht mehr als traditionelle Medizin betrachtet, sondern als eine Art „japanische Wellness-Massage". Meridiane sind für Shiatsu-Behandlungen also von grundlegender Bedeutung und spielen in allen Formen der fernöstlichen Medizin eine entscheidende Rolle. Shiatsu basiert auf der Meridian-Diagnose und konzentriert sich in der Regel auf die Identifizierung des Kyo-Meridians (Mangel) und des Jitsu-Meridians (Überschuss).

Es gibt mehrere Meridiankarten, die die Leitbahnen im Körper veranschaulichen. In der TCM gibt es sechs Meridiane in den Armen und sechs in den Beinen. Masunaga Sensei erstellte eine umfassende Meridiankarte, die den Fluss aller Meridiane durch den Rumpf, die Arme und die Beine darstellt. Beim Seiki-Meridian-Shiatsu beziehen wir uns auf ein orbitales Meridiansystem, das entlang beider Körperseiten verläuft. Es ist wichtig zu verstehen, dass diese Karten zwar hilfreich sind, um das Konzept der Meridiane zu verstehen, aber keine genauen Positionen angeben. Meridiane sind Kanäle, durch die Ki fließt, und sowohl Meridiane als auch Tsubos können sich je nach Position der Patient:innen und Zustand der Meridiane verschieben. Zusammenfassend lässt sich sagen, dass Shiatsu-Behandlungen, die nicht auf die Meridiane abzielen, zu Physiotherapien werden und ihre Verbindung zur ostasiatischen Medizin verlieren.

WELCHE BEDEUTUNG HAT DAS HARA IM SHIATSU?

Hara, ein Begriff, der sich auf den Bauchbereich des Körpers bezieht, spielt im Shiatsu eine grundlegende Rolle, da er sowohl als energetisches als auch als physisches Zentrum dient. In der japanischen Tradition, einschließlich der Kampfkünste und Heilpraktiken wie Shiatsu, gilt das Hara als Quelle der Vitalität, Erdung und persönlichen Kraft. Das Hara wird als der Kern des Körpers betrachtet, der unser energetisches Zentrum im Unterbauch beherbergt, direkt unter dem Nabel, wo unsere Lebensenergie (Ki) gespeichert und kultiviert wird. Beim Seiki-Meridian-Shiatsu konzentriert sich die praktizierende Person darauf, aus ihrem eigenen Tan Den heraus zu arbeiten und es als Zentrum des Gleichgewichts und in der Absicht zu nutzen, sich tief mit dem Energiefeld der Patient:innen zu verbinden. Das Prinzip besteht darin, dass das Ki der praktizierenden Person von ihrem Tan Den in ihre Berührung fließen sollte, um einen energetischen Austausch zu ermöglichen.

Beim Seiki-Meridian-Shiatsu dient das Hara als spezifische Behandlungszone und energetische Schnittstelle, die es der praktizierenden Person ermöglicht, sich mit jedem Meridian der Patient:innen zu verbinden, der im Moment die Seiki-Energie trägt. Während einer Behandlung verbindet sich die praktizierende Person in der Regel dreimal mit dem Seiki im Hara: zu Beginn, nach einer vorbereitenden Ganzkörperbehandlung (Kata) und nach der spezifischen Behandlung. Diese Verbindung mit der Seiki-Energie im Hara kann zu einem tiefgreifenden transformativen Heilungsprozess beitragen.

Sowohl für die praktizierende Person als auch für die Patient:innen ist die Verbindung zum Tan Den unerlässlich, um Erdung und Stabilität zu erreichen. Der praktizierenden Person wird beigebracht, sich von ihrem Tan Den aus zu bewegen und Druck auszuüben, anstatt nur mit ihren Händen oder Fingern. Dieser Ansatz erzeugt eine stabile, ruhige und geerdete Energie, die mit den Klient:innen in Resonanz steht und ihnen hilft, sich mit ihrem eigenen Zentrum zu verbinden.

BRAUCHT SHIATSU EINE DIAGNOSE?

Es gibt vier grundlegende Diagnosearten, die von der praktizierenden Person zur Beurteilung des körperlichen Zustands und zur Steuerung der Behandlung eingesetzt werden:

- **Bo-shin** umfasst die Betrachtung und Beobachtung der Klient:innen, um Informationen über ihre körperlichen und emotionalen Zustände zu sammeln. Dazu gehören die optische Erfassung von Hautton, Körperhaltung, Körperform, Bewegung und Gesichtsausdruck. Die Beobachtung erstreckt sich zudem auf das allgemeine Verhalten, das Energieniveau und den emotionalen Zustand.

- **Mon-shin,** die Erkundigung nach dem Zustand der Patient:innen, umfasst ein ausführliches Gespräch oder eine Konsultation, bei der nach der Krankengeschichte, dem Lebensstil und spezifischen Symptomen gefragt wird. Diese Form der Diagnose hilft, den emotionalen und körperlichen Zustand der Klient:innen zu verstehen, einschließlich früherer Krankheiten, aktueller Beschwerden, Schlafmuster, Ernährung und Stresslevel.

- **Bun-shin** ist die Praxis, zuzuhören und manchmal auch zu riechen, um diagnostische Informationen zu erhalten. Die gebende Person hört auf die Stimme, die Atmung und alle anderen Geräusche, die vom Körper der Klient:innen ausgehen, wie auch Gelenkgeräusche oder ein Gurgeln im Bauchraum.

- **Setsu-shin** ist der Grundpfeiler der Shiatsu-Diagnose und beinhaltet das Berühren und Abtasten, um den Zustand des Körpers zu fühlen, insbesondere des Hara und der Meridiane.

Die Diagnose im Shiatsu sollte auf einer tiefen Ebene der Verbindung, des Einfühlungsvermögens, der Akzeptanz, des Mitgefühls und der Empathie erfolgen – Eigenschaften, die für das Herz grundlegend sind. Daher sollte es für die Praktizierenden selbstverständlich sein, aus tiefstem Herzen zu diagnostizieren. Zum Beispiel sollte sich die Berührungsdiagnose nicht nur darauf konzentrieren, das Hara der Patient:innen abzutasten, um Rückschlüsse auf den physischen Zustand der Haut, des Gewebes und der Organe zu ziehen. Stattdessen dient die Berührung dazu, die Verbindung zur eigenen inneren Heilkraft (Seiki) zu bestätigen, sowohl in der gebenden als auch der empfangenden Person.

Von außen betrachtet mag es beispielsweise so aussehen, als würde die praktizierende Person die diagnostische Zone des Perikards im Hara abtasten und dabei feststellen, dass dort etwas vor sich geht. Wird jedoch wirklich mit Ki gearbeitet, geschieht Folgendes: Durch die Verbindung mit ihrem Seiki „weiß“ die praktizierende Person instinktiv in ihrem Herzen, dass es der Perikard-Meridian ist, der derzeit die Seiki-Energie trägt. Sie berührt einfach die entsprechende Zone im Hara und bestätigt und manifestiert so ihre Verbindung zum Seiki im Körper der Patient:innen.

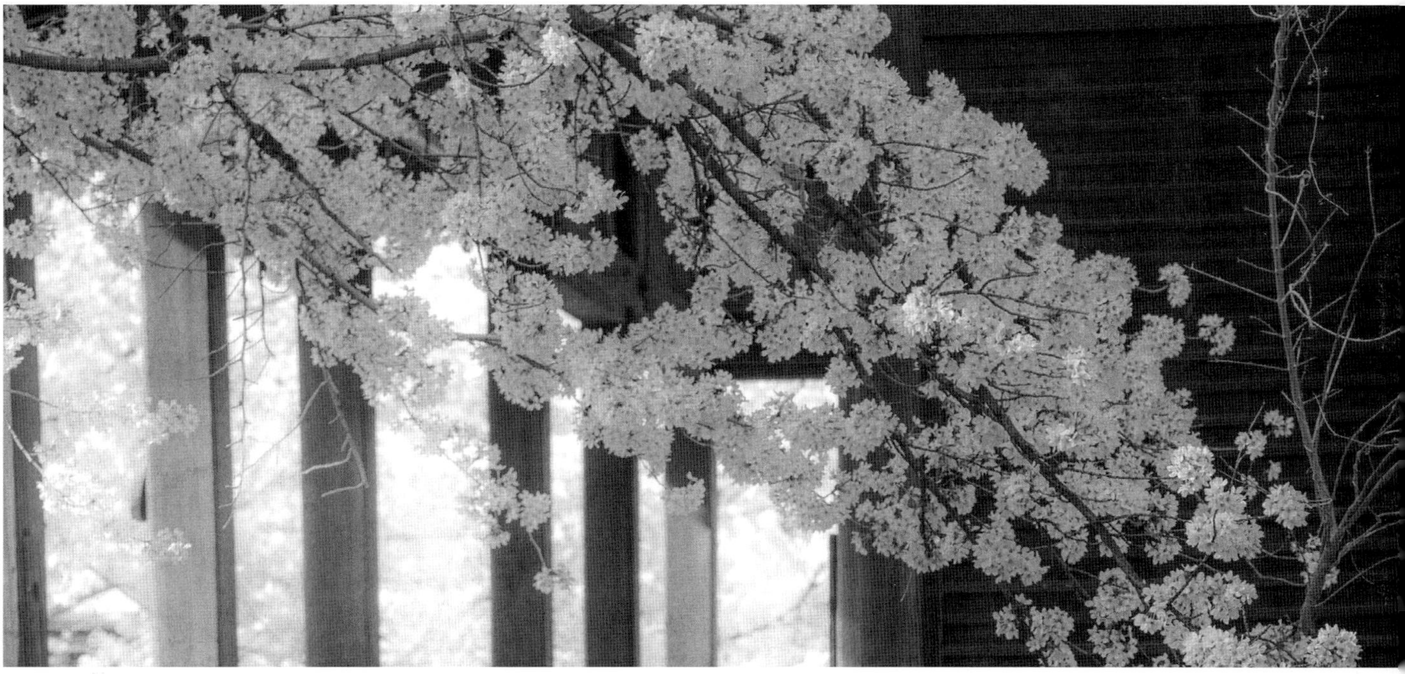

WAS ZEICHNET EINEN GUTEN PRAKTIKER / EINE GUTE PRAKTIKERIN AUS?

Einer der Hauptgründe, Shiatsu-Praktiker:in zu werden, ist der Wunsch, anderen auf sinnvolle Weise zu helfen. Praktiker:innen arbeiten mit Einzelpersonen und Gruppen jeden Alters, von Kindern bis zu älteren Menschen, und unterstützen diejenigen, die mit Schmerzen zu kämpfen haben, sich von Verletzungen erholen oder Schwierigkeiten haben, mit dem Stress und Druck des täglichen Lebens umzugehen.

Viele fühlen sich von der Möglichkeit angezogen, ihre persönlichen Fähigkeiten und praktischen Fertigkeiten in Einklang mit ihrem Berufsleben weiterzuentwickeln, und erkennen, dass dieser Weg unendliches Wachstumspotenzial bietet. Shiatsu erfordert eine vielfältige Mischung aus Fähigkeiten, darunter praktische Übung, theoretisches Verständnis und effektive Kommunikation.

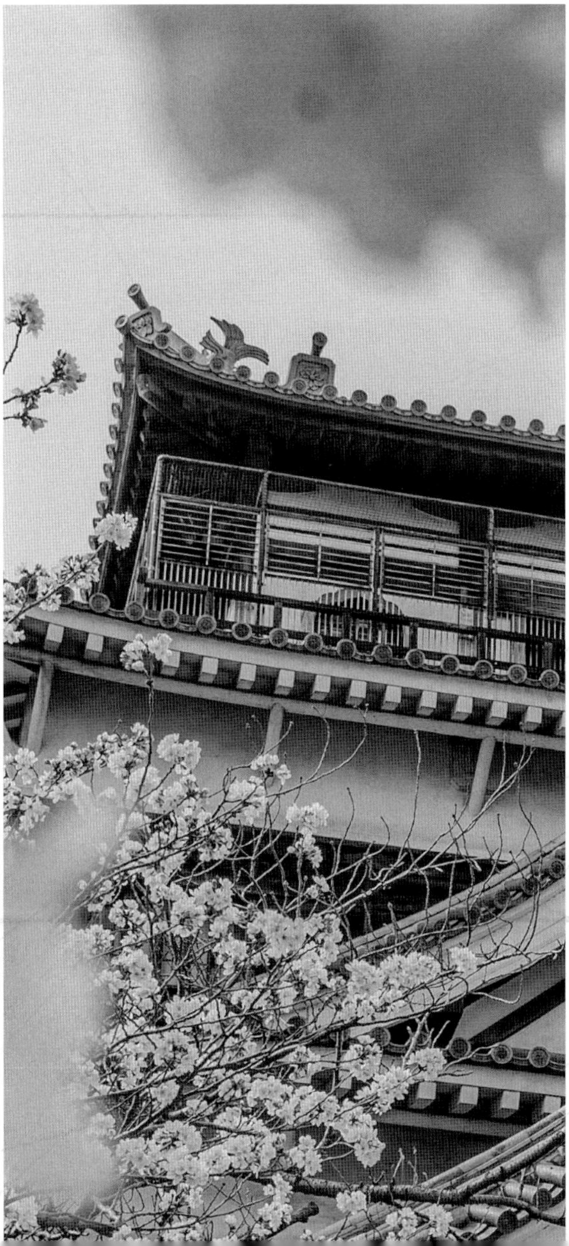

„Shiatsu ist die Kunst, direkt zu berühren! Mit lebendigem Interesse für die Menschen, mit Freude, Bescheidenheit und Herzenswärme.

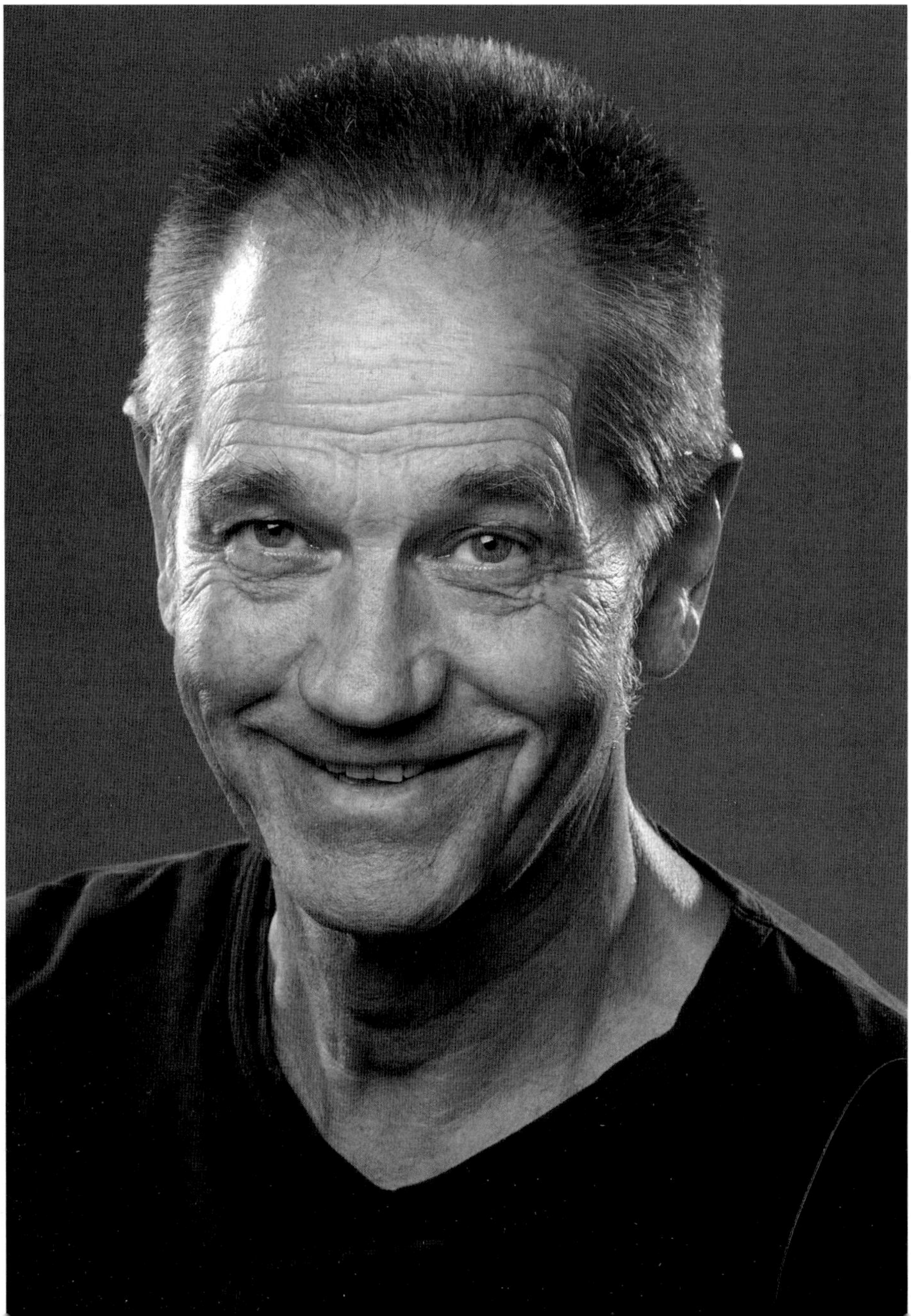

WILFRIED RAPPENECKER

Wilfried Rappenecker arbeitet als Arzt für Allgemeinmedizin überwiegend mit Shiatsu. Er absolvierte zwei Shiatsu-Ausbildungen: bei Wataru Ohashi in New York sowie bei Saul Goodman im Kiental in der Schweiz. Weitere wichtige Lehrer:innen waren Pauline Sasaki, Iona Teaguarden (Jin Shin Do) und Hugh Milne (Craniosacralarbeit).

1987 gründete Wilfried Rappenecker die Schule für Shiatsu Hamburg, deren Leiter er bis 2017 war. Bis 2016 leitete er auch die Internationale Shiatsu Schule Kiental. Auf seine Initiative hin starteten 2004 die Europäischen Shiatsu-Kongresse, kurz ESC. Der 7. ESC fand 2023 in Kiental statt.

Weiters ist er Mitbegründer der Gesellschaft für Shiatsu in Deutschland (GSD) und Autor, Co-Autor bzw. Herausgeber von bisher sieben Büchern zu Shiatsu, u.a. „Yu Sen – Shiatsu für Anfänger", „Fünf Elemente und zwölf Meridiane", „Atlas Shiatsu – die Meridiane im Zen-Shiatsu" (zusammen mit Meike Kockrick) und „Fälle aus der therapeutischen Shiatsu-Praxis" sowie zahlreicher Artikel zum Thema Shiatsu.

Kommunikation für Freiheit und neue Wege

Mehr über Wilfried Rappenecker findest Du hier:

www.wilfriedrappenecker.eu

Anmerkung d. Herausgebers: Wilfried bezieht sich in seinem Beitrag auf viele Artikel, die Du auf eben dieser Website findest, unter anderem: „Resonanz", „Lokales Shiatsu", „Lebendige Meridiane", „Innere Techniken".

WAS IST DIE ESSENZ VON SHIATSU?

Shiatsu ist Berührung; Berührung in Respekt vor der Integrität des anderen Menschen ist Begegnung und Kommunikation. Die Begegnung findet im Shiatsu zunächst auf der körperlichen Ebene statt, erreicht jedoch sehr rasch auch alle anderen Anteile der Persönlichkeit eines Menschen – wie den größeren energetischen Körper, seine Seele und seinen Geist. In der konkreten physischen Arbeit im Shiatsu begegnen wir dem anderen Menschen auch auf den immateriellen Ebenen seiner Existenz.

Wie immer, wenn Menschen zusammenkommen, bilden Behandler:in und Klient:in einen gemeinsamen Resonanzraum, den ich gerne als therapeutischen Raum bezeichne (Näheres dazu in meinem Artikel „Resonanz im Shiatsu"). Die behandelnde Person agiert bewusst mit den wahrgenommenen Besonderheiten, welche dieser Raum in der jeweiligen Situation aufzeigt. In diesem Raum findet die multidimensionale Begegnung von Shiatsu statt. Es braucht eine große Offenheit und gleichzeitig Zentrierung auf Seiten der behandelnden Person, um unterschiedliche Anteile des anderen Menschen zu erahnen, zu erfassen und eine sinnvolle Vorgehensweise zu finden.

Aus meiner Sicht ist das Ziel unserer Arbeit weniger eine Korrektur von Ungleichgewichten im energetischen und physischen Körper des anderen, wie beispielsweise der Ausgleich von Kyo und Jitsu. Vielmehr geht es darum, die energetische Kommunikation der verschiedenen Anteile im umfassenden energetischen Körper des Menschen zu erleichtern, indem wahrgenommene Hindernisse einer solchen Kommunikation in der Behandlung direkt oder indirekt angesprochen werden. Dabei nimmt die behandelnde Person nicht nur die Beschaffenheit des Körpers und der energetischen Räume wahr, sondern auch, welche Freiheit der andere Mensch hat, die gesetzten Impulse zu integrieren und darauf zu reagieren.

Die erleichterte Kommunikation bietet ein Mehr an Freiheit. Dies erleben die Klient:innen als Entlastung und als Bereicherung, mitunter auch als körperliche oder emotionale Herausforderung. In dieser Freiheit öffnen sich innere Tore und Blockaden, sodass die dem Menschen innewohnende und für die Gesundheit zentrale Fähigkeit zur Selbstregulation zum Zuge kommen kann. Körperlich, seelisch und geistig werden neue Wege sichtbar und begehbar.

Von besonderer Bedeutung ist hierbei eine sich im Verlauf der Behandlungen vertiefende Selbstwahrnehmung der empfangenden Person, was die eigene Situation und Beschwerden besser verstehbar macht und neue Lösungen finden lässt. So kann sie erkennen, wie ihre aktuelle Situation mit ihrer umfassenden Lebensweise zusammenhängt, und wie sie diese durch Änderungen selbst positiv zu beeinflussen vermag. Das begleitende Gespräch bietet im Shiatsu viele wertvolle Möglichkeiten, ein solches tieferes Verständnis anzuregen und zu unterstützen.

WELCHE GRUNDPRINZIPIEN SIND IM SHIATSU ENTSCHEIDEND?

Wichtig sind mir fünf Grundprinzipien:

- Respekt für die Integrität des anderen Menschen
- Behandlungsposition und Ausrichtung
- direkter Tiefenkontakt und Tiefenrhythmus
- Halten in der Tiefe
- Tiefe durch Ausdehnung erreichen

Wenn man in einer solchen Weise in der Behandlung vorgeht, wird schnell klar, dass für das Erreichen der Tiefe kein großer Druck ausgeübt werden muss. Tiefenkontakt wird im Shiatsu nämlich vorzugsweise nicht durch großen Druck, sondern durch **Ausdehnung der Schultern und der Arme** erreicht. Ausdehnung bei guter Präsenz im eigenen Körperraum ermöglicht einen ganz eigenen Druck, unter dem sich der Körperraum in der empfangenden Person nicht verdichtet – stattdessen kann sich Weite entfalten.

Bei Bedarf lässt sich der spezielle Druck durch Ausdehnung und Weite allerdings wunderbar mit dem Druck durch Einsatz des Körpergewichtes ergänzen. Ein solcher größerer Druck ist beispielsweise hilfreich, wenn die empfangende Person an einer bestimmten Stelle in ihrem Körper einen großen Druck aufgebaut hat. Dieser kann gelöst werden, wenn wir ihm quasi auf Augenhöhe mit gleich großem Gegendruck und in Weite begegnen.

Dabei achtet die behandelnde Person darauf, dass der durch Körpergewicht erzeugte Druck die Weite durch Ausdehnung nicht aufhebt und sich der eigene Körper nicht verdichtet. Das würde zum Beispiel geschehen, wenn sie sich in Schultern und Armen anspannt. Leichtigkeit und Weite sollen in nahezu jeder Begegnung von Shiatsu erhalten bleiben (siehe auch meinen Artikel „Innere Technik der Aufrichtung und Ausdehnung“).

WAS IST KI UND WELCHE ROLLE SPIELT ES IM SHIATSU?

2007 schrieb ich in einem Beitrag zum 2. Europäischen Shiatsu-Kongress: „Ich weiß nicht, was Ki oder Energie ist." Heute muss ich gestehen, dass ich es nach über 40 Jahren Shiatsu-Praxis immer noch nicht weiß. Jedoch mache ich Erfahrungen in meinem Leben wie auch in meinem Shiatsu, die sich mit der Betrachtungsweise der gängigen Naturwissenschaften nicht erklären lassen. Dafür braucht es ein anderes Erklärungsmodell.

„Ki" kann ebenso wie „Energie" solch ein anderes Erklärungsmodell sein, das menschliche Erfahrungen in einen für unseren Geist sinnvollen Zusammenhang bringt, sodass wir im Leben wie auch in unserer Arbeit weniger verwirrt sind. Ki ist dabei ein wirklich genial einfaches Konzept, welches davon ausgeht, dass allem, was existiert, materiell wie immateriell, eine lebendige Kraft innewohnt, eine Kraft, welche unser Leben und unsere Wirklichkeit bestimmt. Etwas, das so wichtig in unserem Leben ist, sollten wir uns genauer anschauen. Das möchte ich auf den folgenden Seiten in Bezug auf unsere Shiatsu-Praxis tun.

Selbst wenn wir uns im Shiatsu lediglich auf eine rein physische Behandlungsweise konzentrieren und uns Ki überhaupt nicht interessiert, arbeiten wir dennoch mit Ki. Die Existenz der physischen Strukturen unseres Körpers wie Knochen, Muskeln, Faszien, Blutgefäße, Nerven usw. sind nach dem oben genannten Modell Ausdrucksformen von Ki. Die Berührung und Stimulierung solcher Strukturen bewegt Ki, auch wenn wir uns dessen nicht bewusst sind. Die Wirkungen auch einer rein physischen Behandlung reichen darum deutlich über das Körperliche hinaus. Aus diesem Grund können auch die Shiatsu-Behandlungen von Anfänger:innen tiefe Wirkungen zeigen.

Mit den in Ausbildung und Praxis wachsenden Erfahrungen wird immer deutlicher, dass die Spuren der Wirkung von Ki sich nicht auf das Körperliche beschränken. Ki geht über das Physische hinaus, umgibt es quasi und geht in Kontakt und Verbindung mit anderen Ki-Feldern. Auch Gedanken, Gefühle, Emotionen, selbst Aufmerksamkeit können wir als Felder von Ki verstehen, die sich gegenseitig beeinflussen, miteinander kommunizieren und in Resonanz treten. Wir können sie in unserer Arbeit – teilweise – wahrnehmen und „zuschauen", wie sie sich unter der Berührung verändern.

Materielle Strukturen haben klare Umrisse und eindeutige Grenzen. Ich kann genau bestimmen, wo ein materielles Gebilde ist und wo es nicht ist. Bei energetischen Feldern hingegen ist solch eine eindeutige Aussage nicht möglich. Ki scheint keine klaren Grenzen zu haben, vielmehr scheinen energetische Strukturen grundsätzlich mit ihrer Umgebung verbunden zu sein, in sie überzugehen, eine Einheit mit ihr zu bilden.

Das wiederum scheint in der Natur von Ki begründet zu liegen, die man als einen – mehr als dreidimensional – schwingenden Raum beschreiben könnte, welcher immer und sofort in Resonanz mit benachbarten schwingenden Räumen tritt. In der praktischen Shiatsu-Arbeit ist es sehr hilfreich, wenn man Ki und seine Wirkungen im Menschen teilweise spüren oder „sehen" kann. Diese energetische Wahrnehmung beruht ebenfalls auf dem Resonanz-Phänomen. Das Wahrnehmungsorgan ist dabei der Resonanzkörper der wahrnehmenden Person; nicht ihre Augen oder Hände, sondern ihr ganzer Körper, der ganze Mensch. Die Fähigkeit, Energetisches über Resonanz wahrzunehmen, ist in jedem Menschen angelegt. Jeder Mensch „kann" das, einfach weil wir Resonanzwesen sind.

Wenn Studierende einer Shiatsu-Ausbildung lernen wollen, Energetisches wahrzunehmen, geht dies zu Beginn mitunter nicht. Das mag daran liegen, dass die energetischen Muster oftmals als sehr schwach empfunden werden, dazu unscharf, mitunter verschwommen. Wenn Studierende erstmals in den Körper „hineinschauen", ist es für viele kaum zu glauben, dass diese anfangs vielleicht als schemenhafter Nebel erfahrenen Eindrücke etwas Reales, geschweige denn etwas Wichtiges oder gar Verlässliches in unserer Arbeit darstellen. Wenn man aber mit dieser Art der Wahrnehmung vertrauter wird, ist paradoxerweise in dieser unscharfen Welt eine große Klarheit möglich. Man kann „sehen" oder spüren, was da ist und wie es sich unter unseren Händen verändert.

Ein anderer möglicher Grund dafür, dass Studierende anfangs Ki oftmals nicht wahrnehmen können, liegt in ihrem Bemühen, ihrer Anstrengung. Die ist verständlich, denn sie versuchen ja etwas zu tun, was sie nicht kennen und von dem sie nicht sicher sind, ob sie es überhaupt können. Wenn sie dann vertrauter damit werden und immer entspannter, dann geht es plötzlich wie von selbst.

Ich erkläre mir dieses Phänomen so, dass wir Ki als schwingenden Raum grundsätzlich nur über Resonanz direkt erfahren können. Dazu benötigen wir Weite und Entspannung in unserem Körper und in unserem Geist. Jeder innere Zustand, der diese Weite einschränkt – wie zum Beispiel Stress dies tut, ebenso eine übergroße Absicht, Anstrengung oder Angst, zu versagen –, wird zu einem Hindernis dabei, in Resonanz zu treten und wahrzunehmen.

Unser Resonanzorgan arbeitet eben am besten, wenn wir wach und entspannt sind, nichts erreichen wollen und nur beobachten, welche Eindrücke dann „wie von selbst" in uns auftreten. Darum sollten wir niemals angestrengt versuchen, etwas wahrzunehmen, was wir nicht wahrnehmen. Stattdessen sollten wir uns entspannen und uns bewusst werden, was wir bereits wahrnehmen, empfinden, spüren oder „sehen".

Einige Worte zum Wahrnehmen von Ki: Unsere Sprache hat kein Wort dafür, darum sprechen wir ersatzweise von „sehen", spüren oder ahnen. Die Tatsache, dass in den modernen europäischen Sprachen kein passendes Verb hierfür bekannt ist, zeigt, dass diese natürliche Fähigkeit des Menschen in unserer Kultur nicht eindeutig thematisiert wird. Diese Art von Wahrnehmung gilt als völlig unzuverlässig und wird allenfalls im emotionalen Erleben akzeptiert, hier mitunter auch gefeiert und überhöht.

Tatsächlich erleben wir die Eindrücke, die wir über unser Resonanzorgan erfahren, zuallererst als ein Gefühl. Wir empfinden etwas, dann folgt – oft sehr schnell – die rationale Zuordnung des Empfundenen in den Kontext, den wir für den dafür passenden halten. Sehr hilfreich für die Resonanzfähigkeit und damit für die Wahrnehmung von Ki ist es, wenn die wahrnehmende Person sich selbst in ihrem dreidimensionalen Körper spürt, wenn sie darin ruht. Das Ruhen in unserem eigenen Körper-Geist-Raum, dabei im Boden verankert, lässt Weite entstehen, fördert die Entspannung, verhindert übergroße Absicht und Stress und befreit unseren Resonanzkörper.

Um Ki konkret zu erfahren, reicht es allerdings nicht aus, entspannt und offen zu sein. Es braucht noch etwas anderes, nämlich Klarheit und Präsenz. Durch eine klare und fokussierte Aufmerksamkeit wird es in Verbindung mit einem gelassenen Zustand innerer Weite möglich, an einem Ort von Interesse zu verweilen und auftretende Eindrücke zu sammeln. Dies ermöglicht eine differenzierte Wahrnehmung, notwendige Reflektion und gezieltes Handeln.

Ich möchte auf ein weiteres Phänomen aufmerksam machen, das mich lange Zeit sehr beschäftigt hat: Resonanz zwischen Menschen wird ausschließlich subjektiv erlebt. Entsprechend ist auch Ki nur subjektiv erfahrbar. Ich kann ein Ki-Feld ahnen, spüren, „sehen", ich kann jedoch keine objektiv belastbare Aussage darüber machen. Die Spuren der Wirkung von Ki in der Natur oder im menschlichen Körper kann ich zwar messen und dadurch objektiv – das heißt reproduzierbar – nachweisen. Das Ki-Feld selbst jedoch entzieht sich der direkten Messung.

In unserem Alltagsbewusstsein machen wir kaum einen grundsätzlichen Unterschied zwischen dem, was wir erfahren und spüren und dem, von dem wir glauben, dass es objektiv vorhanden ist. Entsprechend gehen viele Shiatsu-Praktiker:innen und vor allem Shiatsu-Lehrer:innen davon aus, dass das in der Behandlung subjektiv Erfahrene auch objektiv so sei. Das ist jedoch nicht der Fall, denn Ki wird erlebt.

Mehr noch: Menschliches Erleben ist immer subjektiv; es ist unmöglich, irgendetwas objektiv zu erleben. Die vielfältigen physischen, seelischen und geistigen Empfindungen und ihre Zuordnung in unserem Leben sind grundsätzlich subjektiver Natur. Zuerst empfinden wir, erst danach reflektieren wir – manchmal. Auch einem anderen Menschen können wir ausschließlich subjektiv begegnen. Eine objektive Begegnung ist nicht möglich.

In der Shiatsu-Praxis – wie auch in unserem sonstigen Leben – ist dieser Umstand sehr wichtig. Therapeut:in und Klient:in begegnen einander auf einer Ebene der subjektiven Erfahrung. So können wir auch auf kleine Veränderungen im anderen unmittelbar reagieren und in der Folge einen gemeinsamen Weg gehen. Genau darin liegt die Kraft der Begegnung, auch einer therapeutischen Begegnung: sich vom anderen Menschen subjektiv gesehen und verstanden zu fühlen, gibt das Gefühl von Sicherheit. Zugleich liegt in der Subjektivität das Potenzial dafür, konkret in der Begegnung zu sein. Denn die objektive bzw. für objektiv gehaltene Betrachtung kann grundsätzlich eine entscheidende Größe nicht berücksichtigen – nämlich die Besonderheit dieses Menschen und dieses Moments.

Es – die grundsätzlich subjektive Natur menschlichen Erlebens – bedeutet aber auch, dass immer die Unschärfe des Energetischen vorhanden ist, selbst dann, wenn wir glauben, ganz sicher zu sein. Aus diesem Grund ist es von großer Bedeutung, das subjektiv Erfahrene in der Praxis wie auch im Unterricht niemals als eine objektive Wahrheit zu präsentieren und so dem anderen die Freiheit der eigenen Wahrnehmung und Einschätzung zu nehmen.

Die direkte Arbeit mit Ki im Shiatsu ist möglich. Sie macht viel Freude und ist sehr befriedigend. Sie funktioniert umso besser, je mehr wir die Muster eines Ki-Feldes wahrnehmen, wenn wir ihre Wirkung in uns als Behandler:innen spüren können. Dazu möchte ich als praktisches Beispiel das „Lokale Shiatsu"[2] mit einem Gelenksraum wie einem Knie, einer Hüfte oder einer Schulter beschreiben. Nachdem uns die Klient:innen mit Informationen über den betreffenden Bereich versorgt haben, ist es gut, diesen erst einmal für ein paar Minuten in den Händen zu halten oder zu berühren und abzuwarten, welche – subjektiven – Eindrücke von dem gehaltenen Raum auftauchen. Dabei zeigt sich, dass ein energetischer Raum immer Muster aufweist – er ist immer strukturiert, niemals diffus. Ein sehr interessantes Phänomen.

Und: In der energetischen Wahrnehmung gibt es Eindrücke, die quasi sofort im Moment der ersten Berührung da sind. Andere hingegen zeigen sich erst nach einiger Zeit, vielleicht nach zwei oder drei Minuten, vielleicht dauert es noch länger. Es heißt also, geduldig abzuwarten, allen Wahrnehmungen – den spontanen und den sich entwickelnden – gleich viel Aufmerksamkeit zu schenken und sich zu erlauben, über das dann Erfahrene zu staunen und sich darüber zu freuen.

Sind Muster spürbar geworden, wird es wichtig, sich für einen Teilbereich zu entscheiden, die eigene Aufmerksamkeit darin zu verankern und den ganzen Knie-, Hüft- oder Schulterraum von diesem kleinen Zentrum aus zu behandeln. Die Behandlung erfolgt intuitiv mit der fokussierten Aufmerksamkeit, ebenso aber auch mit den Händen, Daumen, Fingern, Ellenbogen etc. Wahrgenommene Muster wie Kyo oder Jitsu werden mit der entspannten und fokussierten Aufmerksamkeit direkt berührt. Physische Berührung von außen kann dann die Aufmerksamkeit im Inneren des Körperbereiches unterstützen.

Da die Aufmerksamkeit in dem gewählten Bereich verankert ist, kann sehr genau wahrgenommen werden, welche Veränderungen sich dort und in dem ganzen Gelenksraum einstellen. Die weitere Vorgehensweise folgt diesen Bewegungen und Veränderungen mit dem Ziel, den wahrgenommenen Mustern von Ki mehr Freiheit anzubieten, um miteinander in Verbindung zu treten. Auf diese Weise wird der betreffende Raum besser in das Ganze integriert, ist weniger getrennt, wodurch sich eine größere Freiheit zu Veränderungen eröffnet.

Die fokussierte Aufmerksamkeit der behandelnden Person selbst ist ein wirksames Instrument in der Arbeit mit Ki-Mustern. Ich erkläre mir das so, dass die Aufmerksamkeit selbst ein Ki-Feld ist, welches ich willentlich auf einen bestimmten Fokus hin ausrichten kann. Mein Ki-Feld geht dann automatisch in Resonanz mit dem angesprochenen Ki-Feld im (oder am) Körper der empfangenden Person. Dieses reagiert auf die Qualität meines Ki-Feldes. So kann ich sehr fokussiert berühren oder auch sehr viel Freiheit und Weite anbieten.

Begegne ich beispielsweise im „Lokalen Shiatsu" [2] einem Jitsu, so kann ich dem Jitsu Leichtigkeit und Weite anbieten, indem ich mir eine solche Leichtigkeit und Weite lebendig vorstelle und auch in mir entstehen lasse. Ich schaue zu, wie es sich unter meiner weiten Präsenz zu verändern beginnt. Begegne ich einem bedürftigen Kyo, so kann meine Aufmerksamkeit das Zentrum dieses

Kyo fokussiert berühren und zuschauen, wie es sich – zunächst häufig zögernd – auf diese Berührung einlässt und dann beginnt, sich zu verändern, sich aus der Spannung der Bedürftigkeit zu lösen und lebendiger zu werden. Hierzu braucht es meist etwas Geduld.

Eine solche Berührung mit fokussierter Aufmerksamkeit, welche das Ki-Feld im Körper der empfangenden Person in Bewegung kommen lässt, kann wenige Minuten dauern. Sie kann aber auch fünfzehn Minuten oder gar eine halbe Stunde in Anspruch nehmen – so lange, wie der Prozess interessanter Veränderungen andauert. Es wird immer Veränderungen geben. Nichts bleibt, wie es ist, das liegt in der Natur des Energetischen. In meinem Artikel „Innere Techniken" [1] habe ich die Grundlagen dieser Arbeit ausführlich beschrieben und erklärt.

Auch Meridiane sind Ki-Felder. Sie sind wie alles Energetische direkt erfahrbar, jedoch – bisher – nicht objektiv nachweisbar. Die in einem Atlas oder auf Meridiankarten beschriebenen Linien bestehen nur in Büchern, jedoch nicht in dieser Form im menschlichen Körper. Solche Abbildungen erzeugen die Illusion, als seien Meridiane an den beschriebenen Stellen objektiv vorhanden. Tatsächlich jedoch sollen sie lediglich Hinweise geben, dass dort, wo im Buch die Linien entlanglaufen, etwas Interessantes in Bezug auf den Meridian, sein energetisches Organ und den Menschen erfahren werden kann. Es ist darum sehr wertvoll, nicht blind solchen Linien zu folgen, sondern sich auf die Begegnung mit dem Meridian als energetischem Raum einzulassen.

Tun wir das, dann finden wir im Verlauf eines Meridians quasi eine Landschaft mit unterschiedlichen Stellen vor, die besonders sind, anders als die umgebenden Bereiche, und unsere wache Aufmerksamkeit auf sich ziehen, seien sie nun kyo oder jitsu oder in einem anderen energetischen Zustand. Wie im „Lokalen Shiatsu" [2] können wir direkt mit diesen Stellen arbeiten, sie mit „Inneren Techniken" [1] in Beziehung zueinander setzen und zuschauen, wie sie sich unter dieser Arbeit ändern, miteinander kommunizieren und sich besser in das Ganze integrieren.

Wie alle energetischen Felder tragen auch Meridiane Informationen über den Menschen in sich. Solche Informationen erreichen uns, wenn wir offen sind und wie beschrieben in Resonanz mit dem Feld und seine Informationen treten. Wir mögen Emotionen, Bedürfnisse oder Konflikte spüren, aber auch Stärken und Potenzial erahnen. Und wir können uns und dem Feld des Meridians konkrete Fragen stellen, beispielsweise welche Möglichkeiten bzw. Einschränkungen dieser Mensch erlebt, positive Aspekte der Organ- und Meridian-Funktion in seinem Leben zu nutzen bzw. zu verwirklichen. Auch hier erfahren wir die Antworten im Resonanzfeld zunächst als ein Gefühl, welches wir dann entsprechend unseres Eindrucks von diesem Menschen interpretieren. Eine spannende Arbeit.

Als letztes Beispiel für die Rolle von Ki im Shiatsu möchte ich die Arbeit mit seelischen Themen erwähnen, wie beispielsweise seelischen Krisen, traumatischen Belastungen oder Angstzuständen. Seelische Krisen zeigen sich spürbar im Ki-Feld eines Menschen, sowohl beispielsweise in der Stimmung, die es in uns als Behandler:innen auslöst, als auch im Körper der Empfänger:innen, wo es sich an unterschiedlichen Stellen deutlich manifestieren kann.

Wenn wir in einer Behandlung mit dem Ki-Feld des gesamten Menschen in Resonanz treten, können wir zuschauen, wie es sich verändert – manchmal langsam und kaum merklich, manchmal sehr plötzlich und deutlich. In der Beobachtung solcher Veränderungen erfahren wir, welche Bereiche im energetischen und physischen Körper des Menschen in dieser Krisensituation besonders hilfreich sind und berührt werden wollen. Ebenso können wir auch fragen, wo eine bestimmte Empfindung oder Not wie beispielsweise Angst, seelischer Schmerz oder Ärger in seinem Körper für ihn am deutlichsten spürbar ist. Dabei betrachten wir wie oben beschrieben sein Energiefeld und seinen Körper, während er von seiner Situation und seinem Anliegen an die Behandlung berichtet.

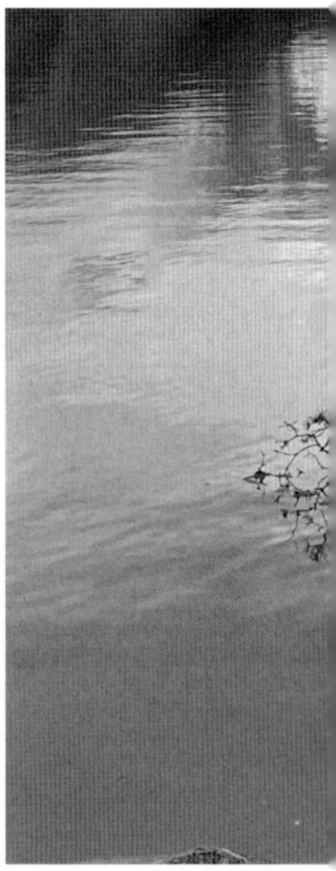

Die Wahrnehmung des Ki-Feldes eines anderen Menschen erfordert eine mental entspannte und dabei präsente Haltung von uns selbst. Belohnt werden wir mit Eindrücken und Empfindungen davon, wo sich das Berichtete im energetischen und physischen Körper des Menschen widerspiegelt.

Oft beginne ich dann eine Behandlung, indem ich erst einmal einfach nur dasitze mit einer Hand auf einer solchen besonderen Stelle – oder auch einfach auf dem Hara oder dem Rücken – und mich frage, worum es hier geht, was hier ansteht oder gebraucht wird, welche Sehnsucht dieser Mensch hat, welche Not er erlebt oder Ähnliches. Auf diese Weise kommuniziere ich mit dem Ki-Feld dieses Menschen. Wieder kommen die Antworten zuerst als Empfindungen, die der Verstand dann reflektiert und zuordnet.

Wenn wir mit solchen Mustern und Bereichen arbeiten, ist das Ziel immer, dass Ki-Muster lebendiger mit der Umgebung kommunizieren, sich ausgleichen und freier darin werden, sich zu verändern. Diese Freiheit öffnet der erstaunlichen Selbstregulierungsfähigkeit des energetischen, physischen und seelischen Körpers Fenster und Türen, sodass andere Lösungen gefunden werden können.

Abschließend möchte ich noch eine Beobachtung ansprechen, die besonders in der Arbeit mit seelischen Themen von großer Bedeutung ist. Die Ki-Muster, mit denen wir arbeiten, stehen nie in der Vergangenheit oder in der Zukunft, auch wenn unsere Klient:innen dies glauben mögen, und beispielsweise Erfahrungen in der Vergangenheit für ihren jetzigen Zustand verantwortlich machen. Auch Psychotherapie vermittelt mitunter ein solches Verständnis.

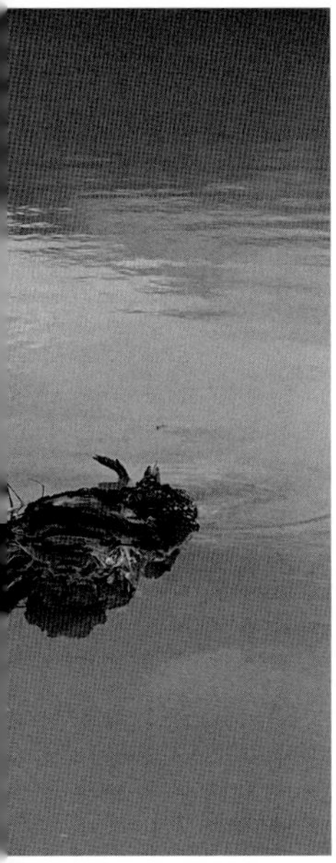

Das Leben eines Menschen kann kompliziert und derart verknotet sein, dass keine Lösung mehr sichtbar ist und Verzweiflung sich ausbreitet. Die dieser Situation zugrunde liegenden Ki-Muster im Körper des Menschen jedoch sind niemals kompliziert. Sie sind im Gegenteil immer einfach. Und sie spiegeln immer nur die augenblickliche Situation eines Menschen wider. Es scheint keine Vergangenheit zu geben, sondern immer nur Gegenwart – Ki ist offensichtlich immer nur jetzt.

Natürlich haben Ereignisse und Erfahrungen der Vergangenheit Einfluss auf unsere heutige Realität. Allerdings nur insofern, als Muster, die unter dem Eindruck der damaligen Ereignisse entstanden sind, auch in der Gegenwart tagtäglich neu erzeugt und aufrechterhalten werden. Es kann in unserer Arbeit daher nicht darum gehen, in der Vergangenheit Erlittenes wiedergutzumachen, weil das nicht möglich ist. Wohl aber kann Shiatsu Türen öffnen zu einem anderen, fruchtbareren Umgang mit dem, was erfahrenes oder aktuelles Leid auslöst.

Die Freiheit, die Shiatsu über die Einflussnahme auf das Ki-Feld des Menschen anbietet, ist die Freiheit, im Innen wie im Außen neue Möglichkeiten, neue Wege zu finden und auch zu gehen. Pauline Sasaki, eine meiner Lehrerinnen, sagte einmal, dass alles, was Shiatsu zu bieten habe, ein wenig mehr Freiheit sei.

WELCHE BEDEUTUNG HABEN DIE MERIDIANE IM SHIATSU?

Meridiane stellen aus meiner Sicht lediglich eine Option neben vielen anderen Möglichkeiten der Orientierung und der konkreten manuellen Arbeit im Shiatsu dar. Es war Shizuto Masunaga, der die Arbeit mit Meridianen ins Shiatsu gebracht hat, nachdem diese in dem damals vorherrschenden Shiatsu nach Namikoshi keine wesentliche Rolle gespielt hatten. In dem von Masunaga entwickelten Iokai-Shiatsu jedoch sind die Meridiane theoretisch und in der praktischen Arbeit das zentrale Element. Offensichtlich verstand er sie vorrangig nicht als Linien, denen zu folgen war, sondern darüber hinaus als eine Möglichkeit, Menschen auf einer umfassenden Ebene zu verstehen und manuell zu begegnen. Interessanterweise erwähnt Masunaga in seinen Büchern und auf seiner Karte wohl die Meridiane, geht jedoch nicht näher auf die diesen in der TCM zugeordneten energetischen Organe ein.

In meiner Praxis orientiere ich mich überwiegend auf meridianfreie Weise im energetischen Raum des Menschen. Dies ermöglicht die Wahrnehmung und direkte Arbeit beispielsweise mit einem energetischen Organ, mit dem Raum eines Gelenkes bzw. eines anderen Körperbereiches wie der Hüfte oder des unteren Rückens. Meridianfrei kann ich beispielsweise Stress- und Anspannungsmuster in den Fokus meiner Arbeit stellen, die Kommunikation zwischen den drei Brennkammern stimulieren oder mich auf wahrnehmbare emotionale Zustände konzentrieren.

Vor diesem Hintergrund einer grundsätzlich meridianfreien Orientierung im energetischen Raum setze ich gleichwohl Meridiane vielfach als ein wertvolles Instrument ein. Meridiane bieten die Möglichkeit, unseren Geist auf die Bedeutung dieses Meridians und seines Organs im energetischen Körper auszurichten und eine eingeschränkte Funktion durch fokussierte Aufmerksamkeit ebenso wie durch unsere manuelle Berührung zu beeinflussen. Was Meridiane so wertvoll in unserer Arbeit macht, ist die Tatsache, dass sie den ganzen Menschen und seine Situation widerspiegeln – entsprechend vermag ihre manuelle Stimulierung den ganzen Menschen zu erreichen. Und: Meridiane bieten Verbindungen durch den ganzen Körper an, sodass ich vom Fuß aus mit einer Gallenblasenproblematik im Oberkörper arbeiten kann ...

Natürlich kann ich durch die Arbeit mit einem Meridian auch das diesem zugeordnete energetische Organ in dessen Zuhause in einer der drei Brennkammern erreichen. In den Räumen des Meridianverlaufes kann ich die Situation dieses Organs auf vielfältige Weise erfahren, damit kommunizieren – Impulse geben und die Reaktionen beobachten – und differenziert darauf eingehen.

Dabei bietet mir die Theorie der energetischen Organe und der Meridiane ein weites Feld des Verständnisses dafür, in welcher Situation ein Mensch sich befindet und was gerade geschieht. Beispielsweise mag ich in der Arbeit mit einem Meridian fragen, welche Freiheit dieser Mensch hat, die Funktion dieses Organs oder Meridians zu leben, etwa die Kraft der Leber, die Offenheit des Herzens oder das Vertrauen der Erde. Antworten kommen sofort in Form von Empfindungen und Gedanken. Dies stellt eine für die Arbeit fruchtbare Kommunikation mit dem Meridianfeld eines Menschen dar.

Was aber sind Meridiane eigentlich? Sie sind sicherlich nicht physisch definiert, auch wenn sie die Strukturen des Körpers durchlaufen und dort ihre Spuren hinterlassen. Meridiane sind energetische Gebilde. Als solche sind sie nicht objektiv nachweisbar, sondern wie alles Energetische ausschließlich subjektiv direkt erfahrbar.

Für eine solche Wahrnehmung ist die Ausrichtung der behandelnden Person von Bedeutung. Ein solider Kontakt zum Boden (Verankerung) und eine davon ausgehende entspannte Aufrichtung und Ausdehnung ermöglichen Präsenz und innere Weite. Ein solcher Zustand verstärkt die Resonanzfähigkeit eines Menschen. Dies ist von Bedeutung, denn die Wahrnehmung von und die Kommunikation mit energetischen Gebilden wie dem eines Meridians erfolgt durch Resonanz zwischen dem energetischen Raum der behandelten und dem entsprechenden Raum der behandelnden Person. Ausführlicher habe ich die Natur von Meridianen und die Arbeit damit in meinem Artikel „Lebendige Meridiane" dargestellt.

Um sinnvoll mit einem Meridian arbeiten zu können, ist es sehr hilfreich, ihn – oder auch seine Spuren im physischen Körper – zu spüren und ihm folgen zu können. Dabei spielt das wahrnehmbare Zentrum im Meridianraum eine wichtige Rolle. Dort kann sich die entspannte und fokussierte Aufmerksamkeit quasi verankern und eine Basis anbieten für die innere Weite, die notwendig ist, um mit dem energetischen Raum eines Meridians in Kommunikation zu treten. Dann wird es möglich, sehr präzise zu arbeiten und beispielsweise die Tiefe zu bestimmen, in welcher das Zentrum des Meridians sich für mich als Behandler befindet, und in welchem Winkel ich mich dieser Tiefe nähern sollte, um es direkt anzuspre-

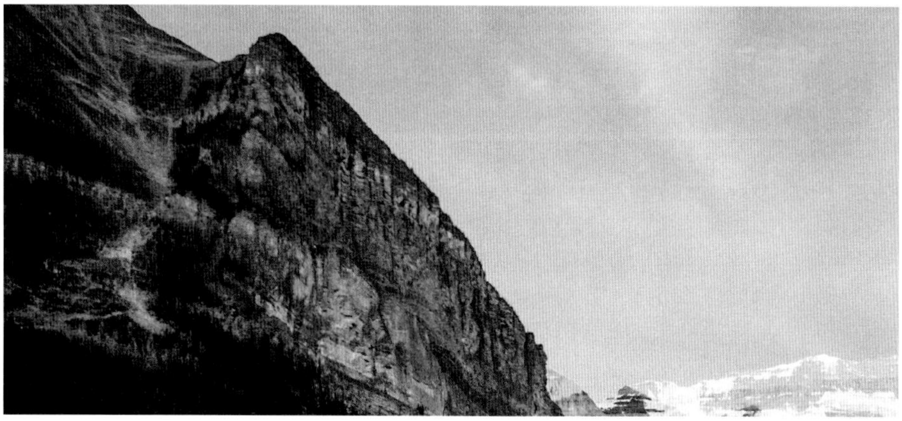

chen. Ebenso lässt sich der Ort lokalisieren, an dem ich seinen genauen Verlauf wahrnehmen kann.

Die Arbeit mit dem Meridian kann auf sehr unterschiedliche Weise erfolgen. Ein wichtiges Shiatsu-Prinzip ist für mich dabei der sogenannte Tiefenrhythmus. Wenn ich im Tiefenrhythmus arbeite, berühre ich wie oben kurz beschrieben den Meridian in seinem Zentrum in der Tiefe und halte diese Tiefe für einen Augenblick, bevor ich zum nächsten Ort weitergehe. Dieses Halten in der Tiefe ist aus meiner Sicht das, was Shiatsu kennzeichnet und was Shiatsu von anderen Arten der Körpertherapie unterscheidet. Es geschieht auf entspannte und weite Weise. Die behandelnde Person lässt innerlich los, ist für einen Augenblick nur bei sich beziehungsweise im Kontakt mit der berührten Stelle und dem anderen Menschen. In dieser Phase des Haltens nutzt das „System“ der empfangenden Person den Stimulus der physischen und aufmerksamkeitszentrierten Berührung für seine Reorganisation.

Eine solche Arbeit im Tiefenrhythmus ist nicht nur in der Meridianarbeit von Bedeutung, sondern für jede Berührung in unserer Arbeit (mehr Informationen darüber in meinem Artikel „Tiefenkontakt und Tiefenrhythmus“).

Fazit: Auch wenn sie nicht im Zentrum meiner Orientierung im Shiatsu stehen, stellen Meridiane dennoch ein wertvolles Instrument dar, welches meine Arbeit bereichert und befruchtet.

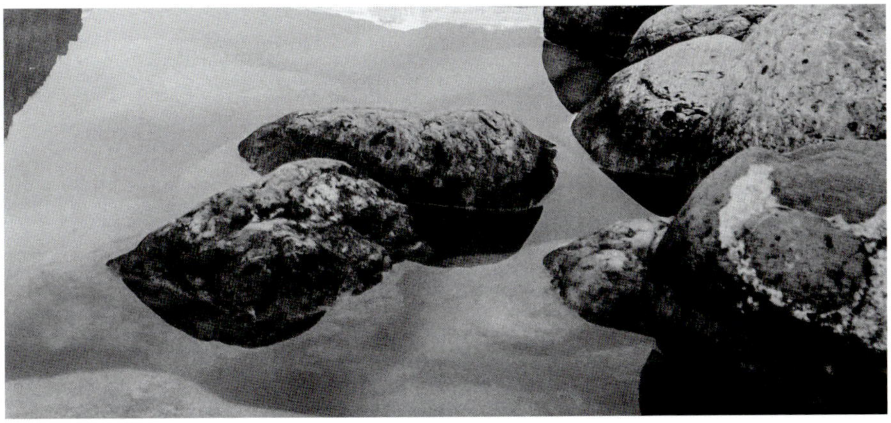

WELCHE BEDEUTUNG HAT DAS HARA IM SHIATSU?

In der japanischen Tradition erfährt das Hara eine zentrale Bedeutung. Ein kraftvolles und entspanntes Hara wird als wichtig angesehen in Bezug auf Gesundheit, Persönlichkeit, Spiritualität und Lebensglück. In der Traditionellen Japanischen Medizin wurde über Jahrhunderte der Behandlung des Haras ein besonderer Stellenwert gegeben. Das Tan Den – das „untere Zinnoberfeld“ – in der Tiefe des Haras unterhalb des Nabels wird als eines der energetischen Zentren des Menschen angesehen, zusammen mit dem mittleren Zinnoberfeld im Herz und dem oberen Zinnoberfeld im „dritten Auge“.

Auch im Shiatsu, einer modernen Interpretation der traditionellen japanischen Anma-Praxis, hat das Hara große Bedeutung, sowohl im theoretischen Verständnis von Gesundheit und seinen Störungen als auch in der praktischen Arbeit. Eine tiefreichende Behandlung des Haras gleicht dortige Abweichungen vom Ideal einer kraftvollen Offenheit aus, erreicht den ganzen Menschen und hinterlässt Wirkungen im ganzen Körper. Die Hara-Diagnose mit ihrer jahrhundertealten Tradition gilt auch in unserem Shiatsu als eine wertvolle Informationsquelle bezüglich der energetischen Situation des betreffenden Menschen.

Auch die modernen Naturwissenschaften erkennen die Bedeutung des Bauchraumes zunehmend an. Das „Bauchgehirn" mit einer Anzahl von Neuronen, welche jene des Gehirns weit übersteigt, wird immer mehr als eine wichtige Schaltzentrale im komplexen Gefüge des Menschen erkannt. Die starke Zunahme von Darmbeschwerden und Darmerkrankungen wie Reizdarmsyndrom, M. Crohn oder Colitis ulcerosa in modernen Gesellschaften sind auch Ausdruck einer zunehmenden Vernachlässigung dieses Zentrums in unserer Kultur und unserem Alltagsbewusstsein.

Nicht zuletzt spielt auch das Hara der behandelnden Person eine zentrale Rolle. Es soll bei der Behandlung aktiv beteiligt sein und mit der berührten Stelle in Verbindung treten. Die behandelnde Person soll in ihrem Hara ruhen und auf diese Weise die Kraft ihres Haras in die Behandlung einwirken lassen. Mit dem Im-Hara-Ruhen ist das allerdings so eine Sache. Es ist sinnvoll, in der Übungs- und Shiatsu-Praxis dem Hara besondere Aufmerksamkeit zu schenken und beispielsweise täglich eine tiefe Selbstbehandlung des Haras, Selbst-Anpuku, zu praktizieren. Jedoch wird das isolierte Training nur des Haras und des Tan Den nach meiner Erfahrung lediglich beschränkte Erfolge nach sich ziehen.

Zwar ist das Hara eines unserer energetischen Zentren – Graf Dürkheim sprach vom „Erdmittelpunkt des Menschen" –, wir werden die Bedeutung des Haras aber erst wirklich verstehen können, wenn wir es als einen Teil des gesamten Körperraumes des Menschen sehen. Damit das Hara kraftvoll werden kann und wir darin ruhen können, ist es notwendig, dass sich nicht nur das Hara, sondern der gesamte Körperraum öffnet, zentriert und entspannt. Erst wenn dieser Raum sich als Ganzes erfährt, weit und in entspannter Verbindung mit seiner Umgebung, kann das Hara zum kraftvollen Zentrum werden.

In unserer Alltagskultur sind bei den meisten Menschen wichtige Schlüsselbereiche angespannt oder sogar verschlossen. Solche Spannungs- und Blockademuster schränken die Einheit und Weite des energetischen und des physischen Körpers ein. Sei es nun – um nur ein paar typische Beispiele zu nennen – das angespannte Zwerchfell, ein angespannter Oberbauch, der festgehaltene Beckenboden, die Anspannung oder Starre im Brustkorb und angespannte Schultern, Anspannung in Hand- und Fußgelenken oder in Hals und Nacken.

Beispielhaft möchte ich etwas ausführlicher auf festgehaltene Schultern eingehen. Grund für ein chronisches Festhalten in den Schultern ist häufig die unbewusste Erkenntnis, dass man sich in den drei Brennkammern des Rumpfes dem Leben nicht gewachsen fühlt, so auch im Unteren Wärmer mit seinem Zentrum, dem Tan Den. In gewisser Weise kommunizieren in einem solchen Fall eine oder mehrere der Brennkammern an die Schultern: „Könnt ihr da oben nicht mal übernehmen? Uns ist das Leben hier zu schwierig, es macht uns Angst“. Und die Schultern übernehmen gerne und gehen häufig in eine chronische Anspannung. Wenn sich dann mit geduldiger Shiatsu- und Übungspraxis (z.B. Yoga, Qigong, Aikido oder Meditation) die betroffenen Brennkammern wieder zuversichtlicher fühlen, dann können die starren Schultern auch mehr und mehr dauerhaft loslassen. In der Folge wird die Präsenz in den Körperräumen des Rumpfes selbstverständlicher werden. Es ist verblüffend, wie viel mehr man sich in seinem Körper fühlt, sobald die Schultern wirklich loslassen.

Für unsere Arbeit ist es wichtig, zu verstehen, dass der intelligente Körper solche Anspannungen und Blockaden selbst erzeugt, und zwar immer aus guten Gründen. Es lohnt sich zu erforschen, wie solche Unterbrechungen im schwingenden Raum weniger wichtig oder überflüssig werden können und sich in der Folge auch leichter lösen können.

Lösen sich einzelne oder mehrere der Anspannungsmuster eines Menschen, so erfährt er sich als freier, leichter, mehr bei sich. Dann ist er mehr in seiner Mitte und die Dinge des Lebens sind leichter zu handhaben. Diese Erfahrung hilft uns, unsere Klient:innen besser wahrzunehmen und besser zu verstehen, welche Lösungen sie für den urmenschlichen Konflikt gefunden haben: die Sehnsucht nach Leichtigkeit, Liebe und Geborgenheit. Demgegenüber steht das Gefühl, sich permanent anstrengen beziehungsweise schützen zu müssen.

Das Gleiche gilt auch für uns als Shiatsu-Praktizierende. Wir können nur entspannt in unserem Hara ruhen, wenn wir unsere Anspannungs- und Kontrollmuster erforschen und dabei lernen, in einigen wichtigen Bereichen weich zu werden, sie loszulassen und uns dadurch lebendiger in unserem eigenen Körperraum zu erfahren. Je mehr entspannte Präsenz in der Weite des Raumes möglich ist, umso wichtiger wird das Hara. Jetzt übernimmt es die Führung und kann seiner Rolle als energetisches Zentrum gerecht werden. In seiner Mitte zu sein bedeutet immer, entspannt die Weite in seinem ganzen Körper zu erfahren: Je lebendiger das Hara, umso leichter erleben wir entspannte Weite in unserem Körper. Ein kraftvolles Hara und das Gefühl von Weite und Leichtigkeit im Körper bedingen sich gegenseitig.

Im Leben wie bei einer Behandlung gefestigt im eigenen Hara zu verweilen gibt uns innere Ruhe, Sicherheit und Stabilität. Emotionale Wünsche und Konflikte beherrschen uns nicht, wodurch der Blick klarer wird und wir den Klient:innen gerechter werden können. Und das Leben wird leichter, auch außerhalb der Shiatsu-Praxis.

In der Shiatsu-Praxis ist neben dem Tan Den als energetischem Zentrum des Haras noch ein anderer Bereich von besonderer Bedeutung: der Raum des Solarplexus im oberen Hara. Der Solarplexus ist der Bereich unseres Körpers, mit dem wir aktiv auf andere Menschen zugehen und mit ihnen in Kontakt treten, so auch in einer Shiatsu-Behandlung. Viele Menschen weichen diesem Kontakt aus. Bei einer wirklichen Begegnung flüchten sie quasi aus ihrem Solarplexus, wenn sie nicht gelernt – und trainiert – haben, ihre Präsenz dort zu halten.

Im Shiatsu sind wir gefordert, dem anderen Menschen direkt und offen zu begegnen. Die Mehrzahl der Shiatsu-Lernenden und viele Praktizierende ziehen jedoch in der Begegnung ihre Präsenz aus diesem Bereich zurück. Sie tun dies, weil sie sich der Bedeutung von Präsenz an diesem Ort nicht bewusst sind, nicht selten aber auch, weil seelische Verletzungen diesen Raum geschlossen halten wollen. Eine ausgeprägt mangelnde Präsenz im Solarplexus kann mitunter den Eindruck erwecken, als sei der Mensch dort geradezu kollabiert, anstatt sich aufzurichten und „sich zu zeigen", wie es für energetische Arbeit erforderlich ist. Der zurückgezogene Bereich kann sich bis in das gesamte Hara und auch nach oben hin in das Brustbein ausdehnen.

Shiatsu ist darum immer ein Training der inneren Aufrichtung und Präsenz auch im Solarplexus. Gute Behandlungspositionen sind solche, die diese Aufrichtung und Präsenz erleichtern, dies mitunter quasi vorschlagen. Ungünstige Behandlungspositionen sind solche, die das erschweren. Sie sollten aufgegeben werden.

Es gibt noch einen weiteren Grund dafür, Weite im eigenen Körper und Präsenz im Hara anzustreben. Der auf diese Weise offene und zentrierte Körper ist deutlich resonanzfähiger als ein Körper, der große Teile seiner Energie in Verspannungen und Blockaden investiert. Sind wir entspannt und zentriert im Hara und im ganzen Körper und gehen auf solche Weise in Resonanz mit unseren Klient:innen, so fühlen diese sich verstärkt gesehen und gemeint. Die Wirkungen der Behandlung reichen deutlich tiefer. Eine einfache Berührung mag in ihrem Effekt bis zum anderen Ende des Körpers reichen. „Innere Techniken“ [1] können als zusätzliche Verstärker fungieren.

Wie ich bereits im Abschnitt zur Rolle von Ki im Shiatsu beschrieben habe, beruht auch das, was wir im Shiatsu als energetische Wahrnehmung bezeichnen, auf dem Phänomen der Resonanz. Der offene und zentrierte Körper geht in Resonanz mit dem Körper der empfangenden Person und nimmt vielfältige Informationen auf. Die Wahrnehmung des anderen Menschen, von Teilen des physi-

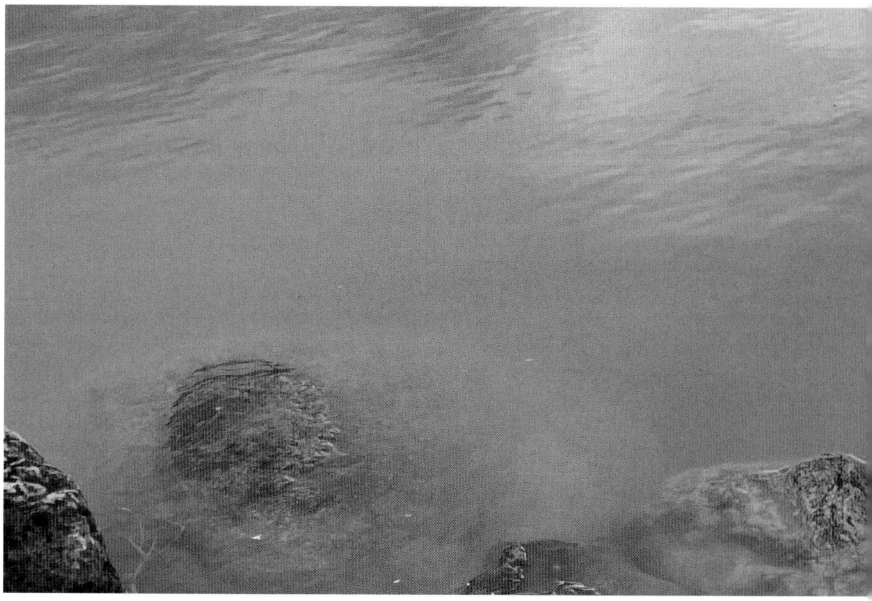

schen Körpers der und energetischen Strukturen, von dessen emotionaler und geistiger Verfassung erweitert sich um Dimensionen.

Für Shiatsu-Lernende und Praktizierende ist es aus den beschriebenen Gründen unerlässlich, eine fokussierte, gleichzeitig entspannte und weite Ausrichtung ihres Körpers und Energiefeldes zu üben. Aus meiner Sicht sollte jede Person, die Shiatsu praktiziert, einem oder zwei kompletten Übungssystemen wie Yoga, Qigong, Meditation oder Ähnlichem folgen, um sich selbst im Verlauf von Jahren und Jahrzehnten immer besser kennenzulernen, Bedeutung und Kraft der Ausrichtung zu erkennen und zu nutzen sowie Kraft im Hara aufzubauen. Zusätzlich zu solchen Übungssystemen ist das regelmäßige tiefe Selbst-Anpuku sehr empfehlenswert. Die tiefe Massage des Haras stimuliert den Bauchraum, löst Stagnationen, fördert die Funktion des Darmes, stärkt das „Bauchgehirn" und fördert das Wohlbefinden. Tiefes Selbst-Anpuku sollte im Sitzen bzw. im Fersensitz auf möglichst entspannte Weise durchgeführt werden, sodass der Bauchraum auch bei tiefer Stimulierung loslassen kann. Gleichzeitig ist das Selbst-Anpuku ein gutes Instrument, das wir unseren Klient:innen mitgeben können und sollten. Stagnationen, Trägheit oder Kraftlosigkeit im Hara sind gute Gründe, ihnen diese Möglichkeit zu empfehlen und sich beim nächsten Termin zeigen zu lassen, wie sie diese „Hausaufgabe" praktisch umgesetzt haben.

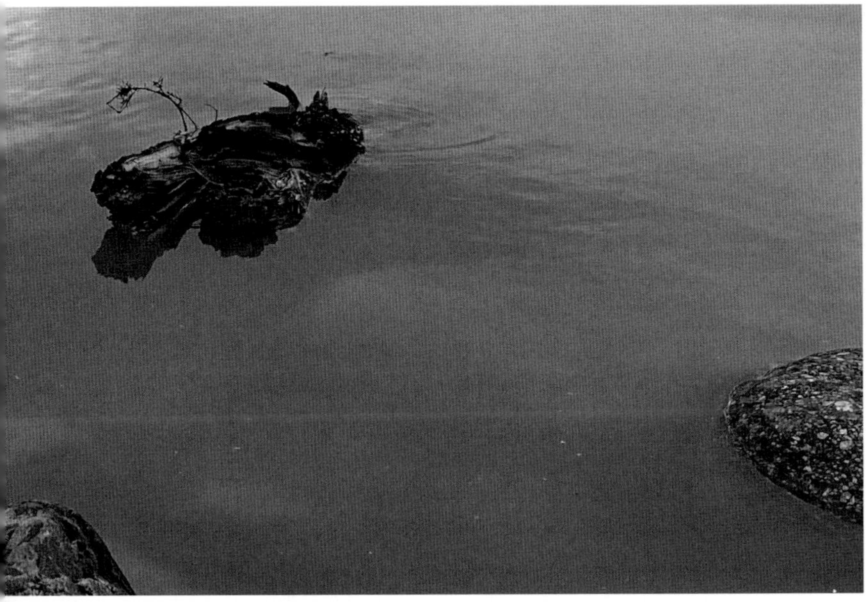

BRAUCHT SHIATSU EINE DIAGNOSE?

Der Begriff „Diagnose“ wird in seiner Bedeutung für Shiatsu leicht missverstanden. In unserer von der naturwissenschaftlich orientierten Medizin geprägten Kultur hat er die Bedeutung, einen Fehler zu finden, etwas, das nicht in Ordnung ist und das in Ordnung gebracht werden sollte. Ersetzt man im Shiatsu den Begriff der „Diagnose“ – wie häufig propagiert – durch „energetische Einschätzung“ oder „Befunderhebung“, so wird die Sache dennoch nicht wirklich klarer.

Aus meiner Sicht geht es in der Diagnose im Shiatsu in erster Linie darum, zu verstehen, warum ein Mensch, der zu uns kommt, sich in der Situation befindet, die ihn zu uns brachte. Äußere Faktoren spielen hier sicherlich auch eine gewisse, gelegentlich sogar entscheidende Rolle. Im Wesentlichen jedoch schaffen wir Menschen unsere Lebenssituation, unsere Beschwerden und vor allem unser Leiden daran selbst, gebunden an die zur Verfügung stehenden Erfahrungen und Muster.

Die Frage in der Praxis ist darum: Was bringt jemanden dazu, ein bestimmtes Beschwerdebild entstehen zu lassen? Dieser Satz mag im ersten Moment überraschen. Jedoch entstehen Beschwerden überwiegend nicht, weil das energetische System nicht richtig funktioniert, sondern im Gegenteil, weil es sehr gut und intelligent funktioniert. Es muss einen sehr guten Grund haben, um beispielsweise Rückenschmerzen, eine steife Schulter oder auch funktionelle Störungen der inneren Organe zu erzeugen. Solche Beschwerden zeigen in den meisten Fällen weniger, dass etwas nicht in Ordnung ist – was allerdings möglich ist –, als vielmehr, dass unser System gut funktioniert und einen guten Job darin macht, den ganzen Menschen, das „Gesamtsystem", in einem Gleichgewicht zu halten.

In der Diagnose geht es darum, hiervon ein wenig zu verstehen und Optionen zu erahnen, die dieser Mensch hat, um anstelle dieser symptomatischen und letztlich unbefriedigenden andere und bessere Lösungen zu finden. Unser Verstehen entsteht nicht von einem Moment auf den nächsten. Vielmehr ist Diagnose für uns immer ein Prozess, der sich im Verlauf einer Behandlung und danach von Behandlung zu Behandlung weiter fortsetzt. Fortwährend kommen neue Eindrücke und Sichtweisen auf, diesen Menschen, seine Lebenssituation und seine Optionen darin besser zu verstehen.

Das Ergebnis einer Körperdiagnose wie der Hara-Diagnose stellt nur einen Mosaikstein neben vielen anderen dar, die zusammen unser Bild von einem Menschen entstehen lassen. Die Eindrücke aus allen Informationsquellen sollten zu diesem Bild beitragen: das Gespräch ebenso wie eine gewählte Körperdiagnose, wie zum Beispiel die Hara-Diagnose, die Wahrnehmung des ganzen Menschen mit all unseren Sinnen, ebenso auch das intuitive Erfassen unserer Klient:innen und der Situation, in der sie sich jeweils befinden.

Diagnose hat im Shiatsu auch noch eine andere Bedeutung. Die Begegnung mit einem anderen Menschen im Shiatsu eröffnet unzählige Möglichkeiten, in der Behandlung vorzugehen. Nicht nur Shiatsu-Anfänger:innen können sich hier in „Rundumschlägen" verlieren: In Ermangelung einer klaren Vorgehensweise berühren sie stattdessen möglichst viel oder wollen einfach eine schöne Behandlung geben – ohne dabei zu wissen, warum sie welche Bereiche wie berühren. Dann wird Shiatsu schnell relativ bedeutungslos, eben eine angenehme Massage, der therapeutische Aspekt aber geht verloren.

Der verstehende Weg der Diagnose ermöglicht es uns, mehr von dem ganzen Menschen zu sehen und konkret mit etwas in ihm zu arbeiten, das wir in unserem Verständnis von dessen gegenwärtigem Zustand für wesentlich – und für vermutlich beeinflussbar – halten. Dies mag beispielsweise ein Körperbereich, ein Meridian oder ein energetisches Organ sein, deren Berührung wir bei der von der empfangenden Person vorgegebenen Thematik für hilfreich halten. So werden wir in die Lage versetzt, sehr fokussiert zu arbeiten und Überflüssiges in der Behandlung fortzulassen, die diese so über die Entspannung hinaus sinnhaft und wirksam werden lässt. Wir arbeiten konzentriert und entspannt mit etwas Wahrnehmbarem und können überprüfen, welche Veränderungen sich unter unserer Berührung einstellen.

Die verstehende Diagnose erleichtert es, einen solchen Fokus zu finden. Genauer gesagt, hilft sie uns zu verstehen, auf welche Weise sich ein gewählter Fokus im Leben und im Körper eines Menschen zeigt und warum die Arbeit damit bei einem bestimmten Anliegen oder in einer spezifischen Situation eine sinnvolle Vorgehensweise darstellt.

Wenn beispielsweise ein Mensch in einem Burnout-Zustand zu uns kommt mit dem Wunsch, wieder arbeits- und leistungsfähig zu werden, so lässt uns der Prozess der Diagnose verstehen, was hier im Vordergrund steht. Ist es die Erschöpfung, die sich beispielsweise im Wasser-Element zeigen kann, ist es die große Anspannung beispielsweise im Holz-Element, die es dem Menschen ermöglichen möchte, sich trotz tiefer Erschöpfung immer noch weiter zu verausgaben? Oder sind es tiefe emotionale Nöte im Feuer, im Metall oder der Erde, schmerzhafte Erfahrungen und Sehnsüchte, Letztere vielleicht mit dem Gefühl, nie gut genug zu sein, nicht wert zu sein, weshalb dieser Mensch sich fortwährend außergewöhnliche Leistungsbereitschaft abverlangt?

Im Diagnoseprozess sehen und spüren wir, welcher Teil dieser typischen Trias in einer Behandlungsserie als Erstes angesprochen werden sollte. Wir schätzen die Wirkungen unserer Arbeit ein und entscheiden, wann wir den nächsten Aspekt in den Fokus unserer Aufmerksamkeit und Vorgehensweise stellen sollten. Wir verstehen, wie wir einen Menschen in seiner Situation gut beraten und über die Behandlung hinaus dahingehend unterstützen können, dass er seine Fähigkeit wiederfindet, Verantwortung für seine Gesundheit zu übernehmen und Beruf oder Leben so einzurichten, dass ein Rückfall unwahrscheinlich wird.

Diagnose heißt verstehen. In diesem Sinn ist Diagnose in der Tat essenziell für unsere Arbeit. Das Thema Diagnose habe ich in meinem Artikel „Diagnoseprozess in Shiatsu“[3] ausführlich beschrieben.

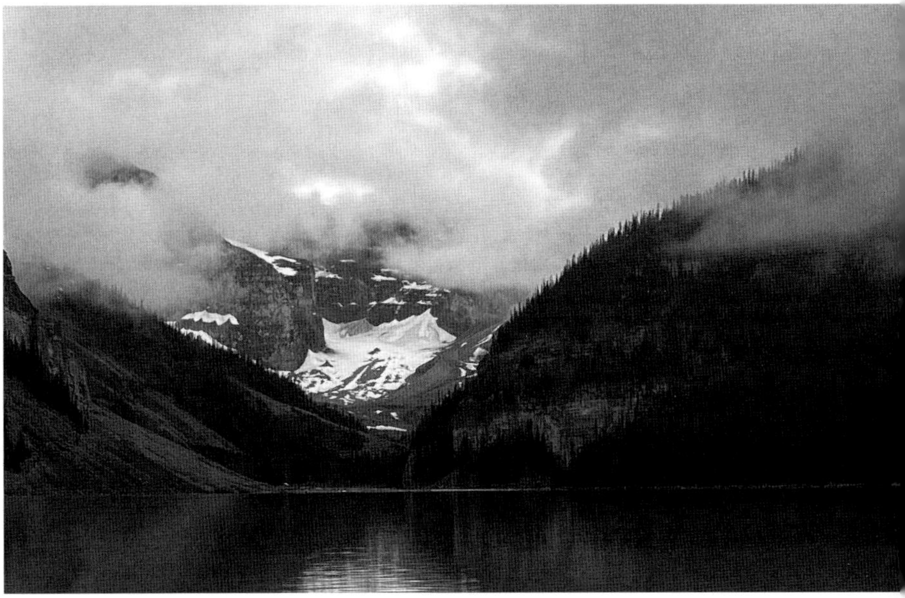

[1] https://wilfriedrappenecker.eu/wp-content/uploads/2019/11/w.rappenecker_innere_techniken.pdf

[2] https://wilfriedrappenecker.eu/wp-content/uploads/2019/11/W.Rappenecker_Lokales_Shiatsu.pdf

[3] https://wilfriedrappenecker.eu/wp-content/uploads/2019/11/WRappenecker_DiagnoseD.pdf

WAS ZEICHNET EINEN GUTEN PRAKTIKER / EINE GUTE PRAKTIKERIN AUS?

Die wichtigste Qualität von guten Shiatsu-Praktizierenden ist das lebendige Interesse an dem Menschen, der zu ihnen kommt. Sie begegnen ihm mit Herzenswärme, mitfühlend und unterstützend, haben Freude an ihrer Arbeit und berühren gerne. Sie sind authentisch, haben den Mut, dem anderen offen und ehrlich zu begegnen, und halten dabei ausreichend inneren Abstand, um Gesamtsituation und Vorgehensweise einschätzen zu können. Der entspannten Präsenz im eigenen Körperraum und dem Handeln von dort aus kommt große Bedeutung zu. Dieses ganze Paket zusammen beschreibt das Wichtigste, was gute Shiatsu-Praktiker:innen auszeichnet.

Darüber hinaus haben sie in der Regel eine gute Ausbildung genossen, sind mit Theorie und Techniken gut vertraut und bilden sich regelmäßig weiter. Sie verfügen über einen ausreichenden praktischen Erfahrungsschatz aus ihrer Behandlungspraxis. Erfahrung gehört mit zum wichtigsten Rüstzeug für eine gute Shiatsu-Praxis – Erfahrung darin, Menschen zu begegnen, ihre Situation zu erfassen, und darin, Menschen mit den Händen und mit Worten auf ihrem Weg zu begleiten und zu unterstützen. Und mindestens ebenso wichtig: unsere eigene Lebenserfahrung, die uns hilft, den anderen zu verstehen und Lösungswege zu ahnen.

Wichtig ist ferner ein großes Interesse daran, sich selbst weiterzuentwickeln, sowohl im Shiatsu – durch Weiterbildungen, fachlichen Austausch, aber auch Super- oder Intervision – als auch in der eigenen Persönlichkeit. Gute Praktizierende wissen um ihre Stärken, gleichzeitig sind sie bereit zu Selbstkritik, sie hinterfragen sich selbst und die eigene Vorgehensweise, ohne deshalb zu resignieren und ihre Kraft und kreative Handlungsfähigkeit zu verlieren.

Auch ein lebendiges Interesse an der eigenen körperlichen und seelischen Gesundheit ist von Bedeutung. Dies kann sich beispielsweise im Praktizieren von Übungssystemen wie Yoga, Qigong oder Meditation ausdrücken, in der immer besseren Wahrnehmung der eigenen Prozesse und/oder bewusster Ernährung. Das Erlernen und die kontinuierliche Stärkung der Fähigkeit zu Öffnung und Präsenz im eigenen Körperraum sollten hohe Priorität haben.

Gute Shiatsu-Praktiker:innen haben eine Vorstellung von der Wirkungsweise von Shiatsu. Sie haben die Grenzen der Möglichkeiten von Shiatsu im Blick und können dies offen kommunizieren. Sie brauchen Geduld, denn Klient:innen gehen oft ganz andere Wege, als wir es auf den ersten Blick für sinnvoll und richtig halten. Und sie benötigen Anpassungs- und Wandlungsfähigkeit, weil das Geschehen im Behandlungsprozess nicht selten überraschende Wendungen nimmt, die uns flexibles Verständnis abverlangen und die Bereitschaft, uns auf Neues und Unerwartetes einzulassen.

Das sind ganz schön hohe Ansprüche! Und ja, sicherlich sollten wir diese anstreben. Wir sollten aber auch unseren Frieden finden mit unserer eigenen Unvollkommenheit und unseren Fehlern, ohne in der Folge zu resignieren und zu stagnieren. Wichtiger als alles andere, als jede Theorie und jeder Anspruch sind Freude, Bescheidenheit und Herzenswärme.

Wu Wei ist eines der großen Leitprinzipien. Es lässt sich am besten so verstehen: den Raum des Lebens öffnen, sich dieses Raums bewusst und offen sein für das, was die jeweilige Situation mit sich bringt.

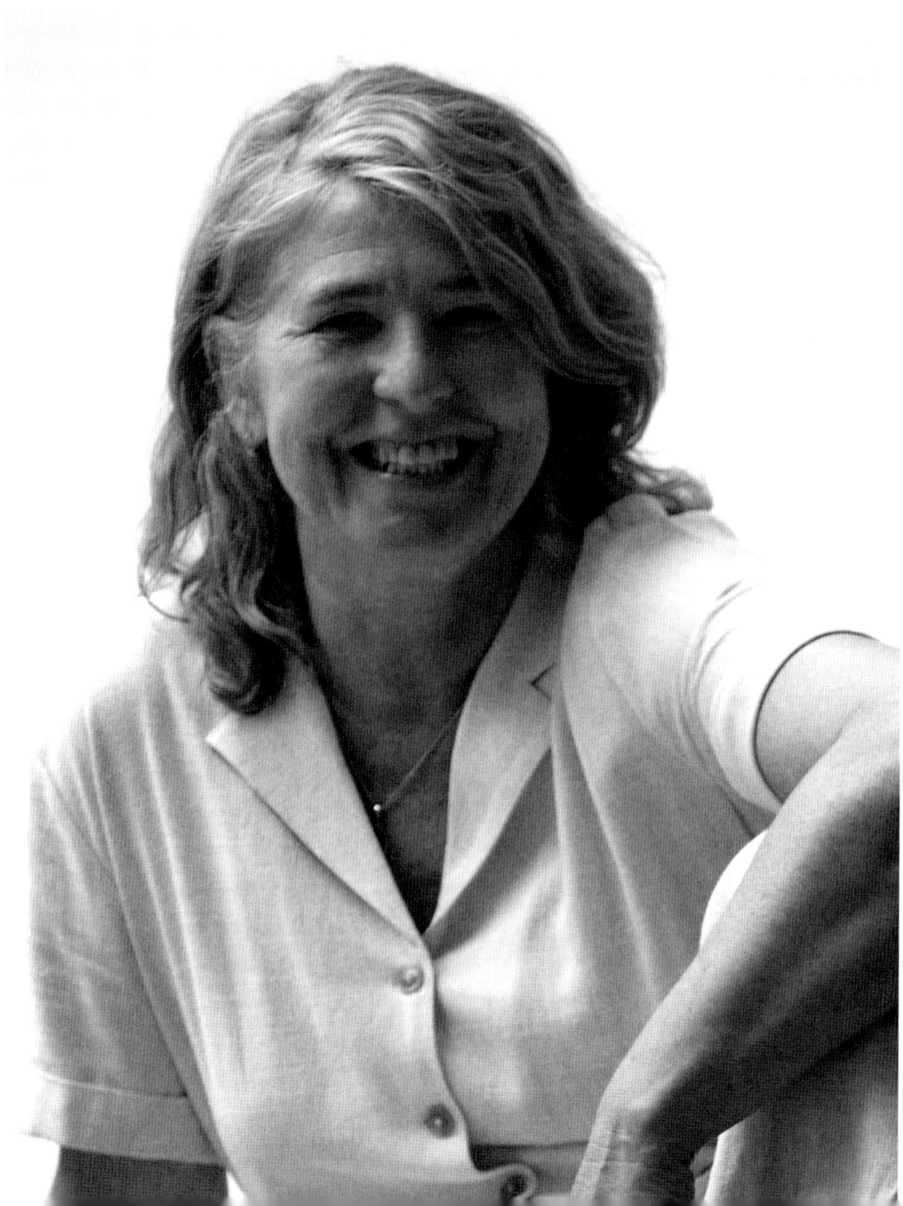

JOYCE VLAARKAMP

Joyce Vlaarkamp wurde 1959 in der Nähe der holländischen Küste geboren und hat ihre Leidenschaft für Körpertherapie früh entdeckt. Nach einem Studium der Physiotherapie ist sie mit Iokai-Shiatsu in Kontakt gekommen und hat ihre Ausbildung bei Kazunori Sasaki begonnen. Der Zen-Shiatsu-Stil hat ihr aufgrund seiner Einfachheit, Flexibilität und Wirksamkeit am besten gefallen. Nach einer Begegnung mit Kodo Fukushima (1990) studierte sie zusätzlich Akupunktur in Holland (Anglo Dutch College of Acupuncture) sowie japanische Akupunktur (Toyo Hari) in Tokio. 1996 rief sie in Amsterdam mit Zen Shiatsu Opleidin eine vierjährige praktische Berufsausbildung ins Leben und vertiefte ihren Shiatsu-Zugang vor allem bei Haruhiko Masunaga, dem Sohn von Shizuto Masunaga.

Die Einheit von Geben und Nehmen

Drei Aspekte sind Joyce in ihrer Arbeit sehr wichtig: die Wurzeln des Zen-Shiatsu von Masunaga, ein praktischer Ansatz sowie die Symbolik und das Verständnis aus dem Taoismus und Zen. Sie ist Autorin mehrerer Bücher über Shiatsu; „*Softening Our Gaze: Shiatsu and the Inner Landscape*" ist auch auf Englisch erhältlich.

Mehr über Joyce Vlaarkamp findest Du hier:

www.zenshiatsu.nl/cms/english

WAS IST DIE ESSENZ VON SHIATSU?

Shiatsu ist für mich eine besondere Form der Kommunikation. Zum einen ist Shiatsu eine Form der manuellen Therapie und Körperarbeit, bei der Druck, Dehnung und andere Manipulationen auf und am Körper der Empfänger:innen angewendet werden. Andererseits kann Shiatsu durch die Einbeziehung der inneren Landschaften wie ein Gespräch oder ein Tanz erlebt werden. Nur so können wir das Innenleben der entsprechenden Person wirklich erreichen, um Entspannung, Reorganisation und Heilung in die Wege zu leiten. Praktiker:in und Empfänger:in arbeiten hier als Einheit zusammen.

Shiatsu verfügt über eine enorme Vielfalt an Konzepten, Theorien und Philosophien, die ihre Ursprünge größtenteils in der östlichen Heiltradition haben. Das Schöne daran ist, dass man diese Vielfalt im Shiatsu verkörpern kann – als praktisches Erlernen der grundlegenden Prinzipien. Es handelt sich bei diesen Prinzipien nicht um intellektuelle Konzepte. Es handelt sich dabei um Prinzipien, die wir bewusst entwickeln und kultivieren können. Mein wichtigster Grundpfeiler, um wirklich zu verstehen, worum es im Shiatsu geht, ist der Begriff Dao. Viele kennen diesen Begriff und die damit einhergehende Philosophie aus den Büchern der großen chinesischen Lehrmeister Lao Tzu oder Zhang Zi. Im Daoismus ging es nicht primär darum, eine spannende Philosophie zu vermitteln. Viel wichtiger waren die praktischen Methoden und Übungen, die den Schüler:innen helfen sollten, sich mit ihrem Bewusstsein dem Dao anzunähern. Die Zeit zwischen dem fünften und zweiten Jahrhundert vor unserer Zeitrechnung war in China äußerst instabil und geprägt von Kriegen und großen sozialen wie wirtschaftlichen Veränderungen. Viele Menschen suchten einen konstruktiven Weg, um sich in diesen Turbulenzen behaupten zu können. Wie kann man sich am besten dem Fluss des Wandels anpassen? Wie kann man ihn für sich nützen? Übungssysteme wie Qi Gong vermitteln Prinzipien, sich dem Fluss des Lebens anzupassen – und somit auch dem Fluss des Wandels. Atemtechniken wurden praktiziert. Übungen wie der „Himmlische Kreislauf" können helfen, das eigene Qi zu entfalten und zu stabilisieren.

Ich finde, dass Shiatsu eine großartige Möglichkeit ist, den Weg des Dao zu praktizieren. Dabei lerne ich, mich dem Schutz des Dao hinzugeben und zu erfahren, dass die Erde mich trägt und der Himmel mich bedeckt. Diese Philosophie manifestiert sich für mich in der Art und Weise, wie ich mein Leben als Mensch und Therapeutin gestalte, aber auch in der Art und Weise, wie ich mich ausdrücke, mich bewege, wie ich mich um mich selbst und um andere kümmere.

WELCHE GRUNDPRINZIPIEN SIND IM SHIATSU ENTSCHEIDEND?

Wu Wei ist dabei eines der großen Leitprinzipien. Wu Wei lässt sich am besten so verstehen: den Raum des Lebens öffnen, sich dieses Raums bewusst und offen sein für das, was die jeweilige Situation mit sich bringt. Die gemeinhin bekannte Übersetzung von Wu Wei mit „Nicht-Tun" geht am Kern der Sache vorbei und muss immer mit dem Zusatz „und doch bleibt nichts ungetan" versehen werden. Denn wenn man nichts tut, passiert nun mal nicht viel.

Durch das Üben des Wu-Wei-Prinzips können wir verstehen, wie wir mit der Welt interagieren können, ohne dabei auf die kleine individuelle Blase fixiert zu sein. Wir können stattdessen lernen, flexibel und stabil in der Mitte eines großen, offenen Raums zu sein und uns dabei allen Möglichkeiten zu öffnen. Wir können uns von vorgefassten Meinungen, Erwartungen, Wünschen, Ängsten und anderen Emotionen lösen. Das Verweilen im Wu Wei fördert die Kreativität und unkonventionelles Denken und ist wichtig, um sicherzustellen, dass der Fluss des eigenen Ki aufrechterhalten bleibt: Dieser Bewusstseinszustand macht einen präsent, aufmerksam und verhindert, dass man sich selbst und andere in eine unnatürliche Richtung drängt. Es ist von großer Bedeutung, dass Shiatsu-Schüler:innen lernen, mit ihrem eigenen Körper in Kontakt zu treten und ihn als „Wissensquelle" zu nutzen, dass sie lernen, von innen heraus zu fühlen.

Shiatsu gilt im Idealfall als „faule" Körperarbeit, da Shiatsu das Körpergewicht nutzt und es einem derart ermöglicht, sich zu entspannen und ohne Kraftaufwand durch Lehnen den Druck zu übertragen, insbesondere bei der Arbeit mit den Ellbogen oder den Knien. Aber es ist wie beim Meistern jeglicher Form von Körperkunst: Beobachten wir Meister:innen, sieht dies so wunderbar einfach aus, aber es stecken viele Jahre kontinuierlicher Übung dahinter. Körper und Absicht stimmen vollkommen überein. Keinerlei Anstrengung ist erforderlich. Das ist es doch, was man eigentlich erreichen will, oder? Um dorthin zu gelangen, braucht es jedoch endloses Training, bis man nicht mehr nachdenken muss und der Körper die Bewegungen verinnerlicht hat.

Yin und Yang ist ein weiteres Leitprinzip unseres Handwerks: Wir geben Yin und Yang auf vielfältige Weise Form. Zum Beispiel durch die Arbeit mit zwei Händen: einer Yin-Mutterhand, die zuhört und registriert, und einer Yang-Hand, die arbeitet und ausführt. Bei der Harmonisierung des Ki versuchen wir, Kyo und Jitsu in den Meridianen auszugleichen: die Leere und die Fülle im Ki-Fluss durch den Wechsel zwischen aufbauenden und ausbreitenden Techniken, zwischen Ho und Sha. Unser Druck im Shiatsu sollte Ausdruck des Dao sein. Er soll sehr genau zuhören, er soll weich und stark wie Wasser sein, durchlässig für alles, aber ohne Widerstand des eigenen Körpers. Der Druck von Shiatsu – ob er von den Daumen, der ganzen Hand, den Ellbogen oder den Knien ausgeübt wird – ist immer senkrecht und anhaltend: Wir müssen dem Körper der empfangenden Personen Zeit geben, sich für unseren Druck zu öffnen. Entspannen wir uns dabei immer mehr, werden das auch unsere Klient:innen tun ...

WAS IST KI UND WELCHE ROLLE SPIELT ES IM SHIATSU?

Ki oder Qi bedeutet auf Chinesisch wörtlich „Reis kochen“. Das Schriftzeichen für Ki kombiniert ein irdisches Element, das durch den Reis dargestellt wird, und ein ätherisches Element, das durch den in den Himmel aufsteigenden Dampf dargestellt wird. Der aufsteigende Dampf beim Kochen von Reis ist sichtbar, duftet und regt den Magen an, kann aber dennoch nicht als Materie definiert werden. Ki manifestiert sich an der Grenze zwischen Materie und Energie. Ki ist Materie, die kurz davorsteht, zu Energie zu werden, oder Energie, die kurz davorsteht, zu Materie zu werden. Denke zum Beispiel an die greifbare Stille, kurz bevor Du *„Ja, ich will!“* sagst oder ein wichtiges Dokument unterschreibst. Oder betrachte eine Welle, die kurz vor dem Brechen ist. Man kann die Energie wahrnehmen, die zu dem Ereignis führt. Umgekehrt enthält das Ereignis Energie.

Ki ist überall, es gibt keinen Ort, an dem es nicht vorhanden ist. Ki ist Leben, Veränderung, Bewegung und Interaktion. Ki ist ein erstaunliches Konzept der ostasiatischen Philosophie, das tief in der Kultur und im Alltag verankert ist. „Wie geht es dir?" wird üblicherweise mit *„Gen ki desu ka?"* ausgedrückt, was so viel bedeutet wie: *„Geht es deinem Ki gut?"* Übersetzungen greifen in Bezug auf Ki jedoch immer zu kurz. Man kann Ki mit Energie, Atem, Wind oder Information übersetzen. Am besten wäre es jedoch, nicht zu versuchen, das Wort zu übersetzen, sondern den Begriff Ki auch in unserem Denken zu verankern. Man kann Ki fühlen, Ki sehen, Ki erleben. Man sieht, wie Ki im Körper hochsteigt, wenn jemand verlegen oder wütend ist. Man sieht, wie sich das Ki von jemandem zurückzieht, wenn er erschrocken ist oder sich unwohl fühlt. Man spürt das Ki im Händedruck von jemandem und die Präsenz von Ki in seinen Augen.

Um zu verdeutlichen, dass wir in Shiatsu nicht nur mit dem Körper, sondern vor allem mit der inneren Landschaft der empfangenden Personen arbeiten, ist es sinnvoll, das Wort Ki zu verwenden. Wir können im Shiatsu vielleicht wenig über die Leber als Organ an sich sagen. Wir können aber sehr viel über das Ki der Leber, seinen Fluss oder seine Stagnation zum Ausdruck bringen. Die Verwendung von Ki gibt uns Aufschluss darüber, mit welcher Ebene des Körpers wir arbeiten. Jedes Organ und jeder Meridian hat sein eigenes spezifisches Ki und macht so die Ki-Physiologie unseres Körpers aus. Im Shiatsu ist Ki unser Kontaktpunkt. Der Tsubo, der Akupunkturpunkt, ist der Ort im Meridian, an dem wir Ki am besten wahrnehmen können. Mit Druck und Dehnungen laden wir das Ki der Meridiane ein, ins Spiel zu kommen. Kurz gesagt: Wir sind Ki-Arbeiter.

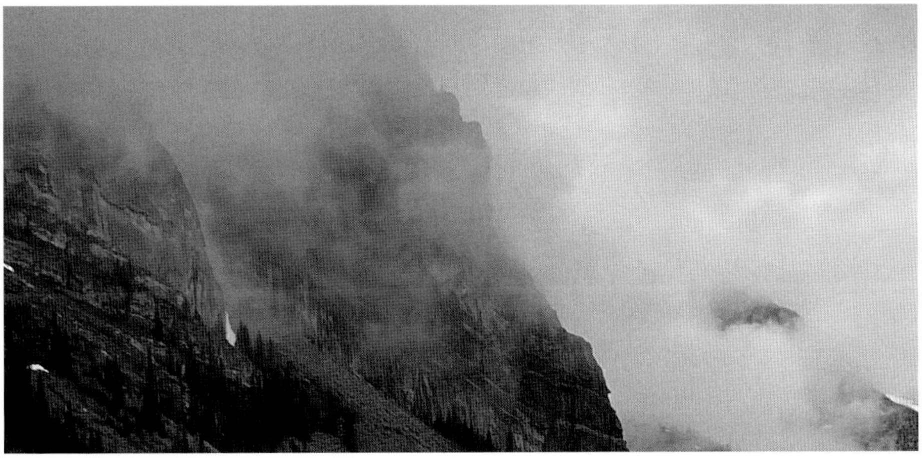

WELCHE BEDEUTUNG HABEN DIE MERIDIANE IM SHIATSU?

Ich habe mich lange Zeit zu diesem Thema eher bedeckt gehalten, weil ich es einfach seltsam fand, dass wir Meridiane nicht im lebenden Körper nachweisen konnten. Wir können sie zwar mit radioaktivem Jod oder Infrarotkameras sichtbar machen, wenn wir Moxa verwenden, aber nicht, wenn wir den Körper selbst öffnen. Seit einigen Jahren verstehe ich nun, dass sich das Meridiansystem – die Bahnen, durch die sich das Qi oder Ki bewegt – einfach auf einer anderen Ebene unserer Existenz befindet: in der inneren Landschaft. Die äußere Landschaft ist das, worauf sich die westliche Medizin fokussiert. Diesbezüglich gefällt mir der Vergleich von der Welle und dem Ozean. Der Ozean ist unermesslich groß. Er ist ein Potenzial, das alles beinhaltet, zu dem alles zurückkehrt, in dem alles wurzelt. Eine Welle kann aus ihm auftauchen und wieder in ihn zurück verschwinden. Immer und immer wieder. Warum aber nur mit der Welle arbeiten, wenn man mit dem Ozean arbeiten kann? So sehe ich den Unterschied zwischen der äußeren Landschaft und der inneren Landschaft, von der aus Shiatsu wirkt.

Die Meridiane sind wie eine Landkarte des Körpers. Sie geben ihm Struktur, unterteilen ihn in Yang und Yin. Meridiane sind breite, unterirdische Bahnen von Energie. Sie sind viel mehr als die bekannten dünnen Linien auf den Akupunkturkarten, die lediglich Akupunkturpunkte verbinden. Meridiane sind die Repräsentanten des inneren Körpers, unserer inneren Landschaft, und verbinden alles miteinander. Sie stehen hinter Emotionen, mentalen Prozessen, Sinneswahrnehmungen, Organen, Geweben und Strukturen. Zuerst gibt es Ki, dann die Form.

Während wir in der westlichen Medizin dazu tendieren, Beschwerden in verschiedene Fachgebiete zu unterteilen, können wir mit einem guten Verständnis des Meridiansystems Verbindungen herstellen, die darüber hinausgehen, und verstehen, warum zum Beispiel Gehirnnebel, Müdigkeit und Darmprobleme auf ein und denselben Meridian hinweisen. Genauso wie wir uns in der Form unterscheiden, unterscheiden wir uns auch in der Frequenz der Meridiane. Wir unterscheiden uns auch durch die Muster unserer Vorfahren, durch unsere Ahnenlinien und unsere Erinnerungen. Jeder Mensch hat seine eigene spezifische Meridianlandschaft, und wir können mit dieser in Verbindung treten, mit der individuellen Lebensgeschichte, mit den Narben, der Freude, der Enttäuschung, der Wachheit.

Anfangs war ich etwas skeptisch, was die Meridian-Ergänzungen von Masunaga betrifft. Seine Erweiterungen haben das Meridian-System meiner Erfahrung nach ziemlich kompliziert gemacht. Jetzt, da ich sein Konzept immer mehr integriert habe, sehe ich, dass viele seiner Meridian-Ergänzungen diagnostische Zonen ansprechen und tatsächlich auch in klassischen Akupunkturatlanten teils als divergierende Meridiane vermerkt sind oder eine energetische Beziehung zu Partnermeridianen zum Ausdruck bringen sollen. Durch sein Meridian-Konzept hat man Zugang zu allen Meridianen in beiden Gliedmaßen.

WELCHE BEDEUTUNG HAT DAS HARA IM SHIATSU?

In der europäischen Kultur wird Massage mit Reiben, Kneten und Öl in Verbindung gebracht. Diese Techniken sind aktivierend, stimulierend: Die Durchblutung, das Herz, die Muskeln, alles kommt in einen höheren Bereitschaftszustand. Das ist nützlich in Verbindung mit körperlichem Training. Davor oder danach. Im Shiatsu liegt man jedoch angezogen auf einem Futon auf dem Boden. Tiefgehender Druck wird ausgeübt. Dieser Druck hat eine ganz andere Wirkung: Er entspannt in der Tiefe. Er ermöglicht es uns, in den Ruhemodus zurückzukehren. Das Blut fließt in den Kern des Körpers zurück. Ein Reset. Das ist eine ganz andere Erfahrung und oft besser geeignet für unseren schnellen Lebensstil und unsere stressbehaftete Gesellschaft.

In der Alltagssprache impliziert Druck fast immer einen negativen Einfluss: „unter Druck gesetzt werden, unter Druck stehen, unter Druck geraten“. Deshalb lernt man im Shiatsu zuerst, die richtige Druckqualität zu finden: nicht durch Muskelkraft aufgebaut, sondern vom Schwerpunkt unter dem Nabel aus, dem unteren Dan Tien, dem Hara. Es erfordert viel Übung, nichts mit den Händen oder den Schultern „zu tun“, sondern den Körper einfach sinken zu lassen, auf die Kraft des Hara und des Ki zu vertrauen. Aber wenn man es schließlich beherrscht, erzeugt diese Form von Druck keine Gegenkraft von der empfangenden Person und kann daher sehr tief eindringen. Dieser Druck wurde von Masunaga als unterstützender Druck bezeichnet: ein Druck, der berührt, unterstützt, ermutigt und entspannt. Ein sehr tiefes Gefühl der Entspannung. Kennst Du das? Wie wenn man etwas isst und man genau in dem Moment, in dem man es schmeckt, merkt, dass es genau das ist, was man wirklich gebraucht hat. Das passiert mir oft bei Miso-Suppe oder Tom Kha Gai. Das gleiche Gefühl erleben viele Menschen bei Shiatsu: dass man vorher nicht wusste, dass man genau diesen Druck an genau dieser Stelle so sehr gebraucht hat. Wenn man diesen Druck dann bekommt, fühlt es sich so an, als würde man etwas zurückbekommen, das man verloren hat, ohne es überhaupt zu merken.

Das Wort Dan Tien bedeutet „Zinnoberfeld“ und ist ein Konzept aus dem daoistischen Training des inneren Weges (Nei Dan Kung). Neben dem Hara gibt es noch zwei weitere Tien (Felder), die zusammen als die drei Schätze bezeichnet werden. Im Shiatsu werden wir hauptsächlich darin geschult, unser unteres Dan Tien zu entwickeln, mit dem man als praktizierende Person auch die eigene Vitalität (Jing) kultiviert. Seltsamerweise habe ich in meiner Ausbildung nie etwas über die anderen Tien gehört und festgestellt, dass mir das fehlt. Liegt es daran, dass Frauen die oberen Tien leichter nutzen und Shiatsu hauptsächlich durch eine männliche Linie von Japan nach Europa übertragen wurde? Es ist wichtig, das Konzept aller drei Schätze ins Shiatsu einzubeziehen, denn um eine gut ausgebildete Therapeutin zu werden, sollte man sich zwischen Himmel und Erde ausrichten, bevor man sich auf Klient:innen einlässt. Das obere Tien befindet sich zwischen den Augen und beeinflusst das Bewusstsein. Das mittlere Tien befindet sich im Bereich der Herz-Zone und fördert Verbindung und Kontakt. Durch das Training der drei Schätze trainieren wir unsere Ausrichtung, unsere Verbindung zwischen Himmel und Erde, und öffnen dabei unsere innere Landschaft, unsere eigene Meridianlandschaft, über die wir uns dann mit der Meridianlandschaft der anderen Person verbinden.

BRAUCHT SHIATSU EINE DIAGNOSE?

Aber sicher! Früher in China nahm die Köchin einen Gast, der das Restaurant betrat, mit in die Küche, um herauszufinden, was sie ihm servieren sollte, je nach Jahreszeit, Konstitution und Verfassung. Ein Restaurant war ein Ort, an dem man sich erholen, Kraft schöpfen und sich stärken konnte. Heutzutage wählt man aus, worauf man Hunger hat, aber man vermisst das Wissen der Köchin für das, was man wirklich braucht. Das Gleiche gilt für Shiatsu. Die Klientin kommt herein und die Praktikerin schätzt ein, was für die Person angemessen wäre: Sind es hauptsächlich sanfte, nährende Techniken, die benötigt werden, um das Ki aufzubauen, oder muss es eine intensivere Arbeit sein, um das Ki zu bewegen? Neben dieser allgemeinen Beurteilung, die im Laufe der Jahre immer individueller wird, vermittelt uns die Arbeit mit Shiatsu – insbesondere Zen-Shiatsu – eine Fülle an diagnostischen Informationen. Ich denke an Fukushin, die Hara-Diagnose, aber auch an die Rückendiagnose und die Meridian-Diagnose. Auch geben uns alle Dehnungen Auskunft über den Zustand des Ki in dem jeweiligen Meridian. Ampuku, bei dem der Bauch im Zentrum der Behandlung steht, ist der Vorläufer von Shiatsu. Der Rest des Körpers wurde natürlich auch behandelt, aber das Hara war das Herzstück. Ampuku galt als Mittel der medizinischen Behandlung, da sich einfach alles im Zentrum zeigt. Der Bauch wird einem nur anvertraut, wenn man eine sichere Atmosphäre schaffen kann. Als Anfängerin ist die Bauch-Diagnose nicht einfach. Man erlernt sie erst im Laufe der Jahre. Welche Teile des Bauches sind wirklich kyo? Welche jitsu?

Bei unserem letzten Workshop mit Haruhiko Masunaga bezeichnete er unsere Diagnosen als „arrogant". Diagnose sollte nicht dazu führen, dass man sich ermächtigt fühlt, über seine Klient:innen zu urteilen. Man sollte auf keinen Fall Worte verwenden, die die Umgebung der Klient:innen nicht berühren. Die Diagnose sollte sich auf jeden Bereich des Körpers beziehen und überall behandelbar sein, bis ein Zustand völliger Entspannung eintritt, der für Ruhe, Harmonie und Erholung sorgt.

WAS ZEICHNET EINEN GUTEN PRAKTIKER / EINE GUTE PRAKTIKERIN AUS?

Ich würde mir wünschen, dass Praktizierende sich all dieser Punkte, die ich angeschnitten habe, bewusst wären und sie beherrschten. Am wichtigsten für die Qualität der Praxis ist vielleicht, dass die Praktiker:innen fest in den Grundlagen der ostasiatischen Medizin verwurzelt sind. Diese ist ein Schatzhaus an Wissen und hilft im Shiatsu sehr, ein tiefes Verständnis für die psychophysischen Vorgänge zu erlangen und in der Lage zu sein, alle Phänomene, die man fühlt und beobachtet, einordnen zu können.

Darüber hinaus sind Geschick und Können die Grundbausteine einer guten Praxis. Diese können durch einen langfristigen Lernprozess in einer bestehenden Tradition erworben werden. Es ist

richtig zu dosieren und sich auf die empfangende Person einstellen zu können. Eine gute Praktikerin verfügt über ein breites Spektrum an Techniken für den jeweils optimalen Einsatzbereich. Zudem sollten Praktiker ständig daran arbeiten, die beste Version ihrer selbst zu werden, ein Zhen Ren im daoistischen Sinne, eine „aufrechte Person", die in den drei Schätzen verankert ist und die Wechselwirkungen der Fünf Elemente beherrscht. Dies setzt eine klare Kommunikation voraus, ohne zu urteilen, und eine Präsenz mit sanften Augen. Vielleicht gehört dazu auch ein korrekter ethischer Kompass. Gute Praktizierende sind verfügbar, ohne sich selbst zu verlieren, respektvoll und immer darauf bedacht, das Richtige zu tun. Dabei sind sie sich stets der Fallstricke in zwischenmenschlichen Beziehungen, der jederzeit möglichen Übertragungs- und Gegenübertragungsprozesse, bewusst.

Die drei Schätze – Jing, Ki, Shen – werden so genannt, weil sie kostbar sind und ein großartiges Entwicklungsmodell darstellen. Die potenzielle Kraft ist das Jing, roh und instinktiv, noch nicht definiert. Dieser Schatz wird im Hara, um das Ming Men herum, gut bewahrt: durch das Tor der Vitalität oder das Tor des Schicksals. Im Laufe unseres Lebens kultivieren wir diese Kraft im persönlichen und therapeutischen Sinne, sie wächst, sie entwickelt sich. Sie erreicht dann die Ki-Ebene, wo deren Entfaltung sich mit der Regulierung von Gedanken und Emotionen durch die Wu Xing – die Fünf Elemente – vereinigt. In diesem Bereich entwickelt sich ein tieferes Bewusstsein für die persönliche Rolle in der therapeutischen Beziehung. Man strebt danach, eine echte Verbindung zu entwickeln. Letztendlich ist es der Überblick aus der Stille, dem Shen, der es uns ermöglicht, uns auf das große Ganze zu beziehen, was ein enormes Maß an Klarheit verschafft. In der Stille des Shen wird das Wunder des Lebens sichtbar: Du kannst deine Klient:innen so sehen, wie sie sind, ohne Projektion. Du kannst den Kern berühren und deine Berührung ist klar.

Eine Shiatsu-Behandlung findet auf allen Ebenen statt und als Therapeutin wirst Du die Dynamik Deiner drei Schätze ständig nutzen. Mache Dich mit Deinen drei Schätzen vertraut und erfahre, wie Du Deine Berührung und Deinen Wirkungsbereich beeinflussen kannst. Entwickle sie unbedingt weiter, sie werden Dir eine große Hilfe sein! In den dreißig Jahren, in denen ich unterrichte, konnte ich wunderbare Menschen anleiten, und ich sehe viele, die dem oben Gesagten gerecht werden, jeder und jede auf ihre oder seine eigene Weise. Ich bin stolz darauf, dass Shiatsu Menschen ausbildet, die sich selbst, ihren Angehörigen und der Welt etwas hinzufügen.

”

In dieser Mischung aus Kunst und Wissenschaft liegt das Herz von Shiatsu, bei dem der Körper zu einer Leinwand wird und Heilung durch die Pinselstriche von Berührung, Absicht und Verständnis entsteht.

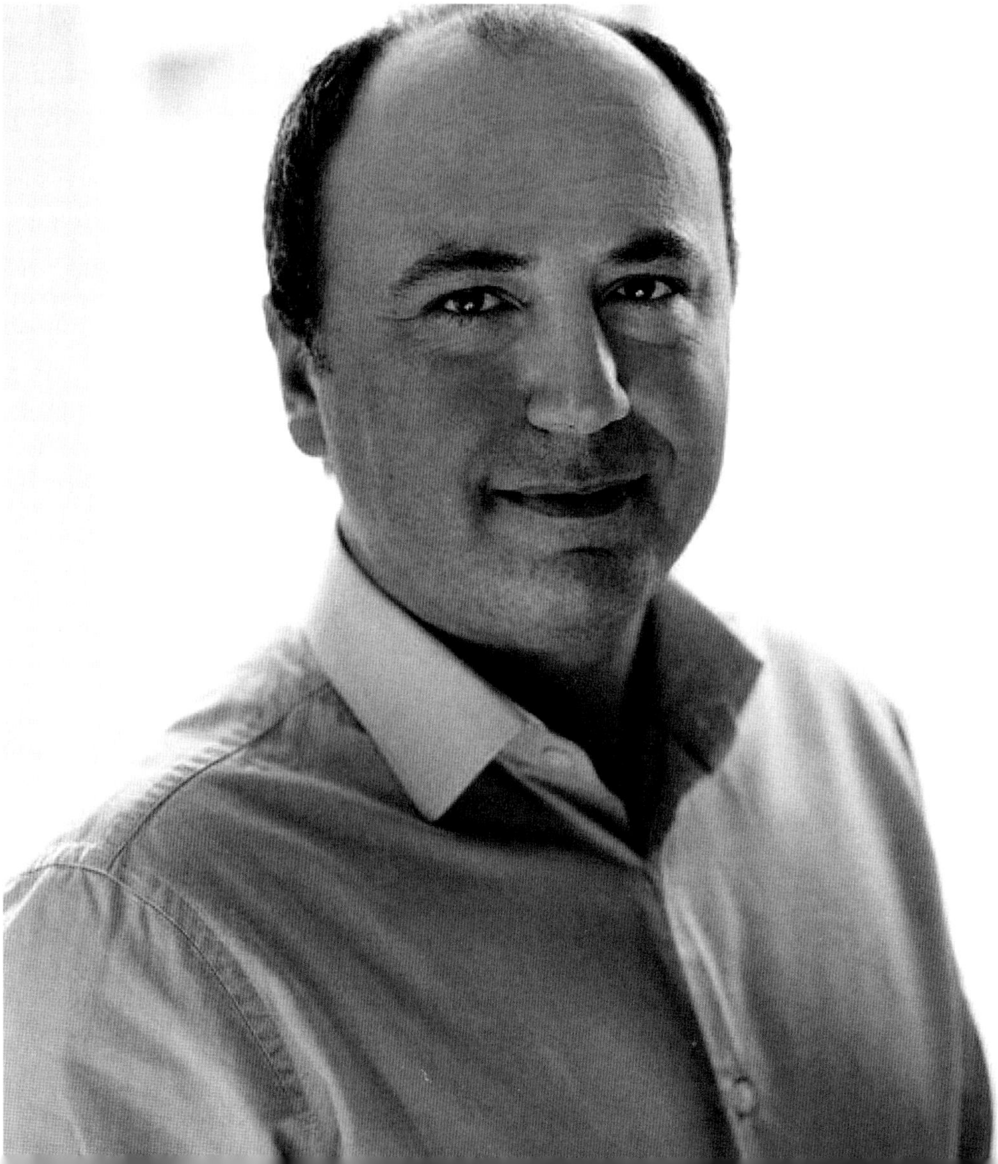

MIHAEL MAMYCHSHVILI

Nachdem er 2001 Shiatsu-Praktiker wurde, entwickelte Mihael seinen eigenen Therapiestil. Sein Spezialgebiet ist die Wiederherstellung der Kommunikation zwischen Körper und Geist. Im Rahmen seiner Tätigkeit hat Mihael über 15.000 Menschen erfolgreich behandelt, insbesondere bei chronischen Schmerzen und den Folgen von Traumata. Sein innovativer Ansatz, sein umfassendes Wissen und seine Erfahrung haben ihm den Ruf eines Therapeuten eingebracht, der in der Lage ist, tiefe transformative Veränderungen bei komplexen Herausforderungen zu initiieren.

In tiefer Verbindung

Mihael erkannte auch früh den Bedarf an einem ganzheitlichen Gesundheitszentrum, das sich mit den herausfordernden Problemen von Zivilisationskrankheiten und Schmerzen befasst, und eröffnete 2012 das Angel Hands Integrative Centre. Mihael bzw. Angel Hands unterstützt Gesundheitsdienstleister, Behörden, Familien und Einzelpersonen bei Angstzuständen, Depressionen und PTBS – Syndrome, die in den letzten Jahren epidemische Ausmaße angenommen haben. In jüngerer Zeit hat Mihael die NeuroPath Reset-Methode entwickelt, um Menschen zu lehren, wie sie chronisch pathologische Muster des Nervensystems auflösen können. Zudem hat er mit der Facebook-Gruppe Everything Shiatsu die wohl stärkste Shiatsu-Community im Social-Media-Bereich aufgebaut.

Mehr über Mihael Mamychshvili findest Du hier:

www.angelhands.ca
www.neuropathresetmethod.com
www.instagram.com/neuropathreset/
www.facebook.com/mihael.mamychshvili
www.youtube.com/@NeuroPathResetMethod

Everything Shiatsu: www.facebook.com/groups/252042051500044

WAS IST DIE ESSENZ VON SHIATSU?

Eine tiefgründige Frage für so viele von uns Shiatsu-Therapeut:innen und so schwer nachzuvollziehen für Personen, die weniger mit Shiatsu zu tun haben ... Deshalb schreiben wir dieses Buch. Die pragmatische Seite in mir kann die Antwort auf diese Frage jedoch in zwei Zeilen zusammenfassen: Shiatsu, eine Form der manuellen Therapie, verkörpert eine einzigartige Mischung aus Kunst und Wissenschaft, die sich aus alten Heiltraditionen und zeitgenössischem Verständnis von Gesundheit und Wohlbefinden speist.

Die andere Seite in mir ist die des Suchenden, der, als ich Shiatsu entdeckte, das Gefühl hatte, ein Zuhause gefunden zu haben, in dem mein Geist sich auf authentischste Weise entfalten konnte. Im Laufe der Jahre, in denen ich mich auf eine ausgedehnte Reise in die umfangreichen Dimensionen dieser Praxis begeben habe, lernte ich ihre tiefgründige Essenz und die komplexen Prinzipien, die ihrer Methodik zugrunde liegen, sehr zu schätzen. Sie dienten mir als Mittel zur Selbstfindung, zur Transformation und zur Kohärenz mit meinem Lebenszweck, meinem Leben und all meinen Beziehungen. In diesem Kapitel möchte ich tief in das eintauchen, was Shiatsu für mich wirklich bedeutet, und dabei seine philosophischen Grundlagen und die praktischen Anwendungen erforschen, die mein Verständnis geprägt haben.

Im Kern basiert Shiatsu auf der Überzeugung, dass der Körper ein komplexes System ist, in dem sich physische, emotionale und energetische Dimensionen überschneiden. Der Begriff „Shiatsu" bedeutet übersetzt „Fingerdruck", was die in der Praxis angewandte Primärtechnik treffend beschreibt. Shiatsu jedoch auf eine rein physische Technik zu reduzieren, würde bedeuten, seine Vielschichtigkeit und die philosophischen Grundsätze, die ihm Tiefe verleihen, zu übersehen. Wenn Du auf die Klänge des Wortes Shi – A – Tsu achtest, wirst Du ganz bestimmte Vibrationen und Effekte spüren. Shiatsu ist weit mehr als seine begriffliche Definition.

WELCHE GRUNDPRINZIPIEN SIND IM SHIATSU ENTSCHEIDEND?

Die grundlegende Philosophie hinter Shiatsu lässt sich auf Konzepte der Traditionellen Chinesischen Medizin zurückführen, insbesondere auf die Vorstellungen von „Qi" (oder „Ki" auf Japanisch) und dem Gleichgewicht von Yin und Yang. Ki wird als Lebenskraft verstanden, die durch alle Lebewesen fließt. Blockaden oder Ungleichgewichte in diesem Fluss können zu körperlichen Beschwerden, emotionalen Störungen und spiritueller Abkoppelung führen. Das Ziel von Shiatsu ist es daher, die Harmonie im Körper und zwischen Geist und Seele wiederherzustellen. Eine Resonanz zwischen allen Aspekten zu schaffen, damit eine Form von innerer Wahrheit für die Person entstehen kann, um den nächsten Schritt ihrer Lebensreise zu verfolgen und zu gestalten.

Die/der Praktizierende spielt eine entscheidende Rolle bei der Förderung dieses Prozesses. Durch achtsame Berührung und Beobachtung übersetzen erfahrene Shiatsu-Praktizierende die inneren Erfahrungen der Klient:innen in eine greifbare Praxis. Jede Sitzung ist nicht nur ein sich wiederholendes Ritual, sondern ein dynamisches Zusammenspiel von gebender und empfangender Person, bei dem sich die praktizierende auf die einzigartigen Energieflüsse und Seinszustände der Klient:innen einstellt. Während einer Sitzung werden verschiedene Techniken wie Druck, Dehnungen und Gelenkmobilisierungen sowie Energiearbeit angewandt, während gleichzeitig auf den Atem und die Reaktionen der empfangenden Person geachtet wird.

Diese Reaktionsfähigkeit ist von entscheidender Bedeutung. Sie ermöglicht es den Praktizierenden, die Behandlung in Echtzeit anzupassen und gezielt bestimmte Bereiche anzusprechen, in denen die Energie stagniert oder blockiert sein könnte. Dieser erhöhte Bewusstseinszustand, die dynamische Präsenz und die tranceähnlichen Bewegungen können eine Erfahrung des Austauschs durch Channeling schaffen. Dabei werden nicht nur Gewebe, Blut und Lymphflüssigkeit stimuliert, sondern auch Energien geweckt und Informationen gesendet und gelangen so durch den Körper auf die bewusste Ebene der Wahrnehmung.

Einer der wichtigsten Aspekte von Shiatsu ist die tiefe Anerkennung der Verbindung zwischen Körper und Geist. Die Praxis dient als Brücke zwischen körperlichen Symptomen und ihren emotionalen und spirituellen Entsprechungen. Klient:innen kommen oft mit Symptomen, die rein körperlich zu sein scheinen – wie Spannungskopfschmerzen, Rückenschmerzen oder Müdigkeit –, aber diese Symptome haben oft tiefere Wurzeln in emotionalem Stress oder ungelösten Traumata. Während des Heilungsprozesses ermutigt Shiatsu die Menschen, ihr Körperbewusstsein zu schärfen und zu erforschen, wie ihre Lebenserfahrungen zu ihrem aktuellen Seinszustand beitragen. Diese Erkundung kann lang gehegte Muster, tief liegende Überzeugungen und unterdrückte emotionale Belastungen aufdecken. Indem diese Probleme ins Bewusstsein gerückt werden, können die Empfangenden damit beginnen, die Knoten der Unzufriedenheit zu lösen und die Wege für Heilung und Transformation zu ebnen.

Wenn ich über meine Reise mit Shiatsu nachdenke, erinnere ich mich immer wieder an das Konzept der Anpassung. Menschen sind bemerkenswert widerstandsfähig und passen sich oft auf eine

Weise an ihre Umgebung und Umstände an, die nicht unbedingt ihrem höchsten Wohl dient. Diese ständige Anpassung kann zu inneren Konflikten führen – einem Kampf zwischen authentischem Selbstausdruck und den Anforderungen, die durch äußeren, z. B. gesellschaftlichen Druck entstehen. Shiatsu dient hier als Mittel, um sich wieder mit dem wahren Selbst zu verbinden. Es bietet einen sicheren Raum, in dem Menschen ihre Abwehr aufgeben und die Einschränkungen erforschen können, die in ihrem Leben entstanden sind. Es ist ein Zufluchtsort, an dem Heilung stattfindet – nicht nur auf körperlicher Ebene, sondern auch in der Psyche und im Geist.

Wenn Klient:innen Symptome zeigen, interpretiere ich diese als Formen der Kommunikation des Körpers. Schmerzen, Verspannungen und Unwohlsein signalisieren oft das Bedürfnis nach Veränderung oder Aufmerksamkeit. Im Wesentlichen sind diese Symptome eine Einladung, tiefer liegende Probleme zu erforschen. Shiatsu befähigt uns, sich diesen Einladungen zu stellen und verborgene Geschichten aufzudecken, die unser Leben prägen. Die Erfahrung, die wir im Rahmen dieses Prozesses machen, ist einzigartig und wird von der persönlichen Geschichte, dem kulturellen Hintergrund und den jeweiligen individuellen und sozialen Glaubenssystemen geprägt. Durch mitfühlendes Zuhören und geschickte Berührung führen wir die Personen, die zu uns kommen, auf eine Reise der Selbstfindung und ermutigen sie, ihren Heilungsprozess aktiv in die Hände zu nehmen und ihre angeborene Widerstandsfähigkeit neu zu entdecken.

Shiatsu ist auf jeden Fall weit mehr als eine Behandlungsmethode – es ist eine ganzheitliche Reise des Bewusstseins, der Heilung und der Transformation. Es umfasst alle Nuancen der menschlichen Erfahrung und bietet einen sanften Anstoß zu mehr Ausgeglichenheit und mehr Harmonie. In meiner eigenen Praxis habe ich immer wieder diese transformative Kraft von Shiatsu erlebt. Klient:innen, die sich einst von ihren Symptomen gefangen fühlten, gehen mit neu gewonnenen Erkenntnissen aus der Behandlung hervor, gestärkt dafür, ihr Leben zurückzugewinnen und eine tiefere Verbindung zu sich selbst aufzubauen. In dieser Mischung aus Kunst und Wissenschaft liegt das Herz von Shiatsu, bei dem der Körper zu einer Leinwand wird und Heilung durch die Pinselstriche von Berührung, Absicht und Verständnis entsteht.

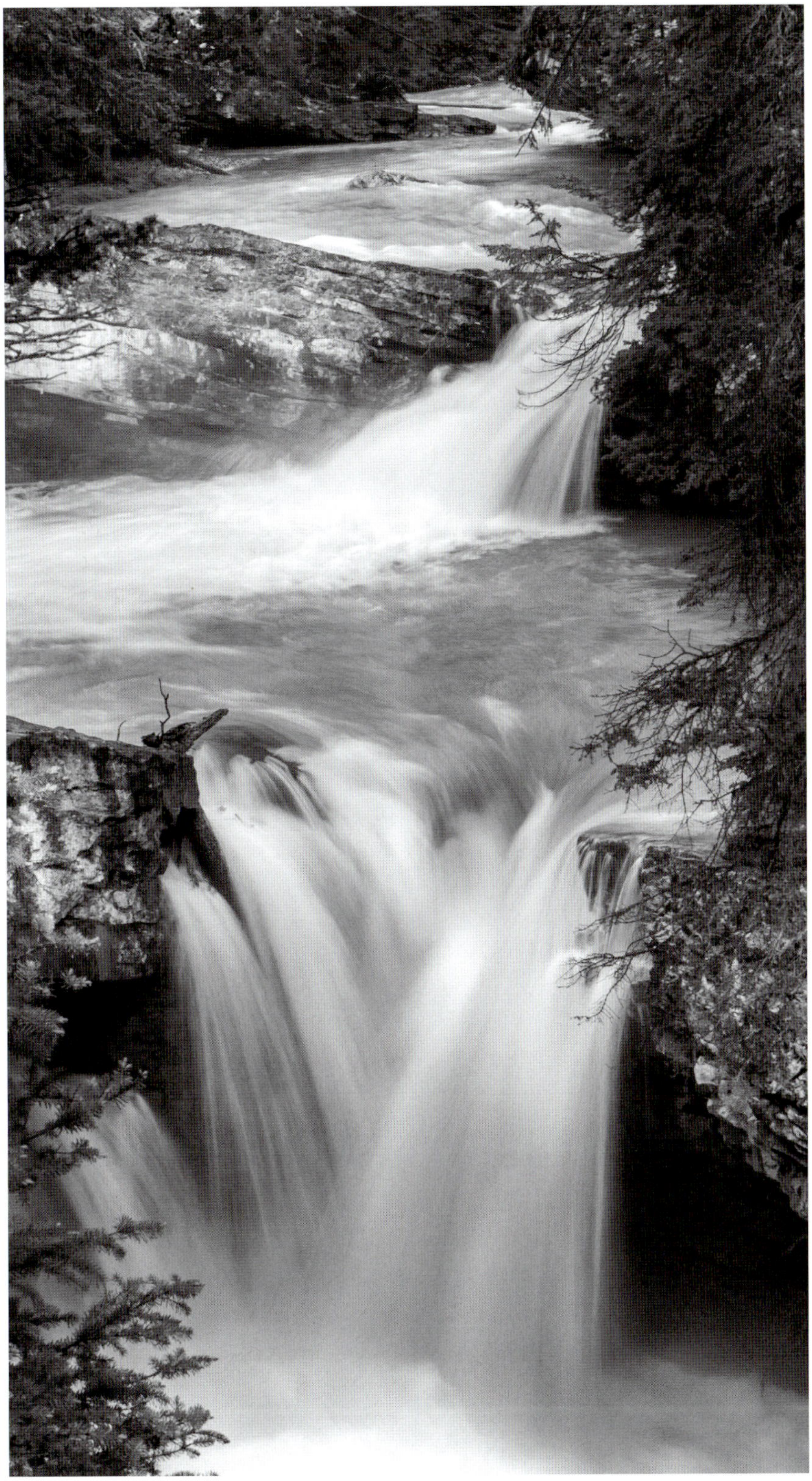

WAS IST KI UND WELCHE ROLLE SPIELT ES IM SHIATSU?

Als Therapeut, der sich intensiv mit Shiatsu und östlichen Heiltraditionen beschäftigt, betrachte ich Ki (Qi) als weit mehr als nur Energie. Ki verkörpert die Essenz von Bewegung, Kommunikation und Transformation in uns selbst und in der Welt um uns herum. Der Westen bezeichnet Ki oft als „Lebenskraft", diese Definition erfasst jedoch kaum seine Tiefe. Ki ist ein komplexes Zusammenspiel von Information und Ausdruck, das unsere Gesundheit, Emotionen und unser Bewusstsein dynamisch formt.

Die Natur von Ki ist weit mehr als nur Energie. Ki ist nicht statisch, sondern die Verkörperung von Bewegung. Es fließt, verändert sich und passt sich an, indem es auf innere und äußere Reize reagiert. In meiner Praxis habe ich beobachtet, dass Ki sich wie eine Welle und ein Teilchen verhält, ähnlich wie Licht, und zwischen dem Greifbaren und dem Ungreifbaren oszilliert. Diese Kraft überbrückt die materiellen und immateriellen Bereiche und transportiert lebenswichtige Informationen zwischen Zellen, Organen und den tieferen Schichten der Psyche.

In meinen Behandlungen führe ich einen tiefgreifenden Dialog mit den Ki-Mustern im System meiner Klient:innen. Die Qualität von Ki –stagnierend oder dynamisch, zerstreuend oder konzentrierend, turbulent, ruhig, unausgewogen oder harmonisch – erzählt eine fesselnde Geschichte über ihren körperlichen und emotionalen Zustand. Ich halte dies für die intimste Erfahrung, die zwei Menschen machen können, da wir in ihre Lebensgeschichte, in ihre Schmerzgeschichte eingeweiht werden. Wenn wir auf dieser Ebene eine Verbindung herstellen, arbeiten wir auch an den Zeitachsen der Vergangenheit, Gegenwart und Zukunft. An tiefgreifenden Erfahrungen aus der Vergangenheit, die für eine Person von großer Bedeutung sind, wie Traumata; mit gegenwärtigen Kämpfen, Konflikten und Belastungen, mit denen sie zu uns kommen; über ihre Zukunft, die Sehnsüchte ihres Geistes, ihre Träume und Ziele, den Versuch, sich in Richtung der Verwirklichung eines authentischen Selbstausdrucks zu bewegen.

Das Ki eines jeden Menschen beinhaltet somit eine einzigartige Signatur – eine Schwingungsprägung, die seine gesamte Lebensgeschichte, seine Erfahrungen, seine Traumata und sein Heilungspotenzial zusammenfasst. Shiatsu-Praktizierende lernen, diese Informationen durch Berührung, Resonanz und Wahrnehmung zu lesen. Zum Beispiel kann eine Person mit chronischen Schmerzen Bereiche im Körper aufweisen, in denen sich das Ki dicht anfühlt, ähnlich einer energetischen Narbe. Eine andere Person, die zum Beispiel unter starker Erschöpfung leidet, kann ein zerstreutes und unkonzentriertes Ki in sich zeigen, das den Kampf um Kohärenz widerspiegelt.

Ki fließt durch die Meridiane wie Daten durch ein komplexes Netzwerk. Jeder Punkt entlang eines Meridians dient als Knotenpunkt, der Signale empfangen und senden kann, die sowohl den physischen Körper als auch die mentale und emotionale Landschaft beeinflussen. Unsere Interaktionen mit diesen Punkten – durch Berührung, Absicht oder Atmung – können die Informationsmuster innerhalb des Energiesystems des Körpers neu organisieren.

Ki ist wie ein gemeinsamer Tanz des Sichtbaren mit dem Unsichtbaren. Aspekte von Ki manifestieren sich in verschiedenen Formen etwa in der Körperhaltung, der Stimme, der Bewegung, der Mimik, den subtilen Veränderungen des gesamten Erscheinungsbildes, die auftreten, wenn jemand eine Emotion oder Erinnerung verarbeitet. In der Therapie erlebe ich Ki in seinen ausdrucksstärksten Zuständen – wenn eine Person von einer limitierenden Kontraktion zu freier Expansion, von Stagnation zu Fluss und von Trennung zu Wiederverbindung übergeht. Im Zen-Shiatsu zwingen wir dem Ki jedoch keine Bewegung auf. Wir respektieren seinen natürlichen Rhythmus und kreieren durch Berührung den Raum, der es ihm ermöglicht, sich in einem kohärenteren Zustand zu reorganisieren.

Die behandelnde Person ist dabei wie ein Kanal des Ki und das Ki der behandelnden Person ist infolgedessen für den Heilungsprozess von entscheidender Bedeutung. Unsere Fähigkeit, präsent, in Einklang und in Harmonie mit unserem eigenen Ki zu sein, prägt den therapeutischen Raum. Wenn wir jede Sitzung mit Klarheit, einer fundierten Absicht und einem offenen Bewusst-

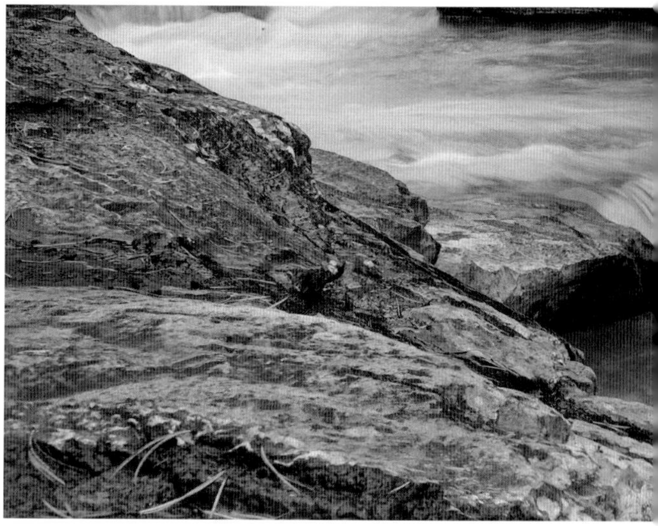

sein angehen, entsteht eine Form von Resonanz, die echte Transformation ermöglicht.

Wenn ich meine Hände auf einen Menschen lege, stimme ich mich nicht nur auf dessen Körper ein, sondern lausche auch dem Dialog des Ki. Ich spüre sein Flüstern und Schreien, seinen Wunsch nach Befreiung und seine Sehnsucht nach Eindämmung. Ich reagiere nicht, indem ich Veränderungen erzwinge, sondern indem ich ein Gespräch zwischen dem Individuum und seiner eigenen Energie ermögliche und einen Raum schaffe, in dem sich das Ki voll entfalten und seinen Weg zum Gleichgewicht finden kann. Denn letztendlich geht es darum, im Einklang mit Ki leben.

Außerhalb des Behandlungsraums bereichert unsere Beziehung zu Ki die Art und Weise, wie wir leben und mit der Welt umgehen. Wenn wir uns auf die subtile Sprache des Ki einstimmen, lernen wir, seine Präsenz in allen Ausdrucksformen des Lebens zu erkennen – im Wind, der durch die Bäume tanzt, im pulsierenden Herzschlag einer Stadt, in der transformativen Kraft der Stille. Für uns Therapeut:innen geht das Verständnis von Ki über die bloße Heilung anderer hinaus: Es vertieft unsere Verbindung zum Leben selbst. Indem wir das Bewusstsein für Ki als Information, Ausdruck und Bewegung kultivieren, navigieren wir unsere eigene Energie mit erhöhter Sensibilität, Belastbarkeit und Harmonie.

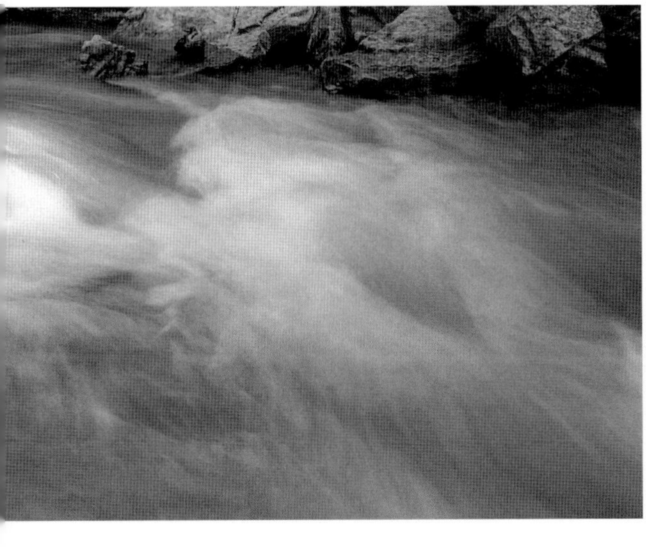

WELCHE BEDEUTUNG HABEN DIE MERIDIANE IM SHIATSU?

Bevor ich Shiatsu für mich entdeckte und mir klar wurde, dass ich Therapeut werden wollte, begab ich mich auf eine transformative Reise in die ruhige, aber raue Landschaft des Himalayas im Norden Indiens. Während dieser Zeit tauchte ich in die Weisheit tibetischer Mönche ein, meditierte tief und begann, die komplexe Verbindung zwischen Körper und Geist zu erforschen. Eines Tages, als ich einen tückischen Bergpfad entlangging, wurde ich plötzlich von einem vertrauten Schmerz heimgesucht – meiner chronischen Rückenverletzung. Dieser Schmerz erinnerte mich daran, warum ich diese Reise überhaupt begonnen hatte. Er erinnerte mich daran, wie ich in meinen frühen Zwanzigern intensiv an meinen eigenen Traumata gearbeitet hatte. Wie intensiv ich nach meinem inneren Selbst gesucht hatte.

Und nun mit 25 Jahren in Nordindien zu sein, das fühlte sich wie der Höhepunkt meiner harten Arbeit an der Heilung meines Leidens an, wie eine bedeutende Belohnung und eine Art Wiedergeburt. Es war ein Moment tiefer Klarheit, als ich über die physischen und emotionalen Berge nachdachte, die ich bereits in mir selbst bestiegen hatte. Und wenn du deinen höchsten Berg besteigst, wirst du eine Karte zu deinem Schicksal entdecken. Nach meiner Expedition begab ich mich in einer größeren Stadt auf die Suche nach einem tibetischen Mönch oder einen Heiler, der mir bei den Schmerzen helfen konnte, die von meinen Abenteuern zurückgeblieben waren. Bei meiner Ankunft am Stadtplatz war ich überwältigt von den zahlreichen Postern, die an einer Pinnwand hingen und jeweils verschiedene Heilmethoden vorstellten. Ein Poster erregte jedoch besonders meine Aufmerksamkeit – eine eigentümliche Karte des menschlichen Körpers, die mit komplizierten „Linien" verziert war. Die darauf beworbene Methode hieß Shiatsu.

Meine Neugierde trieb mich dazu, der Sache nachzugehen. An dem Poster klebte ein Stück Papier mit einer skurril gemachten Schatzkarte, die mich zu diesem Heiler führte. Ich konnte nicht anders, als über die Synchronizität meiner Erfahrungen nachzudenken. Hier war ich nun, nachdem ich gerade den höchsten Berg in meinem Leben bestiegen hatte – eine metaphorische und buchstäbliche Reise der Heilung – und folgte nun diesem geheimnisvollen Weg zum Shiatsu, geleitet von seltsamen Linien auf Papier.

Wenn mich also jemand fragt, ob Meridiane wichtig sind, sage ich selbstbewusst, dass sie mich zu meinem Schicksal und meiner tiefen Bestimmung geführt haben: das Leiden anderer zu lindern und sie dabei zu unterstützen, ihr wahres Selbst zu entdecken. Wie ich im Laufe meiner Reise und meiner Studien gelernt habe, sind Meridiane keine bloßen Bahnen, sondern komplizierte Karten, die die komplexen Erzählungen menschlicher Erfahrungen und deren tiefgreifende Auswirkungen auf Körper, Geist und Seele beleuchten. Sie bieten uns direkte Wege, um uns auf den Seinszustand derer einzustimmen, die wir berühren, und uns durch die reichhaltige Kommunikation von Energie und Empfindungen zu verbinden. Über ein Jahrzehnt lang habe ich mich bei der Behandlung und Diagnose auf diese Meridianbahnen verlassen.

Es kam jedoch ein entscheidender Moment, als ich begann, mit Klient:innen zu arbeiten, von denen die meisten mit schwerwiegenden und komplexen Herausforderungen konfrontiert waren, die eine Änderung meiner Herangehensweise erforderlich machten. Diese Veränderung veranlasste mich, neue Wege, Werkzeuge und experimentelle Techniken zu erforschen. Es war eine beängstigende Erfahrung, da ich die Grundlagen meiner Praxis in Frage stellte – die Bedeutung der Meridiane. Doch inmitten der Angst verspürte ich auch ein aufregendes Gefühl der Befreiung und der Aufregung.

Die Abkehr von der strikten Befolgung der Meridian-Theorie öffnete mir die Augen für die tieferen, bedeutenderen Themen, mit denen die von mir betreuten Personen zu kämpfen hatten. Indem ich mich auf diese Themen konzentrierte, konnte ich beobachten, wie sie sich sowohl im physischen Körper als auch im Energiesystem manifestierten, und so das Gesamtbild erkennen. Anstatt mich beispielsweise ausschließlich auf die Hara-Diagnose zu verlassen, begann ich, das Herz als zentralen Schwerpunkt für die Diagnose und Behandlung von Traumata und chronischen Leiden zu erforschen.

Diese Erkundung führte mich zu den wesentlichen Konzepten von Vertrauen und Grenzen – zwei miteinander verbundene Aspekte, die zwei wichtige Eigenschaften von Yin und Yang in unserem System verkörpern. Mir wurde klar, dass es weder Vertrauen ohne Grenzen noch wirksame Grenzen ohne Vertrauen geben kann. Diese Erkenntnis veranlasste mich, darüber nachzudenken, wie wir als Therapeut:innen uns selbst und unseren Klient:innen helfen können, diese grundlegenden Prinzipien zu verinnerlichen.

Ich begann auch, über die Natur von Grenzen nachzudenken: Was sind Grenzen eigentlich? Wie können wir sie effektiv einschätzen und einsetzen, sowohl für uns selbst als auch für andere Menschen? Darüber hinaus stellte sich die Frage, wie wir unseren Klient:innen dabei helfen können, ihre Glaubenssysteme, die tief mit ihrer Neurologie und ihren Gewohnheitsmustern verflochten sind, bewusst zu steuern. Diese Überzeugungen manifestieren sich oft auf allen Ebenen des Seins und führen manchmal auch zu Krankheit und Schmerz.

Eines der am meisten missverstandenen Hindernisse, mit denen wir als Heiler konfrontiert sind, ist der Umgang mit Emotionen und Ängsten. Ängste können immense Barrieren, Blockaden und Projektionen im Leben unserer Klient:innen schaffen. Ihnen dabei zu helfen, mit diesen Ängsten umzugehen, ist für ihren Heilungsweg von entscheidender Bedeutung. Ebenso müssen wir uns mit der unterdrückten Wut oder dem unausgesprochenen Ärger auseinandersetzen, der sich oft in Form von Selbstbestrafung manifestiert.

Ich beschäftige mich auch mit der Komplexität von Emotionen wie Schuld, Scham und Reue – schweren Bürden, die zu innerem Leiden, einem Zustand der Unfreiheit und einem tiefen Gefühl des Eingesperrt-Seins führen können. Während ich diesen Weg weitergehe, vertieft sich mein Engagement, diese emotionalen Landschaften zu verstehen, und leitet mich bei meiner Mission, anderen Heilung zu ermöglichen und sie auf ihrem eigenen Weg der Selbstfindung und Befreiung zu stärken.

An diesem Punkt meiner Reise setze ich immer noch die Puzzleteile zusammen und lerne, wie ich alles, was ich entdeckt habe, in das Meridiansystem integrieren kann. Ich hoffe, mit anderen Forschenden in der therapeutischen Gemeinschaft zusammenzuarbeiten, die zu diesem Buch beitragen, um mein Wissen zu erweitern und Shiatsu und denjenigen, die zu uns kommen, zu dienen.

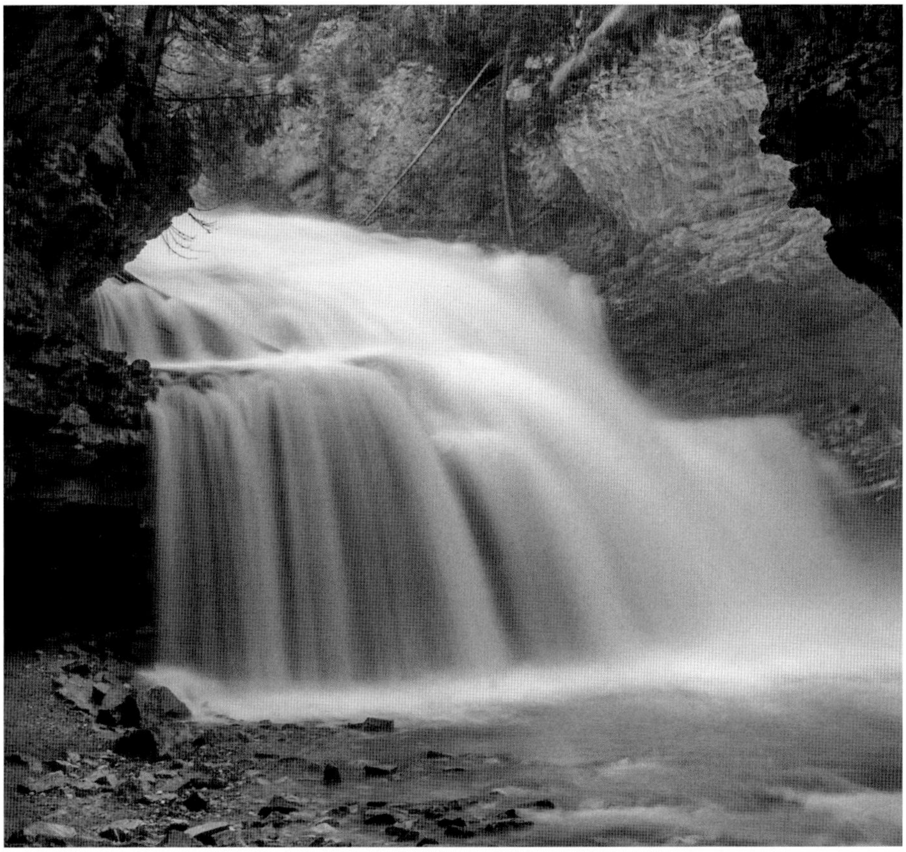

WELCHE BEDEUTUNG HAT DAS HARA IM SHIATSU?

Ein Ort des wissenden Bewusstseins und der Kraft: In der Shiatsu-Therapie ist das Konzept des Hara ein Eckpfeiler sowohl für die gebende als auch für die empfangende Person. Für Shiatsu-Therapeut:innen ist es unerlässlich, das Hara zu verstehen und zu verkörpern, um wirksame Behandlungen durchzuführen und eine tiefere Verbindung zum anderen Menschen herzustellen. Es ist Ausgangs- und Endpunkt in der Verbindung wie im Austausch und Teil jedes Moments und jeder Bewegung dazwischen. Das *Hara*, das sich im Unterbauch befindet, ist weit mehr als nur eine anatomische Region: Es ist unser physisches, energetisches und spirituelles Zentrum.

In der Traditionellen Japanischen Medizin gilt das *Hara* als Ursprung der Lebenskraft (Ki oder Qi). In diesem zentralen Bereich, der den Unterbauch und das Becken umfasst, sammelt sich Energie an und strahlt nach außen in den Rest des Körpers. Wir Shiatsu-Therapeut:innen sind darin geschult, den Energiefluss in unseren Klient:innen wahrzunehmen, und das *Hara* dient sowohl als diagnostischer als auch als therapeutischer Fokus.

Aus physischer Sicht ist das *Hara* für die Kernkraft und Stabilität des Körpers von entscheidender Bedeutung. Wenn das Hara im Gleichgewicht ist, funktioniert der Körper optimal, und die Energie fließt frei entlang der Meridiane. Umgekehrt kann sich ein Ungleichgewicht im *Hara* als körperliches Unbehagen, emotionale Instabilität oder energetische Stagnation äußern. Für Shiatsu-Therapeut:innen ist die Behandlung dieser Ungleichgewichte im *Hara* oft der Schlüssel zur Wiederherstellung der Harmonie im gesamten System.

Das *Hara* ist aber auch eine Quelle von Erdung und Präsenz. Die Fähigkeit, aus dem Hara heraus zu arbeiten, ermöglicht es uns, einen ruhigen, zentrierten Zustand aufrechtzuerhalten, der für eine effektive Behandlung entscheidend ist. Durch die Kultivierung des eigenen *Hara* entwickeln Praktizierende eine stabile und fokussierte Präsenz, die Klient:innen spüren und auf die sie reagieren können.

Eine praktizierende Person, die aus dem *Hara* heraus arbeitet, zeigt eine tiefe Verbindung zu ihrem eigenen Körper und ihrer Energie. Diese Ausrichtung erhöht die Sensibilität und ermöglicht es, subtile Veränderungen im Energiefluss der Klient:innen wahrzunehmen. Darüber hinaus hilft sie, das körperliche Gleichgewicht zu erhalten und beugt Müdigkeit vor, da Bewegungen und Druck vom Kern und nicht von den Extremitäten ausgehen. Dieser Ansatz stellt sicher, dass die Behandlungen sowohl kraftvoll als auch nachhaltig sind.

Im Shiatsu wird das *Hara* oft als „Diagnosezentrum" des Körpers bezeichnet. Durch Abtasten des Bauches können der Zustand der inneren Organe, die Meridianenergie und das emotionale Wohlbefinden beurteilt werden. Bereiche mit Anspannung, Weichheit oder Unregelmäßigkeiten im *Hara* geben wertvolle Einblicke in den allgemeinen Gesundheitszustand der Klient:innen.

So kann beispielsweise eine Spannung im unteren Hara auf Probleme mit den Nieren- oder Blasenmeridianen hinweisen, während Unregelmäßigkeiten im oberen *Hara* auf ein Ungleichgewicht in den Magen- oder Milzmeridianen hindeuten können.

Diese Erkenntnisse helfen uns, unseren Ansatz anzupassen und sich auf die Bereiche zu konzentrieren, die die größte Aufmerksamkeit erfordern.

Das *Hara* spiegelt auch emotionale Zustände wider, da es eng mit dem autonomen Nervensystem verbunden ist. Emotionaler Stress, Angst oder Traumata manifestieren sich im *Hara* oft als Spannung oder energetische Blockade. Durch die Behandlung dieser Muster durch gezielte Berührung und energetische Arbeit kann die praktizierende Person helfen, gespeicherte Emotionen freizusetzen und das gesamte Gleichgewicht im Körper-Geist-System wiederherzustellen.

Das *Hara* ist weiters von zentraler Bedeutung für den Aufbau einer tiefen und bedeutungsvollen Verbindung zwischen der gebenden und der empfangenden Person. Wenn wir als Therapeut:innen aus unserem *Hara* heraus arbeiten, trägt unsere Berührung eine Absicht und Qualität in sich, die über die bloße Technik hinausgeht. Sie wird zu einer Form der Kommunikation, die Fürsorge, Präsenz und Empathie vermittelt.

Klient:innen beschreiben oft, dass sie sich während der Behandlungen, die sich auf das *Hara* konzentrieren, „gehalten" oder „unterstützt" fühlen. Dieses Gefühl der Sicherheit fördert die Entspannung und ermöglicht es, sich energetisch und emotional zu öffnen. Durch die Arbeit mit dem *Hara* schaffen wir einen Raum, in dem sich Heilung auf natürliche Weise entfalten kann.

Die Kultivierung des eigenen *Hara* ist allerdings eine fortwährende Praxis. Mehrere Techniken können dabei helfen:

Atemübungen: Tiefes, abdominales Atmen ist eine der effektivsten Methoden, um das *Hara* zu aktivieren und zu stärken. Therapeut:innen sollten üben, in ihren Unterbauch zu atmen, sodass sich dieser bei jedem Einatmen vollständig ausdehnt und sich bei jedem Ausatmen sanft zusammenzieht. Diese Art der Atmung zentriert nicht nur, sondern verbessert auch die Sensibilität für die Energie der Klient:innen.

Meditation und Achtsamkeit: Regelmäßige Meditation – insbesondere mit Praktiken, die sich auf das *Hara* konzentrieren – hilft, eine ruhige und geerdete Präsenz zu entwickeln. Visualisierungsübungen, wie die Vorstellung einer warmen, leuchtenden Energiesphäre im Unterbauch, können die Verbindung zum Hara verstärken.

Körperübungen: Disziplinen wie Tai-Chi, Qigong oder Yoga betonen Bewegungen, die vom *Hara* ausgehen. Diese Praktiken stärken den Körperkern, verbessern die Körperhaltung und fördern den Energiefluss.

Bewusstsein im Alltag: Die Kultivierung des *Hara* ist nicht auf bestimmte Übungen beschränkt. Wir sollten auch bei alltäglichen Aktivitäten auf das *Hara* achten und diesen Fokus in Bewegungen, Körperhaltung und Interaktionen integrieren.

Über seine physischen und energetischen Aspekte hinaus hat das Hara eine tiefgreifende spirituelle Bedeutung. In der Zen-Philosophie wird das *Hara* als Sitz des wahren Selbst und als Grundlage des inneren Friedens angesehen. Für Shiatsu-Therapeut:innen ist die Arbeit aus dem *Hara* eine Praxis der Authentizität und Demut, mit der sie ihre Handlungen auf einen tieferen Sinn ausrichten.

Wenn wir uns mit unserem *Hara* verbinden, führen wir nicht nur eine Technik aus, sondern vollziehen einen Akt der Heilung. Diese Perspektive erhebt Shiatsu von einer physischen Behandlungsmethode zu einer ganzheitlichen Praxis, die Körper, Geist und Seele fördert.

Zusammenfassend möchte ich sagen, dass das Konzept des Hara im Mittelpunkt der Shiatsu-Therapie steht und als Brücke zwischen physischen, energetischen und spirituellen Dimensionen dient. Für uns als Therapeut:innen ist die Kultivierung des *Hara* unerlässlich, um Präsenz, Sensibilität und Effektivität zu bewahren. Aufseiten der Klient:innen ist das *Hara* ein diagnostisches Zentrum und für sie ein Tor zu tieferer Heilung. Mit einem lebendigen *Hara* können wir unsere Praxis verbessern und transformative Erfahrungen fördern, die weit über den Behandlungsraum hinaus wirken. Auf diese Weise wird das *Hara* zu einem Leuchtturm des Gleichgewichts, der Verbindung und der Vitalität für alle, die sich damit beschäftigen.

BRAUCHT SHIATSU EINE DIAGNOSE?

Wir alle haben zwei grundlegende Bedürfnisse: gesehen und verstanden zu werden. Wenn diese Bedürfnisse unerfüllt bleiben, kann dies zu erheblichen Schmerzen, zu Leid und sogar Krankheiten führen. Die Erfüllung dieser Bedürfnisse durch eine andere Person markiert den Beginn der Heilung.

Wir leben in komplizierten Zeiten, die auch noch stetig komplexer werden. Infolgedessen schleppen die Klient:innen, denen wir begegnen, oft einen Rucksack voll unterschiedlichster, wechselwirkender Herausforderungen mit in unsere Praxis. Meiner Erfahrung nach haben Menschen, die Shiatsu für sich entdecken, in der Regel bereits jahrelang den medizinischen und therapeutischen „Kreislauf" durchgemacht und viele Spezialist:innen aufgesucht. Schließlich wenden sie sich komplementären oder alternativen Therapien zu, und wenn ihre Frustration weiter zunimmt, suchen sie möglicherweise auch noch Hilfe bei Wahrsagern, Schamanen oder Gurus. Wenn sie schließlich zu mir kommen, sei es auf Empfehlung einer anderen Person oder in der Hoffnung auf eine „andere Therapie", sind sie aufgrund ihres langen Leidensweges oft schon verzweifelt und entmutigt.

Viele Klient:innen erscheinen gerne mit sorgfältig zusammengestellten medizinischen Unterlagen, Fotokopien von Scans, Tests und früheren Befunden, die manchmal eine Sammlung ergeben, die so dick wie ein Buch ist. Unsere Herausforderung besteht darin, ihnen zu helfen, das alles zu verstehen – zu übersetzen, wie ihre Lebenserfahrungen, Kämpfe, Traumata und gewohnheitsmäßigen Verhaltensweisen zu ihrem aktuellen Zustand und den damit verbundenen Symptomen beigetragen haben.

Ich kann das persönlich nachvollziehen. Als junger Mann war ich einmal selbst ein solcher schwieriger Klient, der sich auf die Suche nach den Wurzeln seines Schmerzes und seines Leidens begab. Nachdem ich verschiedene Therapeut:innen aufgesucht und viele Wege erkundet hatte, suchte ich nach einem ganzheitlichen Ansatz, der Körper, Geist, Emotionen und Seele berücksichtigt. Dies führte mich zu Shiatsu, das eine Vielzahl von Werkzeugen und eine Perspektive bietet, die ein tieferes Verständnis für den Zustand eines Menschen fördert.

In der östlichen Medizin ist die Diagnose eine fundierte Praxis, die mit Ethik und achtsamer Sorgfalt angegangen werden muss. Wenn wir unsere Erkenntnisse mit den Klient:innen teilen, ist es wichtig, dass wir dies auf eine bestärkende Art und Weise tun. Die Diagnose im Shiatsu umfasst nicht nur theoretisches Wissen, sondern auch genaue Beobachtung, Energieerfassung, Meridian- und Hara-Diagnose, physische Abtastung und intuitive Beurteilung. Die Behandlung selbst dient ebenfalls als Diagnose und veranschaulicht die Vernetzung all dieser Praktiken.

Ein paar der häufigsten Fragen derer, die zu uns kommen: Kannst du mir sagen, was mir fehlt? Warum gehen diese Beschwerden nicht weg? Was muss ich tun, um zu heilen, um mich zu verändern? Um unseren Klient:innen wirklich zu helfen und sie nicht nur zu „behandeln", müssen wir darauf hinarbeiten, eine Allianz mit ihnen aufzubauen. Das kann nur erreicht werden, wenn sie sich verstanden und gesehen fühlen, wenn wir einen Raum schaffen können, in dem sie die Wahrheiten offenbaren können, die tief in ihnen verborgen sind.

Beim Shiatsu beginnt der Diagnoseprozess mit einer sorgfältigen Beobachtung und Einschätzung. Man „nimmt" den anderen Menschen vollständig „in sich auf", als würde man versuchen, die Essenz einer Blume in sich aufzunehmen. Praktizierende berücksichtigen dabei sowohl den körperlichen als auch den emotionalen Zustand, um sich ein umfassendes Bild von der allgemeinen Gesundheit der jeweiligen Person zu machen. Dieser ganzheitliche Ansatz ist von entscheidender Bedeutung, da er anerkennt, dass körperliche Manifestationen von Unwohlsein oder Krankheit oft mit emotionalen und/oder umweltbedingten Faktoren zusammenhängen. Praktizierende wenden in der Regel mehrere Diagnosemethoden an:

Beobachtung: Durch genaue Beobachtung der Körperhaltung, des Gangs, der Hautfarbe und des Gesichtsausdrucks einer Person können Shiatsu-Therapeut:innen wertvolle Informationen über den Energiefluss und mögliche Blockaden im Körper sammeln.

Befragung: Ein ausführliches Gespräch über Symptome, Lebensstil und emotionalen Zustand ermöglicht es den Therapeut:innen, tiefere Einblicke in den Zustand der Klient:innen zu gewinnen. Dies ist mehr als nur ein klinisches Gespräch. Es ist eine Chance, Vertrauen und eine Beziehung aufzubauen, was für die Shiatsu-Praxis unerlässlich ist.

Zuhören: Bedeutet nicht nur, auf die Worte zu hören, die unsere Klient:innen äußern, sondern auch auf den Tonfall der Stimme: Welche Energie ist mit den Worten verbunden? Was macht der Körper, was machen die Hände, wenn gesprochen wird? Unsere Stimme ist unser gesamter Körper. Unser gesamter Körper spiegelt sich in unserer Stimme.

Körperabtastung: Unsere Hände sind unser wichtigstes Sinneswerkzeug. Wir berühren, um Verspannungen oder Empfindlichkeit in Muskeln und Meridianen zu beurteilen, sodass wir Bereiche mit Stagnation oder Energiemangel identifizieren können. Durch Training können unsere Hände so viel Sensibilität entwickeln, dass wir sie mit unseren intuitiven Fähigkeiten verbinden können.

Zungen- und Pulsdiagnose: Diese Methoden sind zwar eher in der TCM verbreitet, aber einige Shiatsu-Praktiker:innen wenden sie ebenfalls an, um zusätzliche Erkenntnisse über die Gesundheit von Klient:innen zu gewinnen. Die Farbe und Form der Zunge sowie die Pulscharakteristika können Ungleichgewichte im Körper aufzeigen.

Hara- und Rückenzonendiagnose: Kyo und Jitsu sind die Grundlage der Diagnose und bilden das Fundament des Zen-Shiatsu. Sie stehen meist am Anfang jeder Sitzung, um den energetischen Zustand der Klient:innen zu ermitteln.

Die Grundlage einer effektiven Shiatsu-Therapie liegt in der Erkenntnis, dass jeder Mensch einzigartig ist. Eine genaue Diagnose führt zu einem individuelleren Behandlungsansatz. So können beispielsweise zwei Klient:innen mit ähnlichen Symptomen völlig unterschiedliche Behandlungspläne erhalten, die auf ihren einzigartigen Energieprofilen und Lebensumständen basieren. Durch eine genaue Diagnose der Ursachen von Beschwerden können Praktizierende eine Herangehensweise auswählen, die am besten auf die spezifischen Ungleichgewichte abgestimmt ist – sei es durch sanften Druck auf bestimmte Punkte, um stagnierende Energie freizusetzen, oder durch kräftigere Manipulation, um einen Bereich mit Energiemangel zu beleben. Diese Präzision erhöht nicht nur die Wirksamkeit von Shiatsu, sondern stärkt auch die empfangenden Personen, indem sie in ihren Heilungsprozess einbezogen werden.

Die Diagnose in der Shiatsu-Therapie beschränkt sich aber nicht rein auf die Erstuntersuchung. Eine kontinuierliche Neubetrachtung während des gesamten Behandlungsprozesses ist unerlässlich, um den Fortschritt zu erfassen und notwendige Anpassungen vorzunehmen. Dieser sich regelmäßig wiederholende Ansatz ermöglicht es den Praktizierenden, auf alle Veränderungen rasch zu reagieren und sicherzustellen, dass die Behandlung relevant und wirksam bleibt. Regelmäßige Feedback-Sitzungen fördern einen offenen Dialog über die Erfahrungen der empfangenden Person und schaffen eine Atmosphäre der Zusammenarbeit und des Respekts.

Da Shiatsu-Praktizierende zunehmend westliches medizinisches Wissen in traditionelle Techniken integrieren, kann eine genaue ganzheitliche Diagnose die Kluft zwischen diesen beiden Welten überbrücken. Während Shiatsu den Energiefluss betont, kann das Verständnis der Prinzipien der westlichen Medizin die Fähigkeit der Praktizierenden vertiefen, effektiv mit Klient:innen und anderen Gesundheitsdienstleistern zu kommunizieren. Diese Integration ermöglicht einen umfassenderen Heilungsansatz, der es den Praktizierenden ermöglicht, nicht nur die Symptome, sondern auch das allgemeine Wohlbefinden der Klient:innen zu berücksichtigen.

Zusammenfassend lässt sich sagen, dass die Rolle der Diagnose im Shiatsu nicht unterschätzt werden darf. Sie bildet das Fundament einer effektiven Behandlung, indem sie die Praktizierenden bei ihrem Ansatz leitet und eine individuelle Betreuung ermöglicht. Wie bei jeder therapeutischen Methode hängt der Erfolg von Shiatsu von einem gründlichen Verständnis der individuellen Umstände und gesundheitlichen Besonderheiten der einzelnen Person ab. Durch die Priorisierung der Diagnose können Shiatsu-Therapeut:innen einen sicheren, unterstützenden und effektiven Raum für die Heilung schaffen und so letztlich das Leben der Menschen, denen sie helfen, wesentlich verbessern.

WAS ZEICHNET EINEN GUTEN PRAKTIKER / EINE GUTE PRAKTIKERIN AUS?

In meinen ersten zehn Jahren als Praktiker hatte ich das große Glück, bei wirklich guten Lehrern studieren zu dürfen, die großartige Vorbilder und Mentoren waren, wie meinem Hauptlehrer Ted Thomas sowie Ted Saito, Wataru Ohashi und Dawood Tehazadeh, ein Akupunkteur und Heilpraktiker, den ich liebevoll „Onkel" nannte. Ich sog alles auf wie ein Schwamm, so viel ich konnte, auf allen Ebenen. Danach war ich zehn Jahre lang Inhaber einer Klinik und beschäftigte Dutzende von Therapeut:innen aus verschiedenen Fachrichtungen und mit unterschiedlichen Erfahrungsstufen, was mir ermöglichte, als Praktiker, Klinikleiter, Mentor, Lehrer und Geschäftsmann noch weiter zu wachsen.

In den letzten fünf Jahren habe ich mich auf meine eigene Weiterentwicklung und die Entwicklung meiner eigenen Methodik bei der Arbeit mit Traumata und chronischen Schmerzen konzentriert. Dies war eine Zeit der Innovation, des Anfängergeistes, des Lernens und Lehrens, des Lehrens und Lernens. Hier sind einige der Grundsätze, die meiner Meinung nach großartige Praktiker:innen ausmachen:

Tiefes Verständnis des Handwerks: Man muss schon ein wenig besessen sein, um die verschiedenen Systeme des Körpers, des Geistes, der Seele und der Energie tiefgreifend zu erforschen. Zunächst einmal ist ein gründliches Verständnis der Anatomie, Physiologie und Neurologie erforderlich. Dies ist für Shiatsu-Praktizierende unerlässlich, da es die Grundlage für ihr Verständnis der Funktionsweise des Körpers und des Energieflusses in ihm bildet. Zum tiefen Verständnis des Handwerks zählen für mich:

- *Beherrschung des Meridiansystems und der Prinzipien des Shiatsu:* Wir Praktizierende studieren das Netzwerk der Meridiane, durch die das Qi fließt. Wir lernen die spezifischen Bahnen kennen, die mit jedem Meridian verbundenen Organe und wie Blockaden zu körperlichen und emotionalen Symptomen führen können. Das Verständnis, wie diese Meridiane mit verschiedenen Körpersystemen verbunden sind, hilft uns zu erkennen, welche Bereiche während der Behandlung besondere Aufmerksamkeit benötigen. Dieses Wissen wird durch unsere Techniken, durch die Katas, durch die Kultivierung des Hara, die praktische Anwendung der Fünf-Elemente-Theorie und des Prinzips von Kyo und Jitsu sowie ergänzendem TCM-Wissen erlangt. Diese kontinuierliche Verfeinerung führt zu Wachstum und Meisterschaft.

- *Mustererkennung von Ursache und Wirkung:* Praktizierende müssen auch verstehen, wie sich Stress, Anspannung und Krankheiten im Körper manifestieren. Sie müssen lernen, Spannungsmuster in den Muskeln zu erkennen, die mit emotionalen Mustern oder vergangenen Traumata sowie dem Lebensstil bzw. der Art und Weise, wie sich die Menschen jeweils energetisch daran angepasst haben, zusammenhängen können. Durch die Behandlung von Hunderten, Tausenden von Klient:innen kann man diese Muster „sehen“ lernen. Das Prinzip von Ursache und Wirkung gibt diesen Mustern einen größeren Bezugsrahmen, den wir in der Praxis nutzen können. Diese sich immer weiter vertiefenden Erfahrungen, die mit dem Engagement seitens der

Praktizierenden und der Anzahl der Klient:innen wachsen, ermöglichen es, mit komplexen Herausforderungen des Körpers und des Geistes umzugehen. Dies ermöglicht auch gezielte Interventionen, die sowohl körperliche Schmerzen als auch emotionale Blockaden angehen.

- *Palpationsfähigkeiten:* Unsere Hände können Augen, Ohren, Nase, Mund und ein Stethoskop haben! Gute Praktizierende verfeinern ihre Tastfähigkeiten und werden zu Expert:innen in der Beurteilung von Muskeltonus, Flüssigkeitsbewegung, Hautstruktur und Empfindlichkeit gegenüber dem Energiefluss. Die Fähigkeit, den Zustand des Körpers/Geistes durch Berührung zu erkennen, hilft bei der Erstellung effektiver Behandlungspläne. Durch die Vertiefung ihres Wissens in diesen Bereichen verbessern Therapeut:innen ihre Fähigkeit, eine personalisierte Betreuung anzubieten, die den therapeutischen Nutzen jeder Sitzung maximiert. Er wird noch weiter gesteigert, wenn die Absicht, die Aufmerksamkeit und das Hara miteinander verbunden sind.

Intuition und Mitgefühl: Kombiniert man Intuition und Mitgefühl, kann dies eine Superkraft sein, wenn man beides mit Berührung verbindet. Für mich sind Intuition und Mitgefühl im Umgang mit komplexen Problemstellungen von Klient:innen, die über längere Zeiträume ihres Lebens gelitten haben, entscheidend für den Aufbau einer starken Beziehung. Diese Eigenschaften ermöglichen es den Praktizierenden, eine Atmosphäre des Vertrauens zu schaffen, die für eine wirksame Heilung unerlässlich ist. Unabhängig von ihrer Persönlichkeit haben Klient:innen – wie wir alle wie weiter oben bereits erwähnt – zwei angeborene Bedürfnisse, die sie bewusst oder unbewusst erfüllt haben möchten: gesehen und verstanden zu werden. Hier sind einige Schlüsselaspekte, um dies zu erreichen:

- *Aktives Zuhören:* Praktizierende müssen aktiv zuhören und sich voll und ganz auf das konzentrieren, was unsere Klient:innen emotional und körperlich ausdrücken. Dies hilft ihrer emotionalen und physischen Selbstwahrnehmung und liefert wertvolle Einblicke in ihre Probleme.

- *Emotionale Unterstützung:* Mitfühlende Praktizierende bieten emotionale Unterstützung, indem sie die Gefühle und Erfahrungen der Klient:innen ohne Wertung anerkennen. Diese Fähigkeit, Raum für Offenheit und Verletzlichkeit zu schaffen, fördert ein größeres Engagement für den Heilungsprozess.

- *Aufbau einer Beziehung:* Der Aufbau einer Verbindung, die auf Mitgefühl und Intuition basiert, ermöglicht es den Klient:innen, offener über ihre Sorgen und Symptome zu sprechen, was die Wirksamkeit der Behandlung insgesamt verbessert. Diese heilende Beziehung kann zu einer Quelle des Trostes und der Motivation werden. Durch die Verbindung zu ihrer Intuition und ihrem Mitgefühl können Shiatsu-Praktizierende eine therapeutische Umgebung schaffen, welche die Klient:innen dazu befähigt, sich aktiv auf ihre Heilungsreise einzulassen.

Umfassende Kommunikationsfähigkeiten: Was wir sagen und wie wir es sagen, wird den therapeutischen Prozess fördern oder gefährden. Es wird Hoffnung schwächen oder Hoffnung wecken. Es wird Sicherheit und Klarheit schaffen oder Muster von Frustrationen und Enttäuschungen fortsetzen. Eine effektive Kommunikation ist nicht nur für ein klares Verständnis und Verhältnis zwischen der gebenden und der empfangenden Person unerlässlich, die geteilten Worte können auch dazu beitragen, stagnierende Energie zu bewegen, ein entgleistes Nervensystem zu regulieren und das Herz einer verlorenen Seele zu erreichen. Zu den wichtigsten Schwerpunkten gehören:

- *Einverständniserklärung:* Therapeut:innen müssen die Art der Behandlung, die angewandten Techniken und mögliche Ergebnisse oder Nebenwirkungen erklären. Durch diesen Prozess der informierten Zustimmung wird sichergestellt, dass sich die Klient:innen befähigt fühlen und die Kontrolle über ihre Behandlungsentscheidungen haben. Sie müssen aber nicht nur informiert und befähigt, sondern auch in den Prozess ihrer eigenen Heilung einbezogen werden. Im Sinne von: Das ist es, was ich vorhabe, aber ich werde Ihre Hilfe, Ihre Teilnahme und Ihre Anwesenheit auf dem Weg dorthin brauchen, da wir es gemeinsam tun werden.

- *Feedback-Mechanismus:* Praktiker:innen sollten ihre Klient:innen ermutigen, während der gesamten Sitzung Feedback zu geben. Durch das Stellen offener Fragen kann das Wohlbefinden eingeschätzt und der Behandlungsansatz in Echtzeit angepasst werden.

- *Aufklärung und Kommunikation:* Über die Behandlung hinaus bedeutet effektive Kommunikation, dass Klient:innen über ihren Körper, den therapeutischen Prozess und die Konzepte im Shiatsu aufgeklärt werden, die für sie neu sein können. Wenn

Klient:innen verstehen, was geschieht und warum, sind sie eher bereit, in ihre Behandlung zu investieren. Durch die Verfeinerung dieser Kommunikationsfähigkeiten verbessern Praktiker:innen die therapeutische Allianz, was zu besseren Ergebnissen und einem besser informierten Klintel führt.

Das bedeutet auch, sie zwischen den Sitzungen zu informieren, Artikel, Blogs und Videos mit Anleitungen für sie als Ressourcen für die Selbstheilung zu erstellen. Es lohnt sich auch, vom Einzelsetting abzukehren und Gruppenunterricht oder offene Workshops für alle interessierten Personen zu halten.

Aufmerksamkeit und Sensibilität: Im Shiatsu sollen wir hochpräsent und extrem entspannt zugleich sein. Diese Eigenschaft beinhaltet, dass wir während der Sitzung unsere eigenen körperlichen und emotionalen Signale und die der Klient:innen genau wahrnehmen. Wichtige Komponenten sind:

- *Nonverbale Signale:* „Glaube nicht, was sie sagen!" Erfahrene Therapeut:innen achten auf die Körpersprache, den Gesichtsausdruck und andere nonverbale Signale der Klient:innen. Das Verständnis dieser Signale kann Unbehagen, Anspannung oder emotionale Befreiung aufzeigen, die möglicherweise nicht verbal artikuliert werden.

- *Anpassungsfähigkeit:* Sei wie eine Geisha und ein Samurai zugleich. Durch Einfühlungsvermögen in die Bedürfnisse der Klient:innen können Praktizierende ihre Techniken spontan anpassen. Wenn beispielsweise eine bestimmte Technik Unbehagen verursacht, kann man rasch zu einem sanfteren Ansatz wechseln, ohne die Behandlung zu beeinträchtigen. Gleichzeitig kann es sein, dass Klient:innen eine starke Emotion oder ein Trauma freisetzen oder etwas auf uns projizieren, das sehr unangenehm ist. Hier müssen wir Stärke mit Mitgefühl bewahren können.

- *Achtsamkeit:* Das Ego muss vor der Tür bleiben. Aufmerksam Praktizierende sind während der Sitzungen voll präsent, lassen Ablenkungen beiseite und konzentrieren sich ausschließlich auf die Klient:innen. Diese Achtsamkeit bereichert die therapeutische Erfahrung und ermöglicht es, eine sowohl wirksame als auch zutiefst persönliche Betreuung anzubieten. Durch Aufmerksamkeit und Sensibilität können wir eine unterstützende Atmosphäre schaffen, die die individuellen Bedürfnisse der zu uns kommenden Menschen erkennt und respektiert.

Persönliche Erfahrung und leidenschaftliche Praxis: Walk the talk! Praktizierende, die sich in ihrer eigenen Shiatsu-Praxis engagieren, beweisen, dass sie sich den Prinzipien, die sie lehren, verpflichtet fühlen. Durch die Anwendung dieser Prinzipien auf unser eigenes Leben kultivieren wir Authentizität und tieferes Mitgefühl. Dieses persönliche Engagement umfasst:

- *Selbstfürsorge-Rituale:* Selbstfürsorge soll ein integrativer Bestandteil der täglichen Routine sein und das eigene körperliche, emotionale und spirituelle Wohlbefinden fördern. Diese Praxis kommt nicht nur uns selbst zugute, sondern verbessert auch unsere Fähigkeit, sich in die Erfahrungen der Klient:innen hineinzuversetzen.

- *Verkörperung der Prinzipien:* Verkörpern wir die Prinzipien von Shiatsu wie Achtsamkeit, Ausgeglichenheit oder ganzheitliche Gesundheit, dann dienen wir als lebendige Beispiele für die Vorteile der Methode und inspirieren die Klient:innen, ihre eigene Selbstfürsorge zu verfolgen.

- *Reflexion und Wachstum:* Regelmäßige Selbstreflexion ermöglicht es Praktizierenden, sich beruflich und persönlich kontinuierlich weiterzuentwickeln. Diese Selbsterkenntnis befähigt uns, mit mehr Einsicht und Verständnis auf unsere Klient:innen zuzugehen.

Professionalität und Ethik: Die Aufrechterhaltung eines hohen Standards an Professionalität und ethischem Verhalten ist von grundlegender Bedeutung, um das Vertrauen der Klient:innen in unsere Methode zu stärken. Zu den wichtigen Elementen gehören:

- *Vertraulichkeit:* Praktizierende müssen die Privatsphäre der Klient:innen wahren und alle persönlichen Informationen schützen, die während der Sitzungen ausgetauscht werden. Dies stärkt das Vertrauen und fördert die Offenheit und ist besonders wichtig bei der Arbeit mit Paaren und Familien.

- *Grenzen:* Klare berufliche Grenzen verhindern Missverständnisse und schützen sowohl Klient:innen als auch Praktiker:innen. Wir müssen eine sichere Umgebung schaffen, in der sich Menschen wohlfühlen, wenn sie ihre persönlichen Probleme erforschen, und keine Angst vor unangemessenen Dynamiken haben. Grenzen sind auch deshalb von entscheidender Bedeutung, weil viele Klient:innen selbst mit dem Thema Grenzziehung zu kämpfen haben und daher unsere Grenzen testen werden. Wenn wir aber an unseren eigenen Grenzen arbeiten, hilft dies dem therapeutischen Raum, da wir somit auch unseren Klient:innen helfen, organischere Grenzen zu etablieren.

Kontinuierliches Lernen: Das Streben nach Wissen und Fertigkeiten ist ein wesentlicher Bestandteil der Shiatsu-Praxis. Dazu gehören:

- *Weiterbildung:* Praktizierende sollten Kurse und Zertifizierungsprogramme besuchen, um ihr Verständnis von Shiatsu und verwandten Methoden zu vertiefen. Derartige Weiterbildungen können verschiedene Themen umfassen, wie zum Beispiel fortgeschrittene Shiatsu-Techniken oder neue Forschungsergebnisse im Bereich Gesundheit und integrative Therapien.

- *Netzwerken und Zusammenarbeit:* Der Austausch mit Berufskolleg:innen, die Teilnahme an Foren und die Zusammenarbeit mit Therapeut:innen anderer Stilrichtungen können neue Perspektiven und Ideen liefern. Dieser Austausch fördert Kreativität und Innovation in der Praxis.

- *Informiert bleiben:* Das Lesen von Fachliteratur, die Teilnahme an Konferenzen und die Verfolgung aktueller Studien im Bereich ganzheitlicher Gesundheit tragen zur kontinuierlichen Weiterentwicklung bei. Wer sich über die Fortschritte in der Branche auf dem Laufenden hält, stellt sicher, dass seine Praxis relevant und effektiv bleibt.

Ganzheitlicher Ansatz: Von diesem ausgehend betrachtet man im Shiatsu den Menschen als Einheit von Körper, Geist und Seele. Wichtige Komponenten sind:

- *Individuelle Behandlungspläne:* Praktizierende erfassen den einzigartigen Lebensstil, die Gesundheitsgeschichte und die Gefühlswelt der Klient:innen und passen die Behandlungspläne an die jeweiligen individuellen Bedürfnisse an, anstatt einen Einheitsansatz zu verfolgen.

- *Integration verschiedener Modalitäten:* Techniken aus anderen (Heil)praktiken wie Achtsamkeit, Meditation oder Ernährungsberatung können dazu führen, eine umfassendere Behandlungserfahrung zu bieten, die mehrere Aspekte des Wohlbefindens berücksichtigt.

- *Langfristiger Fokus auf das Wohlbefinden:* Über die Linderung von Symptomen hinaus hilft Shiatsu zu verstehen, wie wichtig es ist, das Gleichgewicht im eigenen Leben aufrechtzuerhalten. Shiatsu kann bei der Änderung des Lebensstils, bei der Stressbewältigung und bei der Selbstfürsorge unterstützen, die zur langfristigen Gesundheit beitragen.

Zusammenfassend lässt sich sagen, dass die Eigenschaften guter Praktizierender über die Beherrschung von Techniken weit hinausgehen. Sie umfassen eine ganzheitliche Denkweise, kontinuierliche persönliche und berufliche Weiterentwicklung und ein tiefes Engagement für ethische Standards. Durch die Bereicherung der Praxis mit Intuition, effektiver Kommunikation und kontinuierlichem Lernen können Praktizierende tiefgreifende Heilerfahrungen bieten, von denen die Klient:innen auf mehreren Ebenen profitieren. Daher ist die Integration dieser Eigenschaften für die Gestaltung der Kunst und Wirksamkeit der Shiatsu-Therapie von wesentlicher Bedeutung.

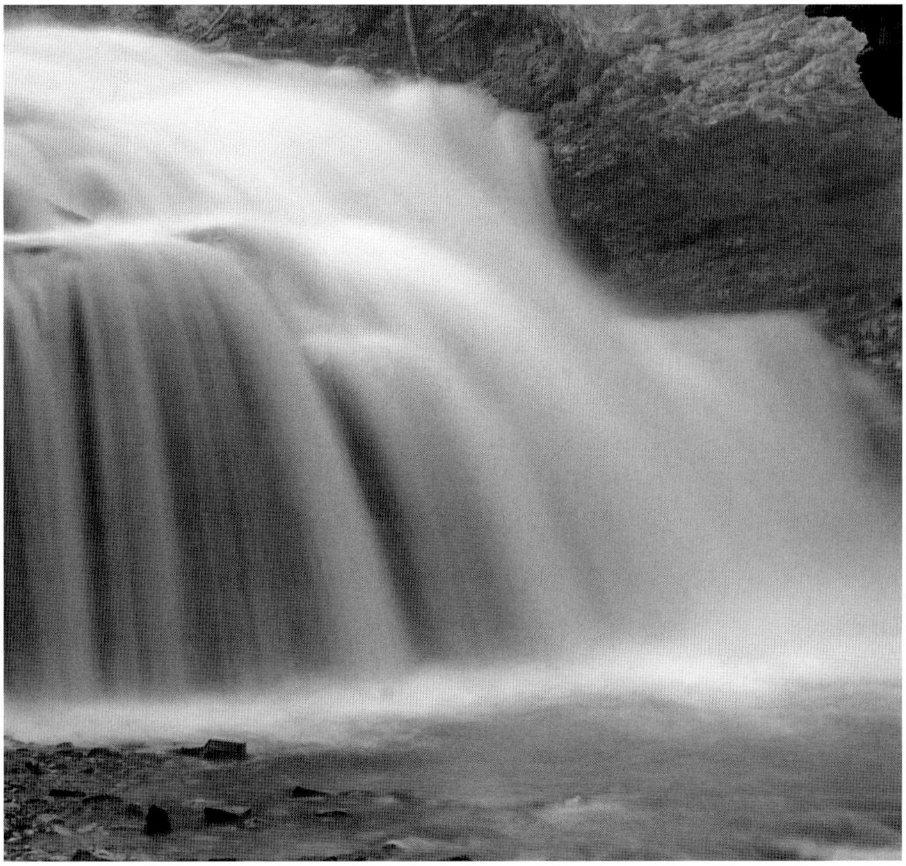

„Jede Spannung hat ihren Grund und muss als solche akzeptiert werden. Dies ist die unabdingbare Voraussetzung für deren Auflösung.

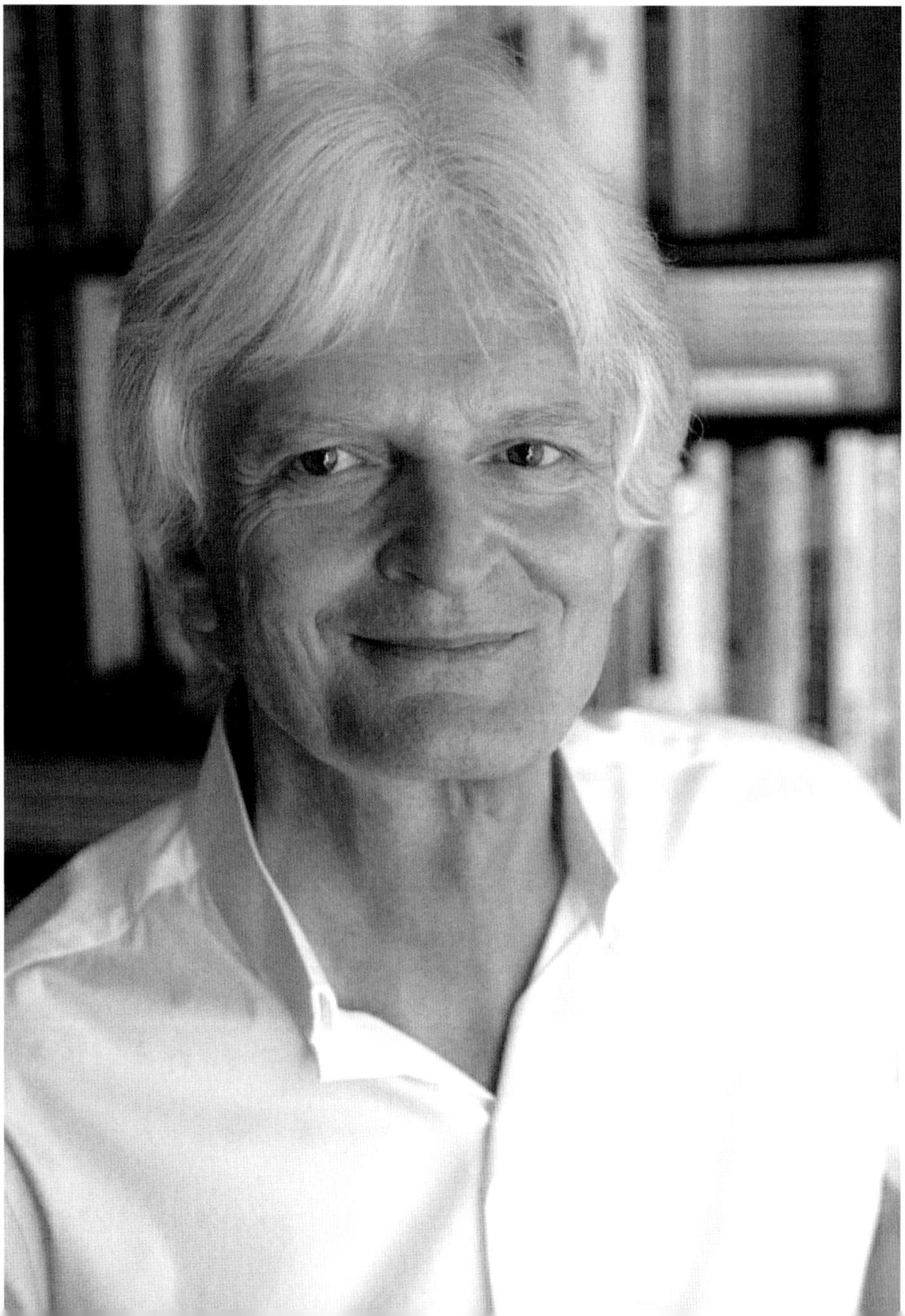

MICHEL ODOUL

Michel, geboren am 13. April 1953 in Aurillac (Frankreich), begeistert sich bereits seit den frühen 1970er-Jahren für Shiatsu und hat 1982 seine erste Shiatsu-Praxis eröffnet. Seine lebenslange Hingabe an die Methode und die dazugehörige Philosophie haben ihn zu einem wichtigen Wegbereiter und Botschafter für Shiatsu gemacht. Dank seines guten Rufes und seiner Professionalität hat er es als bislang einziger Shiatsu-Praktiker geschafft, in das Persönlichkeitslexikon „Who's Who" aufgenommen zu werden. Dementsprechend vielfältig sind die Meilensteine seines Weges.

Die Schreie des Körpers sind Botschaften der Seele

Michel hat sich immer leidenschaftlich für die Weiterentwicklung des Wissens rund um die Verbindung von Körper und Geist engagiert und dieses weit über die Shiatsu-Szene hinaus geteilt. Vom französischen Verteidigungsministerium wurde er zu Weiterbildungskursen geladen. Seine Zugänge und Ideen finden sich im Kino („Mon Roi", [Mein König], deutscher Titel: „Mein ein, mein alles") und im Theater („L'Entorse", [die Verstauchung]), auf medizinischen Fachkongressen (u.a. Kardiologie, Paris 2015; Stressmedizin, Bukarest 2023) ist er ein gesuchter Vortragender, an der Universität Straßburg lehrt er die Grundlagen der Körper-Geist-Verbindungen nach der Traditionellen Chinesischen Medizin, um nur einige wenige seiner Aktivitäten zu nennen.

Zudem ist er Autor zahlreicher Bücher, von denen einige weltweit (Europa, USA, Brasilien, China usw...) übersetzt wurden. Sein populärstes Buch, „Dis moi où tu as mal, je te dirai pourquoi" (auf Deutsch: „Sage mir, woran du leidest, und ich sage dir warum", auf Englisch: „What Your Aches and Pains Are Telling You"), wurde über eine halbe Million Mal verkauft. Sein Opus magnum ist jedoch „Shiatsu Fondamental" (Grundlagen des Shiatsu). In drei Bänden widmet sich das im Verlag Albin Michel erschienene und leider nur im französischen Original vorliegende Werk der Technik (Band 1), der Theorie (Band 2) und der Philosophie des Shiatsu (Band 3).

Michel Odoul ist Gründer und Leiter des Institut Français de Shiatsu in Paris und nach wie vor als Shiatsu-Praktiker aktiv.

Mehr über Michel Odoul findest Du hier:

www.shiatsu-institut.fr

WAS IST DIE ESSENZ VON SHIATSU?

Ich bin sehr stolz darauf, Shiatsu in diesem Buch erwähnen zu dürfen und ein wenig über meine Praxis in Frankreich berichten zu können. Wie in den meisten Ländern der Welt ist Shiatsu vielfältig und die Stile sind eng mit den Überlieferungen der japanischen Meister verbunden. Die Stile Namikoshi (Japan Shiatsu Center) und Masunaga (Iokai Japan) sind die bekanntesten. Ich selbst wurde von Masahiro Nakazono Sensei, Aikido-Meister und Akupunkturlehrer in Tokio, in Shiatsu unterrichtet. Sein Unterricht war stark von der Energietheorie der TCM geprägt, aber auch von den kulturellen Wurzeln Japans, dem Shintoismus. Aus dieser Sicht lehrte er auch Misogi (Vorbereitung/Reinigung) und Kotodama (Klangtechnik). Die Weitergabe dieses Stils hindert mich jedoch nicht daran, anderen Stilen und den großen japanischen Schulen großen Respekt entgegenzubringen. Diese haben mir im Gegenzug die Ehre erwiesen, in meinem Institut in Paris zu unterrichten. Dies ist ein deutliches Zeichen gegenseitigen Respekts.

Das Wesen des Shiatsu hat seine Wurzeln in der Kultur, aus der es entstanden ist, dem Shintoismus. Diese animistische Weltanschauung geht davon aus, dass alle Dinge „belebt“ sind und von einer subtilen Essenz getragen werden. Diese Vorstellung reicht weit in die Geschichte Japans zurück, und die Bezeichnung Shintoismus tauchte erst im 6. Jahrhundert auf, um sich vom Buddhismus abzugrenzen, der damals über Korea und den Händlern, die mit China im Austausch standen, nach Japan gelangte.

Die Essenz des Shiatsu, das damals noch nicht so hieß, war eine Körperpraxis, die Teil des Kanpō oder Kampō (Traditionelle Japanische Medizin) war. Ihr Ziel bestand in verschiedenen Manipulationen des Körpers und einer spezifischen Arbeit an den Meridianen – eine Theorie, die ebenfalls über koreanische Händler nach Japan gelangte. Alle Techniken dienten der Wiederherstellung des allgemeinen Gesundheitszustands und der Beweglichkeit der empfangenden Person.

Während der Tokugawa-Zeit, in der Japan von der Außenwelt abgeschottet war, verlor Shiatsu jedoch an Bedeutung und wurde zu einer einfachen Massage. In der Meiji-Zeit erlebte Shiatsu jedoch eine Renaissance. Auf Betreiben der großen Meister entwickelte sich Shiatsu von einer einfachen manuellen Therapie zu einer echten Heilkunst. Sie folgte damit dem Beispiel der Kampfkunst, deren technischer Inhalt durch eine spirituelle Herangehensweise bereichert wurde, sich dadurch von den reinen Kampfsportarten entfernte und so zu einem „Weg“ (Do) wurde, wie zum Beispiel Ju Jitsu, das zu Judo wurde, oder Aiki Jutsu, das zu Aikido wurde. All diese Künste sind weit mehr als nur eine Praxis. Sie sind umfassende Wege der persönlichen Kultivierung. In diesem Sinne ist Shiatsu ebenfalls zu einer Heilkunst im edelsten Sinne geworden. Diese Philosophie hat natürlich Auswirkungen auf das Verständnis der praktizierenden wie auch der empfangenden Person.

Wie die Kampfkünste erlebte auch Shiatsu zu Beginn des 20. Jahrhunderts seine Entwicklung und gesellschaftliche Anerkennung. In Japan wurde Shiatsu insbesondere dank der unermüdlichen Arbeit von Tokujiro Namikoshi, die später von seinem Sohn Toru fortgesetzt wurde, in die vom Gesundheitsministerium anerkannten Therapiemethoden aufgenommen (1955). In Europa wurde Shiatsu 1997 von der Europäischen Kommission unter der Leitung des Europaabgeordneten Paul Lannoye als „interessante Praxis“ eingestuft. Damit ist Shiatsu nicht nur eine alte Heilkunst, sondern auch von unbestreitbarer Modernität.

WELCHE GRUNDPRINZIPIEN SIND IM SHIATSU ENTSCHEIDEND?

Die Grundprinzipien von Shiatsu sind einfach, universell und unabhängig vom praktizierten Stil bemerkenswert wirksam. Sie sind präzise im Namen „Shi-atsu" enthalten, der „Fingerdruck" bedeutet. Durch strukturierte und kohärente Arbeit mit Fingerdruck auf den Körper des Empfängers versucht Shiatsu, den freien Fluss der Lebensenergien wiederherzustellen, der für Gesundheit und Harmonie notwendig ist.

Auf diese Weise werden Verspannungen gelöst, Verkrampfungen und Blockaden beseitigt und die subtilen organischen und energetischen Flüsse wieder in Gang gebracht. Die (leeren) Kyo- und die (vollen) Jitsu-Zonen werden harmonisiert, der Körper atmet und der Geist wird befreit. In diesem Zusammenhang wird davon ausgegangen, dass jede Spannung ihren Grund hat und als solche akzeptiert werden muss. Dies ist die unabdingbare Voraussetzung für deren Auflösung. Eine Spannung wird immer in drei Schritten aufgelöst. Im ersten Schritt wird sie entdeckt, im zweiten geöffnet und im dritten Schritt löst sie sich auf. Dies sind die drei Säulen Yin, Yang und Tao, von Körper, Herz und Geist.

Insofern ist Shiatsu zu keinem Zeitpunkt ein „Kampf gegen" das, was ist (Spannung, Krankheit usw.). Es ist eine Kunst, eine Praxis, die etwas erschafft, und keine Technik, die etwas zerstört. Es versucht nicht, sich der Krankheit zu widersetzen, sondern vielmehr das zu tun, was notwendig ist, damit sie keinen Grund mehr hat zu existieren. Es befasst sich mit dem Gesundheitszustand und muss sowohl den Körper als auch den Geist behandeln.

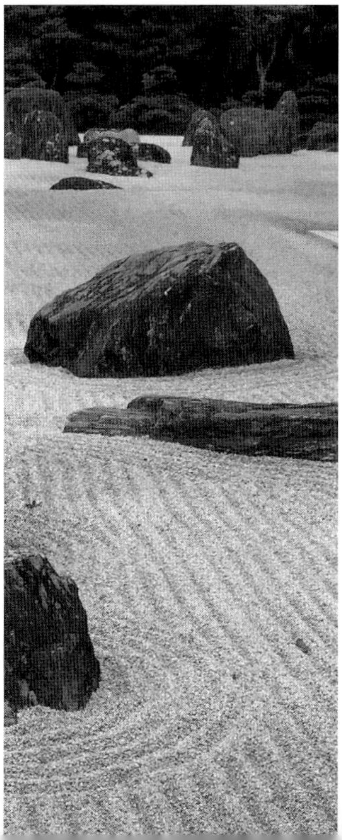

WAS IST KI UND WELCHE ROLLE SPIELT ES IM SHIATSU?

Die japanische Bezeichnung für Energie ist Ki, und ihr physischer Bezugspunkt, der sich zwei Fingerbreit unterhalb des Bauchnabels befindet, wird Hara genannt. Wie lassen sich diese Begriffe definieren, die sowohl in der Shintoismus-Philosophie als auch im Buschido (der Weg des Kriegers) vorkommen? Das Schriftzeichen 氣 besteht aus zwei Teilen. Der obere Teil des Ideogramms wird Qi ausgesprochen, der untere Teil Mi. Qi bedeutet Atem, Dampf, der zum Himmel aufsteigt und Wolken bildet. Mi ist das durch Dreschen und Schälen zerbrochene Reis- oder Hirsekorn.

Dieses Ideogramm wird im Allgemeinen mit „Dämpfe, die aus dem heißen gekochten Getreide aufsteigen" übersetzt, wie es Dr. Schatz, Mitbegründer der Europäischen Schule für Akupunktur zusammen mit Claude Larre und Elisabeth Rochat de la Vallée, vorgeschlagen hat. Diese „vereinfachte" Übersetzung kann meiner Meinung nach erweitert werden. Das Ideogramm Qi stellt durch die Verbindung der Zeichen Qi und Mi tatsächlich ein Getreidekorn dar, dessen Hülle jedoch durch das Dreschen aufgebrochen wurde und dadurch die in ihm enthaltene substanzielle Energie freisetzt. Wir sind hier sehr nahe an dem, was auf der atomaren Ebene der Kernspaltung entspricht. Das Schriftzeichen scheint auch den Atem, der vom Himmel kommt (Qi), und den Atem, der von der Erde kommt (Mi), zu vereinen. Es ist die Materie des Reiskorns und das, was von ihm ausgeht. Hier sind wir näher an der wahren Bedeutung dessen, was Energie ist, gleichzeitig Substanz und Essenz, gleichzeitig ausgedrückte Antriebskraft (Bewegung) und enthaltene Kraft (Materie).

Bevor wir zu einer umfassenderen Beschreibung dessen kommen, was Energie sein kann, wollen wir sehen, was Michel Random in seinem Standardwerk „Les arts martiaux ou l'esprit des Budo" *(die Kampfkünste oder der Geist des Budo (=Weg des Kriegs, Oberbegriff über alle Kampfkünste, Anm.;)* Nathan, 1977) dazu schreibt. Ki (Energie):

> „Der Geist und der Körper sind getrennte Einheiten, aber im Budo gilt die Regel, dass der Geist den Körper beherrscht. Die innere Verwirklichung, die tatsächliche Wirksamkeit, die Vollendung jeder Handlung führen zur Vereinigung von Körper und Geist. Die Energie, die diese Vereinigung bewirkt, wird Ki genannt. Diese Energie gehorcht dem Geist, der sie lenken, auf einen Punkt konzentrieren und zirkulieren lassen kann. Ki ist das Geheimnis aller Budo-Künste. Ohne die Beherrschung des Ki ist kein Fortschritt in der Kampfkunst möglich. Aikido hat dies zu einer grundlegenden Erkenntnis gemacht. Das Wort Ki bezeichnet sowohl die ursprüngliche Lebensenergie als auch den Atem oder sogar den Geist, aber hinter diesem Wort muss man eine einzigartige Realität verstehen, denn Ki, die grundlegende Energie des Universums (das, was verbindet, was die Dinge miteinander verknüpft), ist auch die wahre Natur der Dinge im subtilen Sinne. Von da an kann sich Ki mit dem Atem und dem Geist vereinen und seinerseits zur Emanation des Atems und des Geistes werden ... Diese Vorstellung erklärt, warum der Mensch, als Emanation der universellen Natur, aus der Natur kommt und zur Natur zurückkehrt, denn die Natur ist der gemeinsame Ursprung aller Menschen."

Diese Zeilen verdeutlichen den allgemeinen Begriff der Energie in den Kampfkünsten. Gleichzeitig gilt dies auch für die Energiemedizin und insbesondere für Shiatsu.

Wir werden etwas später auf das Hara eingehen, das auf Japanisch „Seika Tanden“ und auf Chinesisch „Dan Tien“ oder „Tan Tien“ genannt wird. Dieses Energiezentrum ist für jeden Praktizierenden, der Ki beherrschen möchte, von wesentlicher Bedeutung, da es sich genau an dieser Stelle befindet. Es wird durch einen Kreis symbolisiert, dessen Zentrum „Seika no Itten“, der „einzige Punkt“, genannt wird. Michel Random beschrieb es wie folgt:

> „Alle Budo-Künste sind sich in einem Punkt einig: Die Beherrschung der Energie erfolgt über das Hara ... Das Hara stellt einen Kreis dar, dessen Zentrum Seika-no-itten, der einzigartige Punkt, genannt wird ... Dieser Punkt ist der geometrische, spirituelle und psychische Ort, an dem die Gesetze des Geistes und des Körpers zusammenwirken.“

In diesen wenigen Zeilen geht es über den Bereich der Kampfkünste und des Shintoismus-Geistes hinaus und ganz konkret um Shiatsu-Praktizierende und deren Rolle. Ist es nicht ihre „Pflicht“, das Ki – ihr eigenes und das der empfangenden Personen – zu steuern? Schauen wir uns das Konzept des Ki noch etwas genauer an.

Energie ist ein Begriff, der in unserer westlichen Welt, die das Unsichtbare leugnet, vage erscheinen mag. Ganz anders ist es im Osten, wo diese Energie die Grundlage des Lebenskonzepts bildet. Dies hat zur Entwicklung der Kampfkünste, der Energiemedizin und einer konzeptuellen Lebensphilosophie geführt, die heute Quantenphysiker, Philosophen und hochrangige Psychologen (seit C. G. Jung und seiner Begegnung mit dem Orient) fasziniert. Wie kann man nun dieses Energiekonzept, das in der Shiatsu-Praxis von grundlegender Bedeutung ist, einfach erklären?

Die taoistische Philosophie geht davon aus, dass unser Universum in erster Linie aus Schwingungen besteht und dass es durch die dynamische Synergie zweier gegensätzlicher, aber sich ergänzender Kräfte existiert und sich manifestiert, die als Yin und Yang bezeichnet werden – wir alle kennen dieses universelle Symbol des Tao. Diese Schwingungskonzeption des Universums umfasst den Menschen und die beiden Ebenen, die ihn betreffen, die physische, die das Yin (Körper) repräsentiert, und die psychische, die das Yang (Geist) repräsentiert. Das Gleichgewicht dieser beiden

Kräfte führt zu einem Zustand der Harmonie (Gesundheit), während ein Ungleichgewicht zu einem Zustand der Disharmonie (Krankheit) führt. Aus diesem Grund versucht die Traditionelle Chinesische Medizin immer, sowohl den Körper als auch den Geist zu behandeln und dabei das Gleichgewicht zwischen Yin und Yang wiederherzustellen.

Diese Harmonie von Yin und Yang hängt von der freien Zirkulation des Ki im Körper ab, sowohl an der Oberfläche als auch in der Tiefe, im Meridiankreislauf wie auch in anderen Kreisläufen (Sondermeridiane, Verbindungsbahnen usw.). Das frei fließende Ki nährt im wörtlichen wie im übertragenen Sinne Körper und Geist. Diese Energie ist in Wirklichkeit ein Träger, der die Essenz des Lebensprinzips, das als „Information" bezeichnet wird, transportiert. Jeder Meridian trägt die für jede physische und psychische Funktion spezifischen Informationen. Jeder Akupunkturpunkt ist ein „Zugangstor" zu diesen Informationen und ermöglicht die Interaktion mit ihnen.

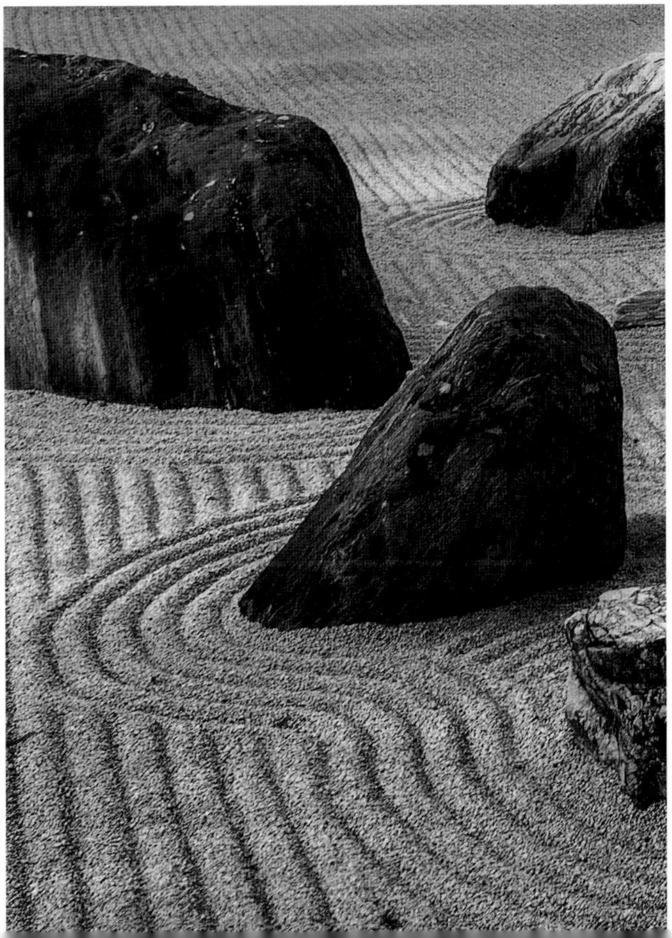

WELCHE BEDEUTUNG HABEN DIE MERIDIANE IM SHIATSU?

Die Bedeutung der Meridiane in der Shiatsu-Praxis ist offensichtlich, wenn man das Konzept der Energie betrachtet. Sie hängt aber auch vom praktizierten Shiatsu-Stil ab. Tatsächlich werden im Namikoshi-Stil, sowohl in Japan als auch in vielen anderen Ländern der Welt, keine Meridiane berücksichtigt. Diese Technik ist rein osteoartikulär *(Knochen und Gelenke betreffend, Anm.)* und versteht sich auch als solche. Sie bezeichnet sich selbst als ein „nach den Prinzipien der westlichen Medizin" entwickelter Stil. Dies hat ihr die offizielle Anerkennung durch das japanische Gesundheitsministerium erleichtert und den Namikoshi-Stil zur offiziellen Referenzmethode gemacht. In Japan müssen alle Praktiker:innen, unabhängig vom erlernten Stil, einen vom Japan Shiatsu Center unterrichteten Grundkurs absolvieren, um vom Gesundheitsministerium „anerkannt und akkreditiert" zu werden. Auf jeden Fall ist diese Technik wirksam und liefert hervorragende Ergebnisse, was ihren guten Ruf begründet, und zwar ohne Bezugnahme auf die Meridianlehre, auch wenn viele der verwendeten Punkte Akupunkturpunkten entsprechen.

Abgesehen von dieser Strömung ist die Meridianlehre in der Shiatsu-Praxis sehr präsent. Es gibt zwei Arten von Referenzen in Bezug auf Meridiane:

- Referenz zur „ursprünglichen" Kartografie der TCM, wie beispielsweise im Nakazono-Stil, den ich unterrichte und praktiziere,
- die Referenz zur Kartografie, die von Shizuto Masunaga für den Iokai-Stil entwickelt wurde.

In diesen Stilen spielen die Meridiane eine zentrale Rolle. Über sie wird gearbeitet, über sie werden Ungleichgewichte festgestellt, über sie werden die Akupunkturpunkte ausgewählt und bearbeitet. Die Meridianlehre hat diesen zentralen Charakter, weil sie die Grundlage des Energiekonzepts bildet. Spannung oder Pathologie sind nicht einfach nur Symptome, die behandelt werden müssen. Sie sind Zeichen für ein Ungleichgewicht im freien Fluss der Energien. In diesem Zusammenhang geht es also nicht mehr darum, das Symptom zu behandeln, sondern den Energiefluss wiederherzustellen.

De facto erfordert dies die Existenz und den Einsatz von Instrumenten zur Erkennung von Ungleichgewichten, wie beispielsweise die Messung der zwölf radialen Energiepulse, die Abtastung von Bereichen im Gesicht oder auf dem Rücken oder das Abtasten des Bauchraums. Dies beinhaltet auch eine ganze Reihe spezifischer Fragen während der Befragung der Klient:innen (Verschlechterungen oder Verbesserungen je nach Tageszeit, Jahreszeit, klimatischen Energien, Geschmacksrichtungen usw.) sowie mögliche Zusammenhänge mit emotionalen Erfahrungen.

Anhand der gewonnenen Informationen entscheidet die praktizierende Person dann, an welchen Meridianen oder Akupunkturpunkten sie ansetzt, um eine gezielte und präzise Wirkung zu erzielen. Die Meridiane bilden somit das Grundgerüst der Shiatsu-Stile, die das Energiekonzept nutzen.

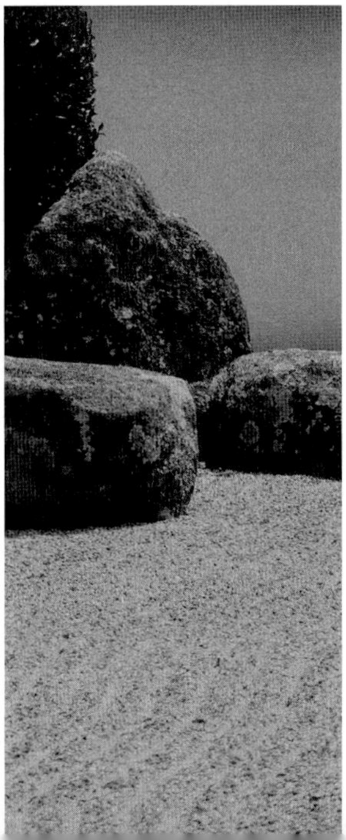

WELCHE BEDEUTUNG HAT DAS HARA IM SHIATSU?

Das Hara, das insbesondere in der Kampfkunst bekannt ist, ist ein Bezugspunkt in der Shiatsu-Praxis. Es ist sowohl für die behandelnde als auch für die empfangende Person von größter Bedeutung. Das Hara ist das Referenzzentrum der Energie, sowohl in ihrer Abgabe als auch in ihrer Aufnahme. Es ist auch das physische und propriozeptive, also Körperwahrnehmungen vermittelnde Zentrum der Praktiker:innen. Es ist das Zentrum des Bewusstseins der Praktizierenden in ihren Handlungen und der Empfänger:innen in ihrer Atmung. In der chinesischen Energetik ist das Hara das abdominale Dan Tien, dieses grundlegende Zentrum, das der ursprüngliche Ort der Begegnung von Yin und Yang (Eizelle und Spermien) bei der Befruchtung ist, es ist das Zentrum in den ersten Augenblicken der Inkarnation. Es ist der Punkt, an dem die Energie gebildet wird, die den Meridiankreislauf nährt und es ist der Punkt, der die Energie unserer Ahnen in sich speichert.

Vom Hara geht der berühmte Kampfschrei „Kiai" der Kampfkunstmeister:innen aus, vom Hara müssen jede Bewegung und jeder Atemzug der Shiatsu-Praktizierenden entspringen. Dies ist einer der fundamentalen Gründe für die Praxis auf dem Boden, die keine Kompromisse zulässt, da sie die Dominanz der Armmuskeln nicht zulässt. Sie erfordert den Einsatz und die Übertragung des Körpergewichts. Sie erfordert die Präsenz eines Bewusstseins, das leicht unterhalb des Bauchnabels liegt, und eine Atmung, die de facto mit der Bewegung synchronisiert sein muss.

Präsenz, Dichte, Energie, Kraft, Kontrolle und Absicht müssen sich auf dieser Ebene befinden und von ihr ausgehen, um stets angemessen und wohlwollend zu bleiben. Dieses Bewusstsein des Hara ist ein zentrales Thema in der Shiatsu-Ausbildung. Es wird gelernt, trainiert, geschult und ständig perfektioniert, zunächst auf formale Weise, dann nach und nach auf einer inneren Ebene, je nach Fortschritt der Praktizierenden. Diese Entwicklung umfasst mehrere Stufen und zielt darauf ab, immer mehr Aspekte des eigenen Wirkens zu „beseelen", bis hin zum Kotodama („Wortseele"), einem Zustand, in dem auch gesprochene Worte Magie besitzen können. Wichtig ist dabei immer, dass sich das „erweckte" Bewusstsein an der richtigen Stelle befindet, um im Einklang mit sich selbst zu handeln.

Dieses Bewusstsein des Hara betrifft auch die Körperhaltung der Praktizierenden, damit sie sich richtig und effizient in ihren Bewegungen auf dem Boden positionieren und bewegen können. Sie verleiht der Behandlung die wirksame Dichte, die in der Lage ist, auf den drei wesentlichen Ebenen zu wirken, die man je nach Bedarf oder Grad des Ungleichgewichts als „Haut" (an der Oberfläche), „Fleisch" (in der Mitte) und „Knochen" (in der Tiefe) bezeichnet.

Das Hara ist schließlich auch für die Patient:innen von grundlegender Bedeutung. Indem man sie auffordert, ihre Aufmerksamkeit auf ihre Atmung zu richten, werden sie auf die abdominale Dimension des Atmens zurückgeführt. Bei jedem Druck werden sie aufgefordert, ganz natürlich und ohne Anstrengung auszuatmen, wie bei einem natürlichen Seufzer. Bei jedem Loslassen werden sie aufgefordert, ruhig und gelassen einzuatmen. Diese Begleitung der Shiatsu-Griffe durch die Atmung der empfangenden Person synchronisiert den Atem, das Herz und das Bewusstsein. Sie macht die Shiatsu-Griffe der behandelnden Person wirksam, weil sie dadurch viel besser angenommen und akzeptiert werden können. Diese fast schon choreografierte Bewegung verändert die Beziehung zwischen den beiden Person, die sich in einer Shiatsu-Sitzung begegnen, und macht sie heilend, sowohl für den Körper als auch für die Seele.

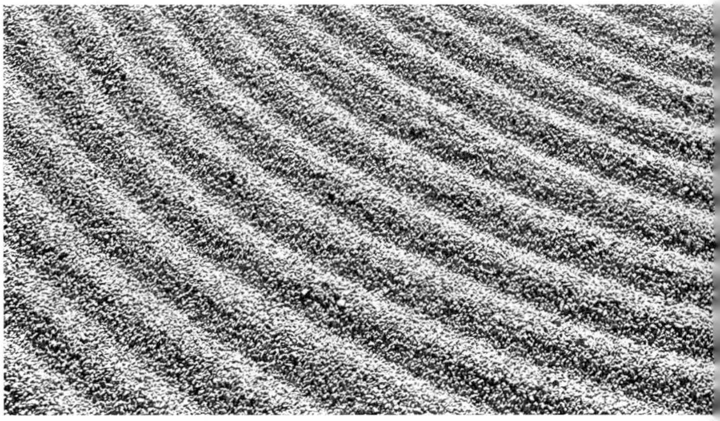

BRAUCHT SHIATSU EINE DIAGNOSE?

Im Allgemeinen: ja. Je nach Land und gesetzlichen Bestimmungen wird jedoch oft anstelle des Begriffs „Diagnose“ der Begriff „Feststellung von Ungleichgewichten“ verwendet. Bei einer allgemeinen Shiatsu-Behandlung vom Typ „Wellness“ ist eine Diagnose nicht erforderlich, da „allgemeine“ Protokolle angewendet werden und eine allgemeine Entspannung angestrebt wird. Ansonsten ist für alle Shiatsu-Arten eine Feststellung von Ungleichgewichten und Verspannungen sinnvoll. Eine Diagnose ist umso notwendiger und unverzichtbarer, je mehr die ausgeübte Shiatsu-Form einen energetischen Anspruch hat (Masunaga, Nakazono usw.).

Die Diagnose umfasst ein Gespräch mit der jeweiligen Person, um den Grund für ihren Besuch zu ermitteln, Fragen zu ihrer Lebensweise (Schlaf, Ernährung), um unausgewogene Verhaltensweisen festzustellen, zur Krankengeschichte und zu möglichen emotionalen Traumata (Schock, Trauer, Trennung, Entlassung, Mobbing usw.). Ergänzt wird dies durch eine Abtastung des Rücken- und Bauchbereichs sowie der Gelenke, sofern diese schmerzhaft sind.

Bei Shiatsu-Stilen, die sich auf einen energetischen Zugang beziehen, werden diese verschiedenen Diagnosestufen durch eine Pulsmessung (radial und andere) ergänzt sowie durch einen Abgleich der Symptome mit Phasen oder Zeiträumen der Verschlimmerung oder Besserung, durch Abtasten und Abtasten der dorso-abdominalen Energiezonen (Masunaga) oder der Mu-Alarmpunkte usw. Auch die Ernährungsgewohnheiten werden in Verbindung mit den Jahreszeiten und den vorherrschenden oder fehlenden Geschmacksrichtungen angesprochen.

Diese verschiedenen Ebenen der Erkennung werden im Allgemeinen wie folgt klassifiziert:

- „Bo-shin" oder allgemeine Diagnose durch Beobachtung (Körperbau, Körpergewicht, Körperhaltung, Gesicht, Augen und Blick),
- „Bu-shin" oder Diagnose durch Geräusche (Stimme, Räuspern, Pfeifen),
- „Mon-shin" oder Diagnose durch Gespräch, Befragung,
- „Setsu-shin" oder Diagnose durch Berührung (Abtasten von Bereichen, Puls).

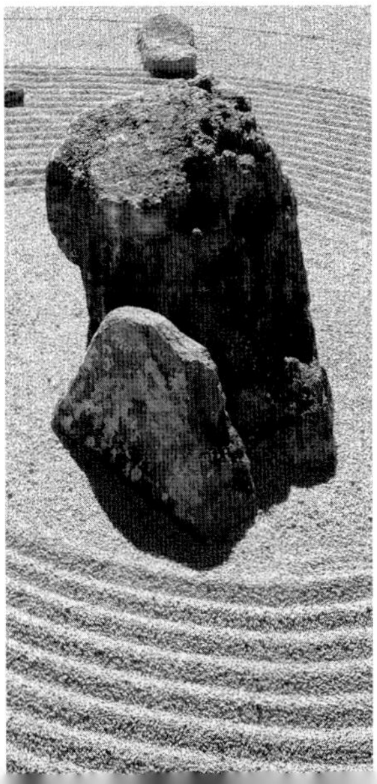

WAS ZEICHNET EINEN GUTEN PRAKTIKER / EINE GUTE PRAKTIKERIN AUS?

Die Frage ist ebenso einfach wie komplex. Die offensichtliche Antwort wäre, dass die Qualität einer praktizierenden Person von ihrem technischen Niveau abhängt. Das ist teilweise richtig, aber nicht ganz. Das Know-how ist im Shiatsu zweifellos wichtig. Personen, die Shiatsu aufsuchen, leiden meist. Dies erfordert daher die technische Beherrschung der Handgriffe, um die Schmerzen nicht zu verschlimmern. Es erfordert aber auch fundierte Kenntnisse in Anatomie und Physiopathologie. Praktiker:innen müssen die mechanischen und biologischen Folgen jeder Behandlung einschätzen können. Sie müssen um Kontraindikationen Bescheid wissen und wie sie auf alle Krisensituationen zu reagieren haben, die im Rahmen der Behandlung auftreten können.

Und genau hier unterscheiden sich professionelle Therapeut:innen, die eine therapeutische Wirkung von ihrem Shiatsu beanspruchen können, von „Komforttherapeuten", die nur Entspannung und Wohlbefinden versprechen dürfen. Es liegt in der Verantwortung der Shiatsu-Ausbildungseinrichtungen, diesen ethischen Rahmen sehr genau festzulegen.

„Gute" Praktiker:innen müssen – immer in Bezug auf ihr Know-how – auch in der Lage sein, ihren Tätigkeitsbereich kontinuierlich zu erweitern oder gegebenenfalls an Spezialist:innen weiterzuverweisen, wenn ein Bereich berührt wird, den sie nicht beherrschen. Sie sollten im weiteren Sinne auch klare Empfehlungen zu Ernährung, Lebensweise oder ergänzenden Maßnahmen wie Homöopathie und Vitaminen machen können.

Dieses notwendige und unverzichtbare Know-how reicht meiner Meinung nach jedoch nicht aus, um „gute" Praktiker:innen zu definieren. Sie müssen ja nicht nur ihr Fachwissen unter Beweis stellen, sondern auch über „Sozialkompetenz" verfügen. In der Shiatsu-Praxis behandeln wir nämlich nicht ein Symptom, sondern geben einem Menschen die Mittel und die Selbstverantwortung zurück, um ein vorübergehend gestörtes Gleichgewicht wiederherzustellen. Dazu behandelt Shiatsu nicht nur den Körper, sondern auch das Herz und die Seele. Das ist das „Haha gokoro" von Tokujiro Namikoshi Sensei oder die Verbindung zwischen Körper und Geist von Masahiro Nakazono. In seinen japanischen Wurzeln ist Shiatsu zutiefst animistisch und die Haltung der Praktizierenden wird als ebenso wichtig angesehen wie ihre Technik.

Dies impliziert eine völlig andere Beziehung als in der üblichen Welt der Medizin. Die Konsultation ist ein Moment der Begegnung und des Zuhörens. Es ist ein Raum, in dem das Individuum und nicht dessen Symptome im Mittelpunkt steht. Dies erfordert Zeit, Verfügbarkeit und Kompetenz in der Durchführung des Gesprächs. Diese sozialen Kompetenzen lassen sich nicht improvisieren, sie müssen erlernt, erarbeitet und im Laufe der Zeit und der persönlichen Weiterentwicklung verfeinert werden. Sie sind umso wichtiger, als die Shiatsu-Techniken von einem subtilen, grundlegenden Feld genährt werden, das als „Absicht" bezeichnet wird. Und damit ist nicht die Absicht gemeint, „Gutes tun zu wollen", sondern die Intention, sich in dem, was man vorhat, so zu organisieren, dass die bestmögliche Wirkung erzielt wird.

Aus diesem Grund sind Praktiker:innen zu Rechtschaffenheit, Aufrichtigkeit, Respekt und Wohlwollen verpflichtet. Sie müssen ihre Seele polieren, wie der Shintoismus-Praktizierende „Kagami" (den Spiegel der Seele) poliert oder wie der Samurai die Klinge seines Schwertes poliert. Für Sensei Nakazono muss sich der Verhaltenskodex der Shiatsu-Praktiker:innen auf den Bushido-Kodex stützen. Dies ist eine kompromisslose Anforderung und macht die Person, die sich daran hält, zu einem außergewöhnlichen Menschen, der in der Lage ist, in allen Situationen, die sich ihm stellen, wahrhaftig und präsent zu handeln. Weil sie nicht beurteilt, weil sie nicht fürchtet. Weil sie akzeptiert, was ist, ist sie in der Lage zu behandeln, ohne ein Protokoll anzuwenden oder sich dahinter zu verstecken.

Aus diesem Grund integrierte Nakazono Sensei in seinen Stil die Vermittlung von Techniken zur Vorbereitung der Praktizierenden, wie Misogi (Reinigung), Chinkon (Zentrierung, Verankerung), Kokyu (Atmung), Ma Ai (Distanz) und Kotodama (Klänge).

"

Heilung bedeutet, einen Menschen vom getrennten Sein hin zum verbundenen Sein zu begleiten. Das ist für mich die Essenz wahrer Heilkunst.

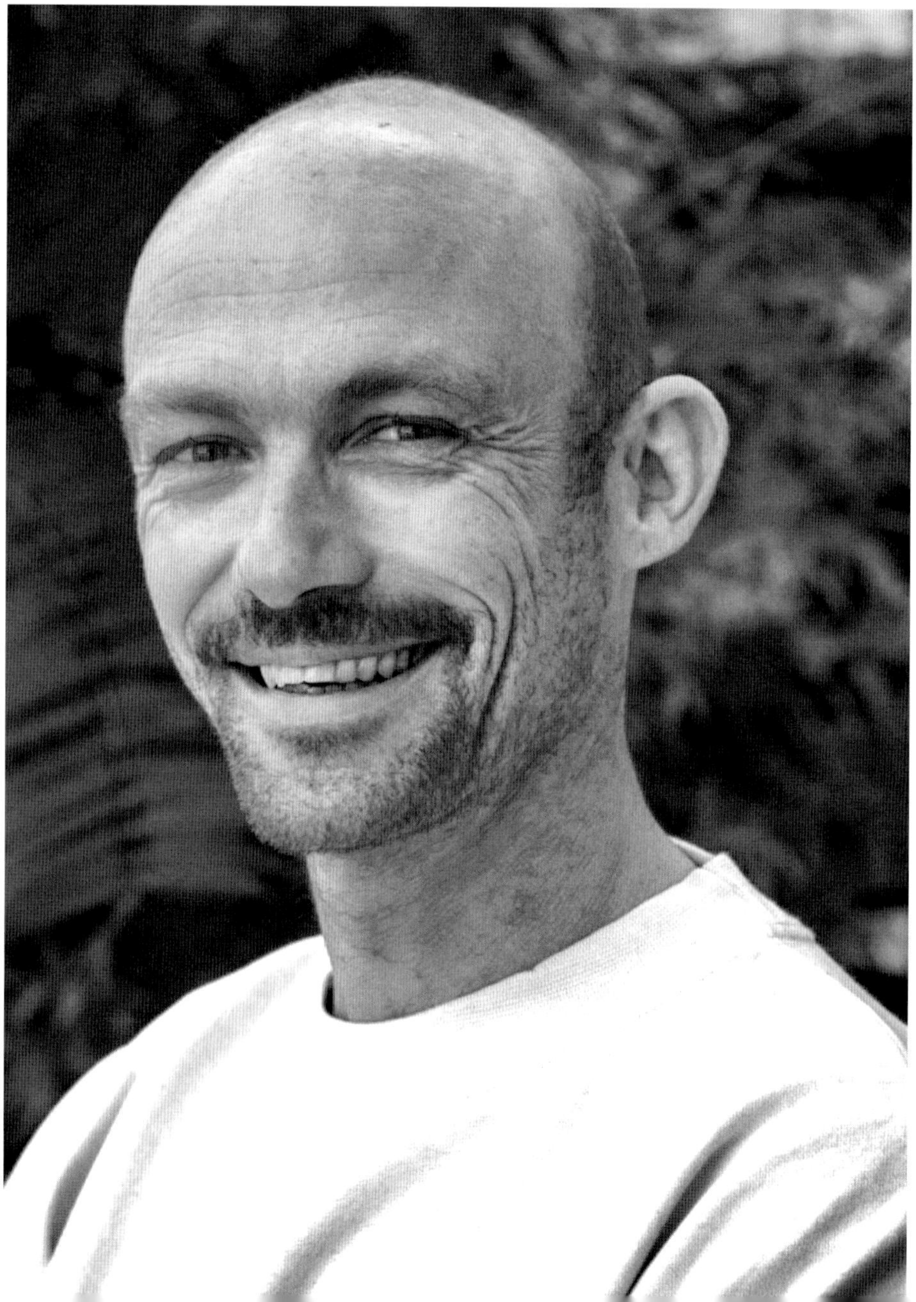

MIKE MANDL

Mike Mandl praktiziert seit 30 Jahren hauptberuflich Shiatsu in Wien und hat sich auf komplexere Themenbereiche und den Aspekt der Heilkunst von Shiatsu spezialisiert. Dazu gehören das Studium der Traditionellen Chinesischen Medizin (TCM) sowie klinische Praxis in China. Neben seiner Shiatsu-Praxis ist er Direktor der Internationalen Akademie für Hara Shiatsu in Wien, die seit 25 Jahren mit klinischen Einrichtungen zusammenarbeitet, um eine Synthese zwischen westlicher und östlicher Medizin zu schaffen.

Mike ist außerdem der Direktor des 5. Europäischen Shiatsu-Kongresses, Initiator des Shiatsu Summits in Wien, Autor mehrerer erfolgreicher Bücher über Shiatsu und TCM, Betreiber der E-Learning Plattform „Das Zentrum“, internationaler Shiatsu-Lehrer mit Kursen in ganz Europa sowie begeisterter Vater von drei Kindern.

Die Vermählung von Yin und Yang

Mehr über Mike Mandl findest Du hier:

www.mikemandl.eu
www.facebook.com/mike.mandl
www.instagram.com/mikemandl
www.hara-shiatsu.com
www.das-zentrum.com
www.shiatsu-summit.com

WAS IST DIE ESSENZ VON SHIATSU?

Will man die Essenz von Shiatsu erfassen, muss man sich zuerst eine tiefer gehende und umfassendere Frage stellen, nämlich: Was ist die Essenz einer Heilkunst, die den Anspruch auf Ganzheitlichkeit stellt? Denn als eine solche Heilkunst positioniert sich Shiatsu. Es ist wichtig zu verstehen, dass Shiatsu an sich lediglich die Methode ist, mit der wir diese Essenz zum Ausdruck bringen. Andere Methoden tun das auch: Sie beziehen sich auf dieselbe Essenz, verleihen ihr jedoch mit anderen Konzepten und anderen Techniken ein anderes Gesicht.

Was ist nun die Essenz einer ganzheitlichen Heilkunst? Das ist naheliegend: Es ist die Heilung an sich. Was aber ist Heilung? Im heutigen Sinne umfasst die Definition von Heilung physische, psychische, aber auch soziale Aspekte, wobei der Schwerpunkt auf der Wiederherstellung eines bestimmten Zustandes liegt, der gemeinhin als Gesundheit bezeichnet wird. Die moderne Medizin verfolgt hauptsächlich diesen Ansatz. Problemstellungen, die zu einer unerwünschten Abweichung von diesem Zustand der Gesundheit führen, werden mit allen Möglichkeiten und Mitteln behandelt. Das ist Segen und Fluch zugleich. Segen, weil sich durch diesen fokussierten Zugang technische und methodische Fähigkeiten entwickelt haben, die teils an der Schnittstelle zu Wundern agieren. Man denke zum Beispiel an die Transplantation von Herzen. Und warum Fluch? Weil es allem Staunenswertem zum Trotz keine Heilung ist. Es ist das Bekämpfen von Krankheiten. Es ist eine Reparatur, wenn auch in den meisten Fällen hervorragend gemacht.

Diese Reparatur kann die Lebensqualität massiv verbessern. Sie kann unerträgliches Leid lindern. Sie kann in vielen Fällen lebensrettend sein. Wir brauchen sie in unserer Kultur, die sich weit von einem natürlichen Zustand entfernt hat, in der wir den Anschluss an und das Wissen um die Heilkräfte in und außerhalb von uns schon lange verloren haben. Wir sollten daher allen medizinischen Berufen für ihr breitgefächertes Angebot und ihre Kompetenz sehr dankbar sein.

Trotzdem: Es fehlt dieser Herangehensweise etwas, und dieses Etwas muss ja nicht zwingend Bestandteil der klassischen Medizin sein. Von daher dürfen wir dieses Etwas weder von ihr erwarten noch sie wegen dessen Fehlen kritisieren. Wo ist es aber dann zu finden? Vielleicht in der Psychotherapie? Nein. Auch dort nicht wirklich. Denn in dieser wird der Heilungsbegriff ebenso mit einer Wiederherstellung gleichgesetzt: mit der Wiederherstellung der psychischen Gesundheit, wenn diese von bestimmen Normparametern abweicht. Ähnlicher Ansatz, andere Adresse: der Geist. Wir werden dieses Etwas in jeglichem therapeutischen System vermissen, das sich auf Teilbereiche des komplexen Wesen Mensch spezialisiert hat.

In Summe ergibt das unsere Ausgangslage: Auch wenn zeitgemäßere Ansätze Gesundheit wesentlich umfassender definieren, werden Körper und Geist immer noch getrennt betrachtet, getrennt diagnostiziert und getrennt therapiert, wobei es primär um die Behandlung von spezifischen Symptomen geht, die wir als Störungen oder Krankheiten bezeichnen. Ist das Problem beseitigt, ist der Job erledigt. Heilung sollte jedoch weiter reichen. Genauso wie unser Verständnis von Gesundheit.

Etymologisch steckt in dem Wort Heilung das Ganz-Werden, die Ganzheit, aber auch die Heiligkeit. Im übergeordneten Sinn kann Heilung daher als der Versuch gesehen werden, ein ganzer Mensch zu werden, sich einer Form von Ganzheit anzunähern. Und diese Ganzheit kann man auch mit Gesundheit gleichsetzen. Was aber ist unter dieser Ganzheit zu verstehen? Wann ist man ein ganzer, wann ein heil(ig)er Mensch? Wenn wir uns in Übereinstimmung und im Gleichgewicht mit unseren inneren und äußeren Gegebenheiten und Möglichkeiten sowie in einem kontinuierlichen Entfaltungsprozess befinden? Wenn wir als Höhepunkt dieses Prozesses zur vollen Blüte gelangt sind, vor allem geistig und emotional? Wenn wir es geschafft haben, unser gesamtes seelisches Potenzial zu entfalten, inklusive der Transformation des individuellen Seins hin zu einem umfassenden Bewusstsein, das sich mit allen Aspekten der Existenz im Einklang befindet? Wenn wir es geschafft haben, den Kreis zu schließen und zu jener Einheit zurückzufinden, der wir uranfänglich entsprungen sind? Denn vereinfacht ausgedrückt: Einheit ist Ganzheit. Ist Heil-Sein. Trennung ist Krankheit. Und Trennung braucht Heilung.

Trennung kann sich auf vielen Ebenen manifestieren. Trennen wir den Körper vom Geist, ist das keine Ganzheit. Fehlt es uns an tiefen Verbindungen zu unseren Mitmenschen, trennen wir uns mit unserem Lebensstil von der Natur und deren Zyklen, trennen wir die materielle Welt von der spirituellen Welt: Das alles ist keine Ganzheit. Und trennen wir unsere individuelle Existenz von einer übergeordneten Einheit, dann ist das auch keine Ganzheit. Viele Weisheitstraditionen sehen das so, ganz unabhängig davon, mit welchem Namen sie diese übergeordnete Einheit bezeichnen – ob Tao oder Gott, das Ziel ist dasselbe, nur die Wege sind unterschiedlich.

Die Wege zu beschreiten ist wiederum für alle gleich: Wie jede Reise beginnt es mit einem Schritt. Diesen zu setzen und ihm weitere folgen zu lassen, Schritt für Schritt, Tag für Tag, Jahr für Jahr, ist alles, was wir tun können. Denn Gesundheit – oder in diesem Sinne Ganzheit – als etwas Letztgültiges zu definieren, ist schwer zu erreichen, fast schon utopisch. Wichtig ist daher an dieser Stelle festzuhalten, dass es niemals um das zwingende Erreichen eines bestimmten Endzustandes, sondern um die bewusste Ausrichtung des eigenen alltäglichen wie des therapeutischen Handelns geht.

Das Ziel ist nicht der Weg. Reflexion hilft zur Orientierung: Welches Motiv liegt meinem Tun zugrunde? Wohin mag ich mich mit den Menschen entwickeln, mit denen ich zusammenarbeite? Die Suche nach der Einheit dient als Kompass.

Eine ganzheitliche Heilkunde sollte daher danach trachten, in der Begleitung von Menschen mit den Möglichkeiten ihrer Methode kontinuierliche Schritte in eine Richtung zu setzen, die zu unterschiedlichen Formen von Ganzheit führen kann. Dazu braucht es keine klaren Symptome, Beschwerden oder Leiden als Ausgangspunkt. Vielmehr gilt es herauszufinden, was zum gegebenen Zeitpunkt zu einer bestimmten Form von Ganzheit – und somit auch zur Heilung – fehlt. Ein Relikt dieser Denkweise findet sich noch in der beliebten medizinischen Frage: „Was fehlt Ihnen denn?" Im Endeffekt fehlt natürlich gar nichts, nur finden muss man es, dieses bestimmte Etwas, schlummernd im Inneren einer jeden Person, darauf wartend, sich endlich entfalten zu können. Durch unsere Berührung. Durch unsere Aufmerksamkeit. Durch unsere Methode Shiatsu. Das ist ein Prozess und keine Problemlösung. Das geht weit über die Polarität von Krankheit und Gesundheit hinaus. Das ist ein anderer Zugang.

Auf diesem Weg der Ganzwerdung werden wir Hürden überwinden und uns Herausforderungen stellen müssen, ob körperlicher, emotionaler oder geistiger Natur. Wir können erkranken. Chronische Schmerzen oder andere schwerwiegende physische oder organische Probleme schwächen unser gesamtes System, kosten viel Energie, binden teils jegliche Aufmerksamkeit und färben mitunter unsere Perspektive auf das Leben, sodass unsere Fähigkeit, klar zu sehen und tief zu erkennen, beeinträchtigt ist. Das alles macht es wesentlich schwieriger, sein Potenzial zu entfalten und Ganzheit zu erfahren. Zumal etliche Symptome direkter Ausdruck des getrennten Seins sind. Wie viele Zivilisationskrankheiten entstehen allein dadurch, dass wir nicht mehr in Übereinstimmung mit uns, unseren Bedürfnissen, unserem Körper und unserer Umwelt leben? Wir haben uns entkoppelt, abgekoppelt, und zahlen einen hohen Preis dafür.

Es ist somit eine wichtige und den ganzen Weg in Richtung Heilung unterstützende Aufgabe, auch Hürden wie Krankheiten oder Beschwerden gezielt adressieren, begleiten und behandeln zu können. Das hat weniger mit Reparatur zu tun als mit einer übergeordneten Perspektive. Der Unterschied liegt darin, dass die Reparatur auf das Wiedererlangen eines spezifischen Ausgangszustands von

Körper und Geist ausgerichtet ist, während es bei Heilung um den Prozess der individuellen Entwicklung geht – auch wenn sie sich im Moment zum Beispiel auf eine schmerzende Schulter fokussiert. Wir sollten das eine nicht mit dem anderen verwechseln.

Genauso wichtig ist die Fähigkeit, die zu Verfügung stehende Energie – das Qi – unserer Klient:innen qualitativ und quantitativ zu stärken, denn eine lange Reise braucht entsprechende Ressourcen – und jene zu unserem wahren Selbst und unserem Platz im großen Ganzen ist die wohl längste und herausforderndste, die wir überhaupt antreten können. Ohne starkes und stabiles Qi fühlen wir uns vom Leben schnell einmal überfordert oder ausgelaugt. Das kann zu Schwierigkeiten mit der Ausrichtung und der Einstellung führen. Das wiederum erschwert es, Kontinuität und Fokus für den eigenen Wachstumsprozess an den Tag zu legen und kann zu noch mehr Trennung führen. Und auch zu Krankheiten, denn Qi ist nicht nur unser Schutzschild, es ist die primäre Lebenskraft, die unser System durchdringt. Disharmonien in dieser Lebenskraft führen früher oder später zu Disharmonien in unserem Leben, ob im Körper oder im Geist. Und natürlich braucht ein ganzheitliches System ebenso Kompetenz im Bereich der Spiritualität, wenn es um die Suche nach einer Verbindung zu etwas Größerem im Leben geht als dem eigenen Selbst.

Ein wunderbarer Ansatz für all diese Aufgaben, die Shiatsu erfüllen kann und soll, ist in dem fernöstlichen Konzept der Dreiheit von Himmel, Erde und Mensch zu finden. Der Himmel repräsentiert das große Yang. Die Erde das große Yin. Und der Mensch ist die Schnittstelle, der Vermittler, der beide Aspekte in sich balanciert, vereint und auf natürliche Art und Weise zum Ausdruck bringt. Die himmlischen Kräfte stehen für Inspiration, Bewusstsein und Bestimmung. Die irdischen Kräfte für das materielle Leben, den Körper und die Gesundheit. Beides, in Verbindung stehend und sich gegenseitig befruchtend, ergibt Harmonie und in weiterer Folge Ganzheit. Sowohl im Japanischen als auch im Chinesischen weist das Schriftzeichen für „Mensch" genau auf diese Idee hin: ein Strich in Richtung Himmel, zwei Striche in Richtung Erde zeigen (人) Himmel und Erde in tiefer Verbindung.

Auf Basis dieses Konzepts der Einheit von Himmel, Erde und Mensch haben sich drei verschiedene therapeutische Ansätze entwickelt. Die Medizin der Erde widmet sich dem Behandeln von Krankheiten. Die Medizin des Menschen stärkt die physische und psychische Konstitution. Und die Medizin des Himmels öffnet das

Tor zur Spiritualität. Keine Ebene ist relevanter als die andere. Keine Ebene ist wichtiger als die andere. Alle Ebenen sind Aspekte der Einheit. Sie basieren nur auf verschiedenen Frequenzen der Existenz und ergeben zusammen einen umfassenden Ansatz, der sich in Richtung Heilung und Ganzheit bewegt, ganz einfach, weil dieser Ansatz selbst eine ausgewogene Einheit repräsentiert. Wer einer einzigen dieser drei Ebenen mehr Bedeutung zukommen lässt als den anderen, agiert im Geist der Trennung, der die moderne Medizin und die moderne Psychotherapie hervorgebracht hat, was diesen Ansätzen viel Kritik eingebracht hat. In manchen Interpretationen von Shiatsu passiert aber umgekehrt genau dasselbe: Die Ebene des Himmels wird überbetont und die Ebene der Erde abwertend als symptomatisches, als eindimensionales Shiatsu betrachtet. Teils höre ich dann sogar: „Das ist nicht mehr Shiatsu!" Warum eigentlich? Wenn schon in der Geisteshaltung der Aspekt der Fragmentierung vorliegt, wie soll die Methode dann wirkliche Heilung – auch im spirituellen Sinn – anbieten können?

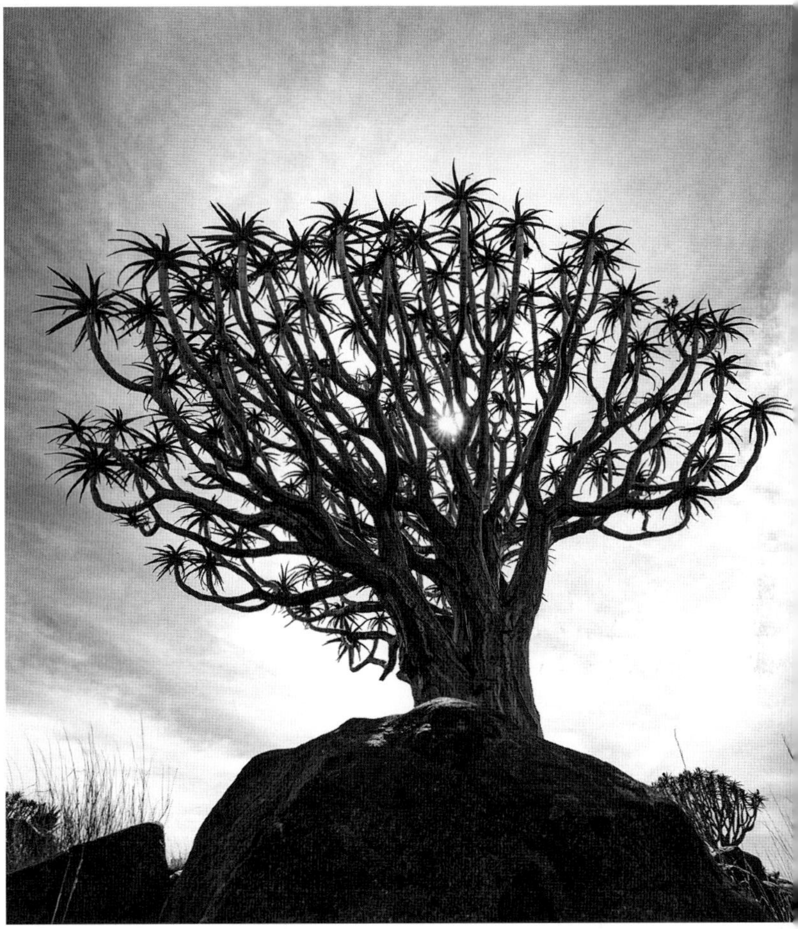

Es obliegt dem Erfahrungsschatz der Praktizierenden zu erkennen, von welcher Ebene der Berührung eine Person zum jeweiligen Zeitpunkt am meisten profitiert. Manchmal geht es um Symptome. Manchmal geht es um harmonischere Energie. Manchmal geht es um Fragen des Bewusstseins. Eine heilkundige Person sollte fähig sein, alle drei Ebenen zu berücksichtigen und sich ihrer gleichermaßen annehmen zu können – und dabei stets im Hinterkopf zu behalten, dass jeder Schritt in der Behandlung ein Schritt in Richtung ganzer Mensch sein sollte. Das ist mehr als Begegnung. Das ist mehr als Kommunikation. Das ist eine große Aufgabe und das Streben nach Heilung im umfassenden Sinn. Das ist für mich die Essenz einer im Wortsinn ganzheitlichen Heilkunst und somit auch die Essenz von Shiatsu, die wir mit der Methode Shiatsu zum Ausdruck bringen.

WELCHE GRUNDPRINZIPIEN SIND IM SHIATSU ENTSCHEIDEND?

Das Bild eines Baumes kann uns dabei helfen, die den meisten ganzheitlichen Gesundheitslehren zugrunde liegende Struktur besser zu verstehen. Das Streben nach Heilung kann als die gemeinsame Wurzel – als die Essenz – all dieser vielfältigen und teils sehr diversen Systeme gesehen werden. Der Stamm dieses Baumes wird von den sich auf Basis der Essenz entfaltenden Grundprinzipien repräsentiert. Und Methoden wie Shiatsu sind die Zweige, die daraus entspringen und mit ihren Blättern und Blüten den Inhalt von Wurzeln und Stamm sichtbar machen und ihn in eine Form der Anwendbarkeit transferieren.

Erst in der Verzweigung des Baumes wird Shiatsu also zu dem, was es ist. Aber: Was Shiatsu ist und was es ausmacht, diesbezüglich gibt es unterschiedliche Ansichten und Interpretationen. Warum? Shiatsu ist an sich eine relative junge Methode. Je nachdem, wann man ihren Ursprung datiert, werden es im Höchstfall unwesentlich mehr als einhundert Jahre. Dann erfolgte eine rasche Verbreitung, vor allem auch im Westen, der sich nach asiatischer Weisheit sehnte, um dem vorherrschenden, einseitig materialistisch geprägten Weltbild etwas gegenüberzustellen, das mehr Tiefe und Weite und somit auch mehr Erfüllung und Sinn versprach. Der Baum Shiatsu ist auf Basis dieser Sehnsucht sehr, sehr schnell gewachsen. Was die grundlegenden Prinzipien von Shiatsu betrifft, gab es jedoch nie einen wirklich einheitlichen Stamm. Dafür gab es plötzlich umso mehr Blätter und Blüten.

Jedes System braucht aber eine Basis, auf der es beruht. Es braucht Prinzipien, auf die es sich bezieht. In Shiatsu hat das Fehlen dieser verbindenden Wurzeln und des einheitlichen Stammes dazu geführt, dass mit der rasanten Entwicklung unserer Berührungskunst eine große Zahl unterschiedlicher Richtlinien in die Methode Shiatsu integriert wurden. Einerseits, um entsprechende Lücken im Verständnis zu füllen. Anderseits, um das Fehlen einer entsprechenden Basis zu kompensieren. Und natürlich auch, weil Shiatsu primär ein unvollständiges System war, das sich erst einmal erfinden und im Weiteren selbst finden musste. Diese in Shiatsu einfließenden Prinzipien gestalteten sich je nach Epoche, persönlichen Vorlieben oder nahestehenden Einflüssen unterschiedlich. Manche Stile suchten Anleihen im Kampfsport. Manche in der westlichen Medizin. Manche in der chinesischen Medizin. Die Pionierwelle, die Europa erfasste, brachte Osteopathie, Psychologie, Faszientechniken, das Konzept der Salutogenese, Schamanismus oder Energiearbeit mit ins Spiel. Das Resultat ist eine äußerst bunte Shiatsu-Welt, in der viele Interpretationen für sich den Anspruch erheben, das „wahre Shiatsu" zu vertreten.

Es gibt also unterschiedlichstes Shiatsu mit unterschiedlichsten Schwerpunkten – und jede dieser Methoden ist für sich richtig und gut. Aber wie geht die Entwicklung von Shiatsu weiter? Blätter und Blüten welken nun einmal schnell, wenn sie keine Äste, keinen Stamm und keine Wurzeln haben, die sie versorgen und verankern. Ein bisschen passiert das gerade mit Shiatsu. Wir sind vielleicht etwas zu divers geworden, und taucht erst einmal dieses „Zu" irgendwo auf, ist das selten ein gutes Zeichen. Manche Stile haben sich so unterschiedlich entwickelt, dass sich kaum noch Ähnlichkeiten oder eine verbindende Essenz zwischen ihnen erkennen lassen. Teils sind Interpretationen von Shiatsu stark an eine prägende Person und deren individuelle Sichtweise gebunden – auf der einen Seite fast schon akademische Lehrpläne; auf der anderen reines Spüren und sonst nichts. Auch das alles ist Shiatsu und diese große Vielfalt an Zugängen ist sogar ein Charakteristikum unseres wundervollen Handwerks. Aber ohne einen verbindenden Kern, der gemeinsam genährt, kultiviert und dadurch verdichtet wird, kann für die gesamte Methode Shiatsu kein wirklicher Magnetismus entstehen – und ohne Magnetismus gibt es keine Anziehungskraft. Shiatsu verliert an Popularität, obwohl wir gerade in einer zunehmend digitalisierten Welt die Kraft der einfachen Berührung dringender brauchen denn je.

Mein Zugang diesbezüglich: Warum von den Früchten anderer Bäume naschen? Warum immer der Drang, den Dingen einen individuellen Stempel aufdrücken zu müssen? Warum nicht einfach zurück zu den Wurzeln und dem Stamm fernöstlicher Heilkünste gehen? Vor allem, weil sich diese bereits bewährt, bewiesen und den Test der Zeit überstanden haben, über Hunderte, wenn nicht sogar Tausende von Jahren. Nicht immer braucht es Innovation. Manchmal verbergen sich die gehaltvollsten Geheimnisse im bereits Bestehenden, im Einfachen ...

Einer der schönsten und faszinierendsten Aspekte in der Denkweise asiatischer Medizin besteht darin, nichts isoliert zu betrachten. Banales Kopfweh und die Entstehungsgeschichte des Universums haben eine Verbindung. Wie ist das zu verstehen? Beginnen wir ganz von vorne: Am Anfang allen Seins war die Einheit, das Tao. Aus dieser Einheit heraus entstand die Zweiheit, Yin und Yang. Diese beiden Urpolaritäten standen in einem sich ergänzenden und sich gegenseitig befruchtenden Verhältnis zueinander – ein konstruktiver Spannungszustand. Dadurch kam eine spezifische Form von Energie mit ins Spiel: Qi. Qi sorgte für Bewegung, für Transformation, für Interaktion, und aus diesem kontinuierlichen Zusammenspiel von Yin und Yang entstanden die „10.000 Dinge", alle äußeren Erscheinungsformen, ob das uns bekannte Universum oder eben Kopfweh ...

Die „10.000 Dinge" sind nichts anderes als unterschiedliche Variationen und Wandlungen von Yin und Yang. Wollen wir zurück in die Einheit, dann müssen wir die beiden Urpolaritäten derart harmonisieren, dass sie miteinander verschmelzen und einander aufheben. Wir müssen die Trennung zuerst in der Vielheit

Auch hier verhilft uns das Grundprinzip von Yin und Yang und eine Anlehnung an die taoistische Philosophie zu einem besseren Verständnis. Nachdem aus der Einheit des Tao zwei elementare Grundkräfte entsprungen sind, hat sich die Qualität des Yang aufgrund seiner ätherischeren Natur in Form des Himmels und die Qualität des Yin aufgrund seiner dichteren Natur in Form der Erde manifestiert. Und weil alle Erscheinungen – die „10.000 Dinge“ – das Resultat und ein direkter Spiegel des Zusammenspiels dieser beiden elementaren Kräfte sind, gibt es auch in uns Menschen eine Form von Himmel und eine Form von Erde. Das Große spiegelt sich im Kleinen und das Kleine im Großen. Oder: Der Makrokosmos spiegelt sich im Mikrokosmos und der Mikrokosmos spiegelt sich im Makrokosmos.

Die ätherische Ebene des Himmels wird in uns Menschen durch den Shen repräsentiert, unserem Geist, unserem Bewusstsein. Die dichtere Ebene der Erde wird von Jing repräsentiert, unserem biologischen Körper. Wir haben einen Körper, wir haben einen Geist und wir haben eine Brücke zwischen Körper und Geist: Qi. Natürlich, auch Körper und Geist sind unterschiedliche Manifestationen von Energie, aber als Qi bezeichnen wir jene Ebene der Frequenz, die gerade noch nicht Erde und gerade noch nicht Himmel ist. Eine Frequenz, die genau in der Mitte liegt und das Potenzial besitzt, sich in die eine oder in die andere Richtung zu bewegen. Qi ist in diesem Sinne das vereinende Element, das die Kommunikation zwischen Himmel und Erde in uns ermöglicht, das Himmel und Erde in uns zu einem großen Ganzen verbindet.

Diese drei Aspekte – Shen, Jing und Qi – werden zusammen auch die drei Schätze oder San Bao genannt. Sie bilden ein wichtiges Fundament in vielen fernöstlichen Körper-Geist-Systemen, ob Medizin, Bewegungskunst oder innere Alchemie. Ein wesentlicher Zusammenhang zwischen den drei Schätzen ist, dass sie sich gegenseitig und wechselweise beeinflussen. Jede Ebene hat einen Einfluss auf die andere Ebene und vice versa. Jing beeinflusst Qi. Qi beeinflusst Jing. Shen beeinflusst Qi. Qi beeinflusst Shen. Aber: Nur das Qi hat durch seine zentrale Position einen direkten Einfluss auf gleich zwei Ebenen, auf Körper und Geist, auf Jing und Shen.

Ein relativ simples Beispiel für eine Ausdrucksform von Qi in unserem System sind Emotionen. Das Gefühl von Glück kann in unserem gesamten Organismus deutliche Spuren hinterlassen. Glücksgefühle können durch positive Erfahrungen auf körperlicher Ebene – Jing beeinflusst Qi – ausgelöst werden, wie zum Beispiel durch eine herzliche Umarmung oder wohltuende Bewegung, aber auch durch eine Botschaft, die den Geist – Shen beeinflusst Qi – beflügelt, wie zum Beispiel liebevolle Worte oder schöne Musik. Glücksgefühle sind eine vitalisierende Form von Qi, daher werden wir uns durch empfundenes Glück meist leichter und lebendiger fühlen. Wir haben mehr Energie, körperlich wie geistig, da über die verbindende Wirkung des Qi alle Ebenen unseres Systems beeinflusst werden. Trauer stellt hingegen eine absinkende Qualität von Qi dar. Sie kann uns antriebslos und schwer machen. Wir haben weniger Energie, körperlich wie geistig. Wirklich greifbar oder direkt messbar sind Emotionen jedoch nicht, nur ihre Auswirkungen. Sie sind flüchtig – wie die Natur von Qi nun einmal ist –, haben aber einen unbestreitbaren Einfluss. Man kann auch sagen: Emotionen sind nichts anderes als Qi mit einer spezifischen Frequenz, eine spezifische Manifestation der „10.000 Dinge". Und: Emotionen haben die Kraft, unseren Körper zu formen, genauso wie unseren Geist. Längerfristige Trauer wird sich in der entsprechenden Körperhaltung und einer entsprechenden Körperchemie manifestieren. Qi beeinflusst Jing. Sie wird aber auch in einer entsprechenden Geisteshaltung resultieren und unser Denken und unsere Wahrnehmung prägen. Qi beeinflusst Shen. Die meisten asiatischen Körper-Geist-Systeme legen genau daher so viel Wert darauf, direkt mit dem Qi zu arbeiten: Weil es sich eben wie ein Scharnier zwischen Shen und Jing befindet. Ein weiterer Vorzug der direkten Arbeit mit Qi ist, dass über dessen Brücken bauende und verbindende Wirkung Körper und Geist miteinander in Relation gesetzt werden und somit viele Disharmonien aus einer ganzheitlichen Perspektive betrachtet und behandelt werden können. Harmonisieren wir das Qi, harmonisieren wir Körper und Geist gleichermaßen, wir kreieren eine harmonische Einheit. Womit wir wieder beim fundamentalen Prinzip von Heilung wären, dem Streben nach Ganzheit.

Die direkte Arbeit mit Qi setzt allerdings voraus, dass wir mit ihm in Resonanz gehen können. Können wir das nicht, wird Qi immer rätselhaft und mysteriös bleiben, etwas, das man mehr einem theoretischen Konzept denn der erfahrbaren Realität zuordnet. Diese Resonanz herzustellen, fällt uns zum Beispiel leicht, wenn es darum geht, sich auf in der empfangenden Person vorhandene Emotionen einzuschwingen – weil wir die energetische Qualität von Gefühlen auch in uns bereits erfahren haben und daher „kennen". Es gibt sogar eigene Nervenzellen im Gehirn, die sowohl beim Beobachten wie auch beim Erleben von Gefühlen aktiv sind. Das macht es uns möglich, den emotionalen Status anderer Menschen nachzuempfinden und darauf einzugehen. Wir können hier auch von der Gabe der Empathie sprechen, von der Fähigkeit, Empfindungen, Gedanken oder Persönlichkeitsmerkmale einer anderen Person intuitiv zu erkennen und zu verstehen. Diese quasi „energetische" Fähigkeit ist ein wichtiger Aspekt von Shiatsu, der sowohl in der Diagnose als auch in der Behandlung zum Tragen kommt.

Es kann jedoch auch schwierig sein, mit der fundamentalen Lebenskraft in Resonanz zu treten. Denn das Qi hat viele Gesichter und im Körper viele Ebenen, auf denen es sich bewegt. Man kann sich diese Bewegungen von Qi in unserem System wie jene des Wassers in einem großen Ozean vorstellen: in Form von Wellen an der Oberfläche. Und als Strömungen in der Tiefe. Wir können mit Shiatsu die Wellen adressieren. Oder die tiefen Unterwasserströmungen. Beeinflussen wir die tiefen Strömungen, hat das große Auswirkungen. Man denke daran, was passieren würde, sollte der Golfstrom plötzlich ausbleiben oder seine Richtung ändern. Das würde global die Großwetterlage nachhaltig beeinflussen. Glätten wir hingegen die Wellen an der Oberfläche des Ozeans, können diese am nächsten Tag bereits wieder vorhanden sein. Die generelle Auswirkung dieses Geschehens wäre gering. Die Wellen unterliegen kontinuierlichen Schwankungen, je nach Wind und Wetter, oder anders ausgedrückt: Sie unterliegen wesentlich mehr den äußeren Umständen und der Tagesaktualität.

Umgelegt auf den Menschen dreht es sich bei den Wellen primär um die Frage: Wie geht es uns heute? Dieser Zustand, eine Momentaufnahme, kann sich jederzeit rasch ändern, auch ohne Shiatsu. Die Unterwasserströmungen repräsentieren hingegen wesentliche, zentrale Lebensthemen. Die diesbezügliche Frage wäre: Warum sind wir so, wie wir sind? Warum reagieren wir auf Impulse mit immer ähnlichen Mustern und ernten dadurch immer ähnliche Erfahrungen? Warum entfaltet sich unser Leben stets in eine bestimmte Richtung, ob wir bewusst wollen oder nicht? Die Ströme der Lebensthemen ändern sich erst, wenn konsequent – in puncto Intensität und Zeit – eine andere Richtung eingeschlagen wird, wie zum Beispiel durch regelmäßige Behandlungen, Körperübungen, Meditation und dergleichen, aber auch durch besonders intensive Lebenserfahrungen, ob positiver oder negativer Natur.

Im Shiatsu sollten wir uns daher darüber bewusst werden, auf welcher Ebene wir dem Qi begegnen wollen? Oberflächlich? Tief? Dies beinhaltet keine Wertung. Aber wir initiieren durch die Ebene der Berührung unterschiedliche Auswirkungen, weil wir dadurch mit unterschiedlichen Formen und Qualitäten von Qi arbeiten. Da sich das Qi der (Alltags-)Wellen eher an der Oberfläche ausdrückt, fällt es leicht, mit diesem in Resonanz zu gehen und es zu berühren: Intensiver Ärger über ein kurz zurückliegendes Ereignis schlägt ordentlich Wellen an der Peripherie, das spüren wir, wir können ihn direkt berühren, können diese Gefühlsregung unmittelbar erfassen. Doch dieselbe Emotion kann auch eine „Unterwasserströmung" sein: ein Ärger, der sich vielleicht schon in der Kindheit aufgebaut hat und über viele Jahre genährt wurde, eventuell ausgelöst durch traumatisierende Erfahrungen. Ein solcher Ärger sitzt tief, auch weil er in der entsprechenden Lebensphase oft nicht ausgedrückt oder gelebt werden durfte oder konnte. Gerne wird ein solcher Ärger unterdrückt und versteckt. Und von seinem Versteck aus kann er kontinuierlich seinen Einfluss auf die Ebenen von Jing und Shen ausüben, bis hin zur nachhaltigen Prägung der Geisteshaltung und des körperlichen Ausdrucks. Er kann somit sogar zum zentralen Lebensthema werden. Trotz dieser umfassenden Auswirkungen ist er jedoch schwerer aufzuspüren und zu berühren, vor allem, wenn sich viele Alltagswellen darüber befinden und es zu mannigfaltigen Frequenzüberlagerungen kommt.

Es obliegt der Erfahrung der Praktiker:innen, welcher Zugang zur Situation und den Wünschen der jeweiligen Klient:innen passt. Die Arbeit mit den „Unterwasserströmungen" ändert das „Klima" des gesamten Menschen; ein langfristiger Prozess mit großen Umwälzungen. Eine Transformation, die Neues schafft und Altes zurücklässt. Dafür sind nicht immer Zeit und Raum vorhanden. Die Arbeit mit den Wellen an der Oberfläche kreiert hingegen rasch ein Gefühl von Ausgeglichenheit und Ruhe. Auch das kann hilfreich sein, allerdings nur für einen kurzen Zeitraum, bis der Wind des Lebens erneut für oberflächliche Turbulenzen sorgt. Und je nachdem können wir zusätzlich auch noch die Ebenen von Jing und Shen bewusst in die Behandlung integrieren, entsprechend dem Konzept der unterschiedlichen Behandlungsansätze von Erde (Symptome), Mensch (Konstitution) und Himmel (Bestimmung). Liegen körperliche Beschwerden vor, helfen bestimmte Bewegungsübungen, eine angepasste Ernährung oder Kräuter oft bei der gewünschten Veränderung in Richtung Gesundheit. Bei psychisch-emotionalen Themen kann hingegen eine begleitende Form von Gesprächsführung, Coaching oder spiritueller Hilfestellung den Prozess unterstützen. Trotzdem: Die primäre Arbeit mit Qi sollte weiterhin im Mittelpunkt der Methode Shiatsu stehen.

Bleibt noch die Frage, wie wir Qi berühren können? Emotionen sind Qi mit einem konkreten Gesicht, eine bereits sehr spezifische Form von Qi. Gehen wir jedoch einen Schritt zurück, dann wird Qi entsprechend dem Grundprinzip der Polarität in Yin-Qi und Yang-Qi unterteilt. In Bezug zu unserem Körper ähnelt Yin-Qi mehr einem elektromagnetischen Feld und Yang-Qi einer Form von elektrischer Strömung. Es ist primär das Yang-Qi, das durch unseren Körper strömt. Das Yin-Qi verleiht ihm dabei durch seine elektromagnetische Qualität Richtung und Ordnung. Diese Interaktion wird durch die ursprünglichen Abbildungen von Yin und Yang zum Ausdruck gebracht. Yang wird als eine durchgehende, Yin als eine unterbrochene Linie dargestellt. Das Yin wird gerne als rezeptiv, als empfangend beschrieben. Daher auch die Lücke in der Linie. Diese soll das Yang aufnehmen. Aber warum soll es das Yang überhaupt aufnehmen? Die stärkste Kraft des Yin liegt darin, das Yang zu organisieren, wie ein Magnet, den man unter ein Blatt hält, auf dem sich Eisenspäne befinden. Durch den Einfluss des Magneten formen sich die Eisenspäne zu Mustern. Sie organisieren sich. Ohne Magnet herrscht hingegen Chaos. Yang ohne Yin führt ebenfalls zu Chaos. Und Yin ohne Yang mangelt es an Lebendigkeit. Disharmonien entstehen, wenn diese Interaktion aus dem Gleichgewicht gerät. Arbeiten jedoch beide Polaritäten als Einheit zusammen, dann herrscht eine konstruktive Dynamik zwischen Ordnung und Bewegung.

Im Shiatsu fällt es uns zu Beginn leichter, dem Yang-Qi zu begegnen. Yang-Qi bewegt sich nicht nur in den Meridianen, sondern auch entlang aller leitenden Strukturen, ob in den Blutbahnen oder im Nervensystem. Betrachtet man die Gefäßsysteme unseres Körpers, stellt man fest, dass diese sich zur Haut hin immer weiter verästeln und in der Tiefe mehr bündeln. Yang-Qi, das mehr an der Oberfläche zirkuliert, ist – wie die Gefäßsysteme in dieser Körperregion – daher weniger kompakt. Es ist flüchtiger, beweglicher. Wie die vielen kleinen Wellen an der Oberfläche eines großen Gewässers. Dieses Yang-Qi ist eine Form von Energie, die wir schnell wahrnehmen und spüren können. Wiederum sind Emotionen ein gutes Beispiel für diese Dynamik. Dabei kann es sich um ein durch einen bestimmten Gefühlszustand ausgelöstes Kribbeln, ein Zittern, ein Pulsieren, das Strömen von Wärme oder das Erröten von Haut handeln. Jedoch begegnen uns solche Phänomene oft auch ohne einen direkten Auslöser – es sind dies die Bewegungen des Qi an der Oberfläche und mit diesem können wir unmittelbar in Resonanz gehen, da wir dessen Vorhandensein und dessen Bewegungen mit unserem Nervensystem spiegeln. Dazu braucht es weder komplexe Techniken noch umfassende Erfahrung. Diese Form von Qi können wir nun über die Haut oder die entsprechenden Körperregionen direkt berühren, im Sinne von: Da sitzt etwas, da bewegt sich etwas, da zieht mich etwas an. Und wir merken durch das unmittelbare Feedback auch rasch eine Reaktion auf unser Tun.

Mit dem Qi in der Tiefe ist das nicht ganz so einfach. Damit in Kontakt zu treten erfordert, dass wir auch selbst mit unserem Qi in der Tiefe verbunden sind, sonst kann keine Resonanz mit den Unterwasserströmen der anderen Person entstehen. Diese Verbindung baut sich aber erst durch eine bewusste Kultivierung des eigenen Energiesystems und jahrelange Übung auf. Es ist diese Verbindung, die uns erst die tiefe Arbeit mit dem Qi der Meridiane ermöglicht, mit Frequenzen, die sich innerhalb unseres Körpers befinden, teils unterhalb von Haut, Sehnen und Muskulatur. Wenn es uns gelingt, diese Frequenzen wahrzunehmen, können wir auch mit diesen in Interaktion treten, sie also behandeln.

Generell besteht der erste Ansatz in der Energiearbeit meist darin, den Fluss jenes Qi auszubalancieren, das wir leichter erreichen können. Wir suchen nach Blockaden, nach Fülle, nach Leere ... Wir suchen zum Beispiel nach emotionalen Ladungen, die sich nicht freisetzen, nach Zonen, die über- oder unterversorgt sind,

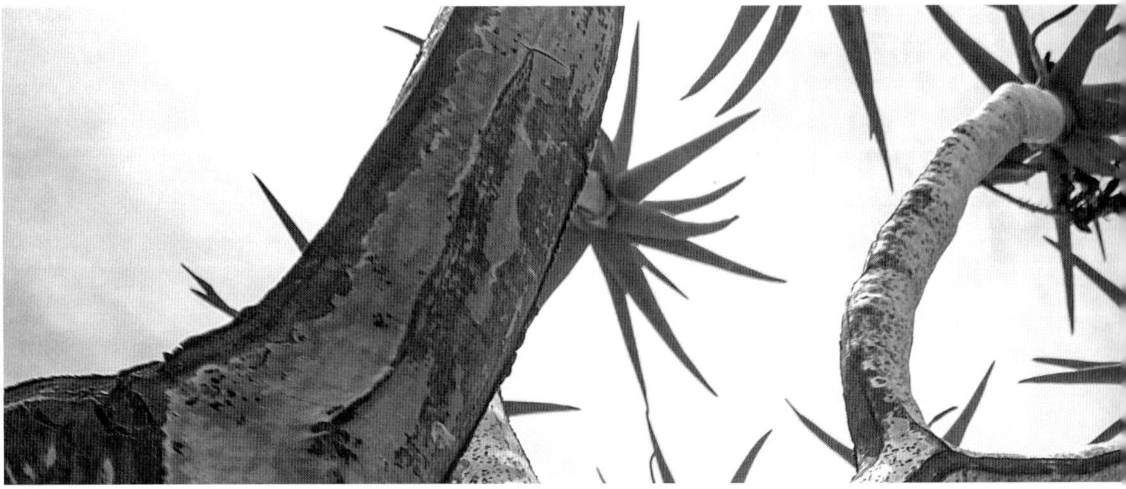

nach Hitze, nach Kälte usw. Eine Harmonisierung dieser Aspekte sorgt für Ausgeglichenheit im Energiekörper und ist ein wichtiger Schritt in Richtung Gesundheit. In weiterer Folge geht es jedoch um einen Ausgleich zwischen den Qualitäten von Yin-Qi und Yang-Qi, zwischen organisierender und vitalisierender Kraft. Das Yin-Qi muss stark genug sein, um dem Yang-Qi eine Richtung zu geben. Das Yang-Qi muss frei sein, um ungestört fließen, versorgen und nähren zu können. Wir adressieren hier die energetische Matrix im Kern einer Person, den „Bauplan" für die Ebenen von Jing und Shen. Wir betreiben strukturelle Ausrichtung oder Osteopathie – für den Energiekörper.

Schaffen wir durch unsere Arbeit ein konstruktives Gleichgewicht, dann entfalten sich durch die in der Mitte stehende Ordnungskraft des Qi auch die Ebenen von Körper und Geist entsprechend ihres inhärenten Potenzials, da sie nicht von möglichen Turbulenzen der tiefen Unterwasserströme oder Lebensthemen getrübt werden. Sie entfalten sich auf natürliche Art und Weise in Richtung Einheit, wie eine Pflanze, die unbeirrt von selbst dem Licht entgegenstrebt, wenn sie ausreichend ernährt und versorgt wird, sprich, wenn die entsprechenden Voraussetzungen gegeben sind. Die drei Schätze agieren gemeinsam im Sinne unserer Berufung, ein ganzer Mensch zu werden. Insofern ist die Arbeit mit Qi das Herz von Shiatsu.

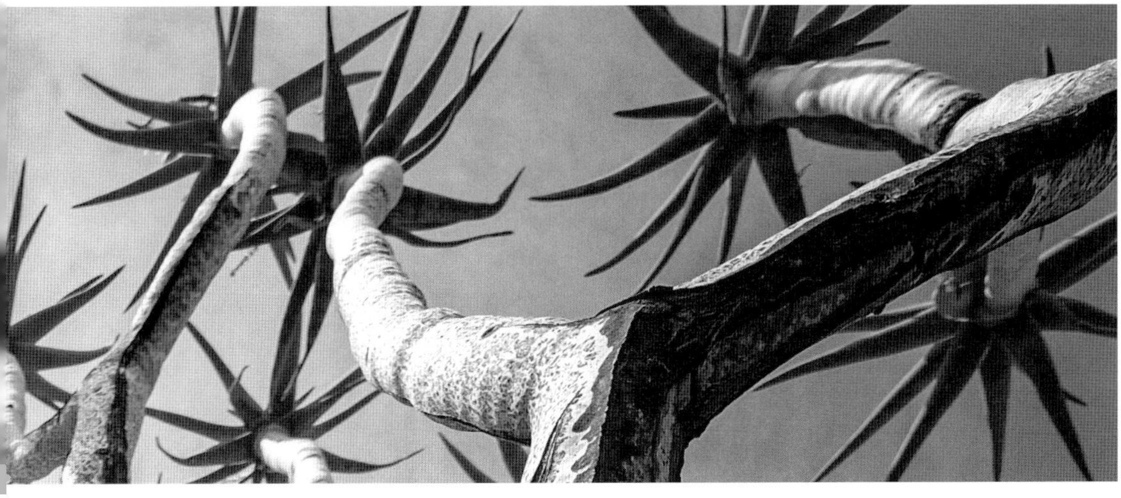

WELCHE BEDEUTUNG HABEN DIE MERIDIANE IM SHIATSU?

Die zwölf Hauptmeridiane der TCM haben einen hohen Bekanntheitsgrad erreicht. Dringt man jedoch ein bisschen tiefer in die Materie der Meridiane ein, dann begegnet man 72 Meridianen, die zur Anwendung kommen. Diese Zahl ist kein Zufall: Sie spielt global in vielen spirituellen und mystischen Traditionen eine entscheidende Rolle. Man spricht gerne von der heiligen Zahl 72. Begegnen wir dieser Zahl, weist uns das darauf hin, dass wir uns in den Bereich des Mystischen begeben. Die Quersumme von 72 ist neun; im Taoismus steht diese Zahl für die Vollendung des Yang, die Entfaltung unseres höchsten Potenzials in Richtung Ganzheit. Genau dazu kann die Arbeit mit den Meridianen führen.

Die Kulturrevolution hat in China aus der TCM jedoch ein dem westlichen Geist entsprechendes Exportprodukt gemacht, in dem die Meridiane primär eine physiologische Rolle spielen. Das ist schade. Meridiane als reine Hebel in Bezug auf bestimmte Pathologien zu verwenden ist ein möglicher Einsatzbereich, der seinen Stellenwert hat, wenn wir zurückkehren zu dem therapeutischen Ansatz, Krankheiten zu behandeln, die Konstitution zu stärken und auch die geistige Ebene zu berühren; hier kommt es wieder darauf an, mit welchen Herausforderungen und Wünschen unsere Klient:innen an uns herantreten. Die Essenz einer Heilkunst sollte jedoch Heilung sein, das Verwirklichen von Ganzheit, und mit den Meridianen haben wir eine wunderbare Landkarte in der Hand, die uns den Weg dahin zeigen kann.

In Summe wird die Anzahl von Meridianen im Körper mit 72.000 beziffert. Dabei handelt es sich offenkundig um eine symbolische Zahl, die zum Ausdruck bringen soll: Es gibt sehr, sehr viele Kanäle, in denen Energie zirkuliert. Im Endeffekt kann man sich das Meridiansystem wie das Nervensystem vorstellen: Es durchdringt den gesamten Körper. Und wie sich das Nervensystem in der Tiefe des Körpers zu größeren Nervensträngen bündelt, bündeln sich auch die Energiekanäle zu umfangreicheren Einheiten. Von 72.000 zu 72 zu zwölf. Diese zwölf grundlegenden Einheiten bilden die Basis der klassischen Meridianarbeit: Sie verbinden Jing und Shen mittels Qi und Psyche mit Soma. Sie drücken die Verbindung und die Interaktion von Körper und Geist auf eine nachvollziehbare und logische Weise aus.

Die entscheidende Frage ist: Will man die durch das Meridiansystem zum Ausdruck kommenden Verbindungen nützen oder nicht? Angenommen, Du reist in eine Stadt. Um sich in dieser Stadt zu orientieren, kannst Du einen Stadtplan verwenden. Der Stadtplan ist nicht die Stadt. Aber er bietet Dir eine Übersicht. Er zeigt Dir mögliche Wege an. Er zeigt Dir Sehenswürdigkeiten an. Er zeigt Dir wichtige Routen. Parks. Restaurants. Natürlich kannst Du die Stadt auch komplett ohne Stadtplan erforschen. Die Stadt verändert das naturgemäß nicht, Deine Erfahrung in ihr dafür umso mehr. Du erlebst die Stadt gänzlich anders. Dieses Erleben ist nicht besser oder schlechter. Es ist anders. Mehr nicht. Ob es unvoreingenommener ist, ist eine Frage der Geisteshaltung und eventueller Anhaftungen an Vorstellungen – denn man kann genauso an der Unvoreingenommenheit anhaften und die Bedeutung der Unvoreingenommenheit über jene von effizienten Wegen stellen.

Menschen kommen zu Shiatsu, weil sie zum Beispiel den Weg vom Museum zum Stadtpark suchen. Vom Schmerz zur Schmerzfreiheit. Von Unzufriedenheit zur Zufriedenheit. Vom Tun zum Sein. Von der Außensicht zur Einsicht. Wir könnten sie dabei unterstützen, diesen Weg selbst zu finden. In einer großen Stadt ist das aber gar nicht so leicht. Es kann sogar sein, dass man den Stadtpark auf diese Weise nie findet. Stattdessen könnten wir unseren Klient:innen mithilfe des Stadtplans den Weg weisen. Rasch und unkompliziert. Gehen müssen sie den Weg so oder so eigenständig – und wie sie sich dabei selbst erfahren, ist in beiden Fällen offen.

Warum wird im Shiatsu aber so oft auf den Stadtplan verzichtet und dies gerne als der noblere Zugang gesehen? Meiner Meinung nach hat dies damit zu tun, dass wir gerne all jene Aspekte als fernöstlichen Philosophien wesensfremd erachten, von denen wir uns im Westen eingeschränkt fühlen: Konzepte, Strukturen, Denken, Autoritätsverhältnisse, Machtstrukturen, Abhängigkeiten etc. Wir wollen frei sein, uns abschütteln von der Bürde eines eng gewordenen Lebens. Und leeren dabei oft das Kind mit dem Bade aus, verwechseln Hilfestellung mit Entmächtigung, Lösungen mit Entmündigung, Effizienz mit Problemdenken. Ist dem wirklich so? Dabei spricht doch überhaupt nichts dagegen, in der Körperarbeit einen Stadtplan zur Hand zu haben. Das bedeutet ja nicht, zwanghaft und andauernd den Blick auf diesen richten zu müssen und nicht für den Moment offen zu bleiben. Im Gegenteil, der Plan kann uns sogar unterstützen, länger an den interessanten Orten zu verweilen, mehr über diese zu erfahren, ganz in sie einzutauchen, weil einfach nicht in jeder Nebengasse eine überwältigende Erfahrung zu erwarten ist. Von meiner Seite also ein ganz klares Ja zur Nutzung des Meridiansystems. Die Frage ist nur: welches?

Letztendlich kommt es wieder darauf an, welche Grundprinzipien wir als tragende Säulen unserer Methode anerkennen wollen. Wenn wir davon ausgehen, dass sich der Makrokosmos im Mikrokosmos und das Unsichtbare im Sichtbaren spiegelt – und beides natürlich auch umgekehrt –, dann kommen wir nicht darum herum, von einer energetischen Anatomie zu sprechen, die weit weniger diffus ist, als wir denken. Zum selben Ergebnis müssen wir auch kommen, wenn wir der Meinung sind, dass es die Energie ist, die unsere Materie formt. Denn auch wenn jeder Körper unterschiedlich ist und jede Form eine individuelle Ausprägung hat, ist doch der prinzipielle Bauplan mehr oder weniger immer derselbe: eine Wirbelsäule, ein Kopf, ein Herz, zwei Arme und zwei Beine. Demnach muss auch die zugrunde liegende energetische Matrix eine mehr oder weniger ähnliche Struktur besitzen, sonst würde sie weit variablere körperliche Erscheinungsformen hervorbringen. Anders ausgedrückt: Unsere physische Manifestation muss ihre deckungsgleiche Entsprechung in der nicht sichtbaren Welt haben. Die energetische Matrix der nicht sichtbaren Welt muss ihre deckungsgleiche Entsprechung in der physischen Manifestation haben. Meridiane zu verändern, zu verlängern, abzuwandeln, das wäre in etwa so, als würde man die Anatomie neu schreiben wollen.

Und was ist mit dem Geist? Mit unserer Individualität? Kann nicht diese zu ganz unterschiedlichen Energiefeldern in unserem System führen und die Meridianlandschaft durcheinanderwürfeln? Das kommt darauf an. An der energetischen Oberfläche ja. Die Wellen können so vielfältig sein, wie es die Natur des Wassers erlaubt. In der Tiefe, wenn wir uns den Kernthemen des Lebens annähern, herrscht weit weniger Chaos. Geht es letztendlich nicht immer um dieselben Themen? Um Liebe? Um Verbindung? Um Vertrauen? Um die Suche nach Sinn und Geborgenheit? Die tiefliegenden Meridiane, als Schnittstelle zwischen Jing und Shen, unterliegen beiden Einflüssen, und weisen genau deswegen einen nachvollziehbaren Bauplan auf.

Warum es dennoch unterschiedliche Interpretationen in Bezug auf Meridiane gibt? Vielleicht, weil sich unterschiedliche Systeme auf unterschiedliche Ebenen von Qi einzoomen. Oder weil das eine System mehr mit der Spiegelung des Nervensystems auf energetischer Ebene arbeitet und das andere mit der Spiegelung des Fasziensystems. Auch das ist weder gut noch schlecht. Wenn ein System funktioniert, funktioniert es. Viele Methoden arbeiten zum Beispiel nur an den Händen oder an den Füßen und sind ebenfalls höchst erfolgreich. Das Einzige, was wirklich zählt: Hilft Dir die von Dir gewählte Methode? Hilft sie den von Dir begleiteten Menschen? Wunderbar. Wir sollten im Shiatsu aber auch den Mut haben, größere Fragen zu stellen und hin und wieder die Vogelperspektive einzunehmen. Die Wahrscheinlichkeit ist hoch, dass stark personenbezogene Systeme eher eine Teilansicht des großen Ganzen darstellen. Shiatsu muss auch gar nicht den Anspruch auf Vollständigkeit stellen. Und einzelne Stile noch viel weniger. Aber es hilft unserer Methode auch nicht, sich in allzu weit voneinander entfernten Interpretationen zu verlieren.

Auch ich habe im Laufe meiner Praxiszeit einen eigenen Zugang zu den Meridianen gefunden. Für mich verkörpern sie zentrale Lebensthemen: Sie sind die großen Unterwasserströme, die unseren Körper und unseren Geist formen und prägen. Sie kanalisieren das Qi, das Jing und Shen beeinflusst. Als mittlerer der drei Schätze verbinden Meridiane Körperstrukturen, Sinnesorgane und Organe – die Ebene von Jing – mit mentalen Komponenten – die Ebene von Shen –, um uns im Leben entfalten zu können, um uns in Richtung Ganzheit zu bewegen. Sehen wir uns das am Beispiel des Leber-Meridians genauer an: Wir brauchen Visionen und Raum für unser Wachstum. Dafür benötigen wir Flexibilität und Geschmeidigkeit im Körper, um uns kraftvoll fortbewegen zu können, vielleicht hin und wieder auch die Nägel, wenn es darum geht, die Krallen auszufahren. Wir brauchen die Augen, um nach vorne zu blicken. Wir brauchen die Qualität der Aggression, des Angehens, um nicht auf der Stelle zu treten. Mit diesem Paket kreieren wir uns den Raum für unsere Visionen.

Wird uns dieser Raum jedoch genommen, durch äußere oder innere Blockaden, dann kann das frustrieren, kann uns das ärgerlich machen. Der Stau im Fluss des Qi wird durch das emotionale Qi des Ärgers oder des Frusts ausgedrückt. Der Stau wird durch Anspannung ausgedrückt, durch einen erhöhten Muskeltonus, durch verkürzte Sehnen. Die Anspannung kann uns einengen, erdrücken, wie eine Faust, die eine Zahnpastatube zerquetscht. Das Qi schießt dann hinauf, in den Bereich des Kopfes, der Augen. Kopfschmerzen können die Folge sein, erhöhter Augeninnendruck, Übelkeit. Dazu fühlen wir uns reizbar, latent aggressiv. Das alles nur, weil sich das Qi des zentralen Lebensthemas „Raum und Visionen“ nicht freisetzen konnte.

Über den Leber-Meridian können wir die physischen Symptome eines solchen Zustandes adressieren. Wir können die geistigen Symptome adressieren. Wir können aber auch mit unserer Arbeit dafür sorgen, dass sich das mit dem Meridian in Verbindung stehende Lebensprinzip auf natürliche Art und Weise entfaltet und auf den Ebenen von Körper und Geist fruchtbar ausdrückt. Wir nützen die Kraft des Qi, um Jing und Shen zu harmonisieren. Und so hat jeder einzelne Meridian auf der Ebene des Qi eine bestimmte Qualität, die uns helfen kann, unser Potenzial im Leben Schritt für Schritt umzusetzen und zu erfüllen. Je tiefer wir sie berühren, desto mehr treten wir in direkten Kontakt mit dieser Qualität.

Daher wieder zurück zu den Wellen und den Unterwasserströmungen, zu den 72.000 Meridianen und dem Nervensystem, zu unserem physischen Körper als Spiegel einer inhärenten energetischen Matrix. Verletze ich mir auf der Ebene der Haut ein paar Nerven, mag das schmerzhaft sein. Die Auswirkungen sind jedoch gering. Verletze ich jedoch tiefliegende Nerven, kann das zu dauerhaften Schäden führen. Berühre ich ein paar der 72.000 Meridiane an der Oberfläche, kann das „angenehm" sein – im Sinne von vordergründig erleichternd. Berühre ich jedoch die gebündelten Stränge in der Tiefe, wird das deutlich stärkere Auswirkungen haben. Die Stränge in der Tiefe sind in Summe geordneter und gebündelter als die vielen Verzweigungen an der Oberfläche. Sie sind die tiefen Unterwasserströmungen auf Basis von energetischer Form (Yin) und energetischer Bewegung (Yang). Sie sind wie ein Stadtplan der Seele, der uns zeigt, welche Stadtteile lebendig und vital sind und welche Unterstützung und Hilfe benötigen. Wo wir Gebäude stabilisieren (Yin-Qi/Felder) oder den Verkehrsfluss verbessern (Yang-Qi/Strömungen) müssen. Manche Aspekte brauchen mehr Yin, manche mehr Yang. Dies mit unseren Händen auszugleichen und die verborgenen Schätze an die Oberfläche zu holen ist unsere Rolle im Shiatsu. Denn: Aus tiefstem Herzen helfen zu wollen ist ein Akt des Dienens. Hier fängt die Ichlosigkeit an. Und nicht mit der Frage, ob wir einen Plan benutzen oder nicht.

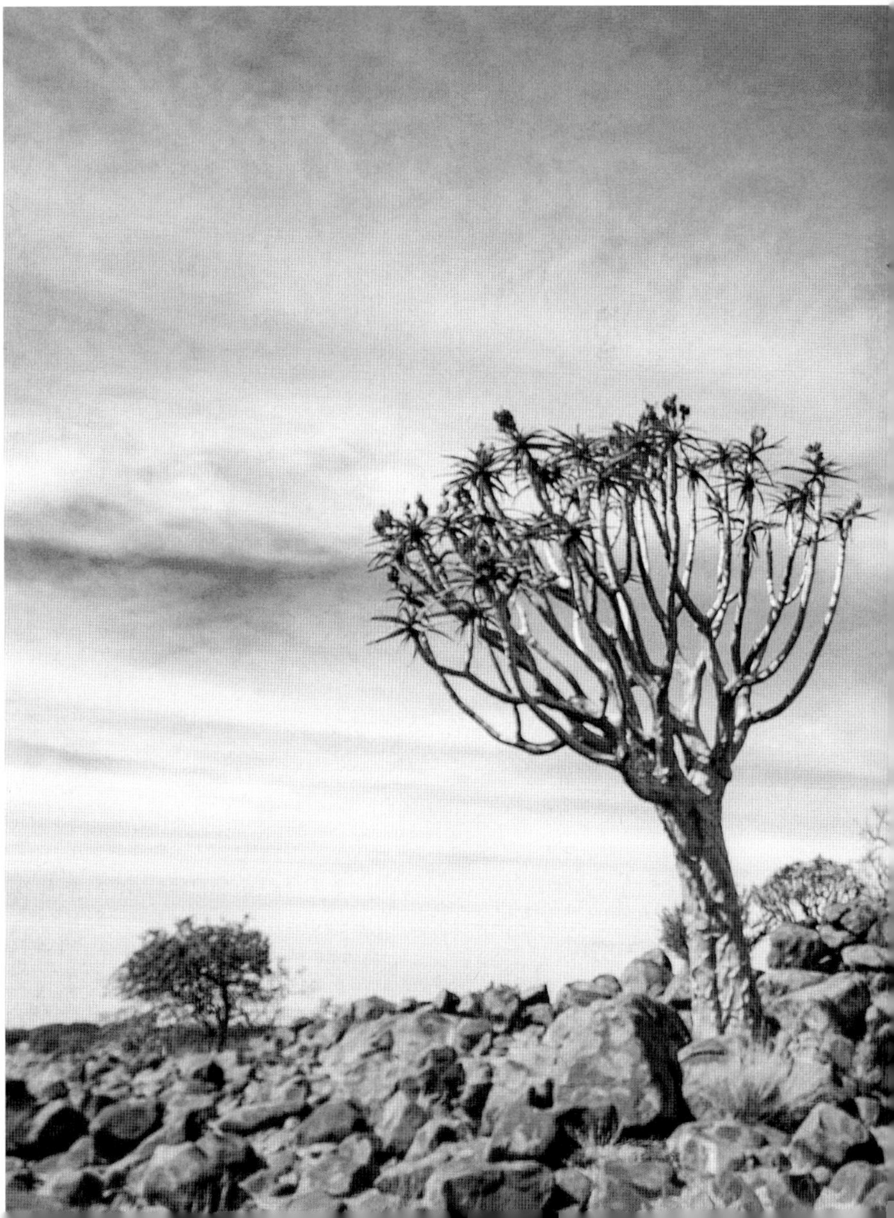

Fazit: Shiatsu ohne Meridiane ist für mich nicht mehr Shiatsu. Wir müssen die Existenz der Meridiane, der himmlischen Ströme, nicht nachweisen, ihre Wirkmächtigkeit nicht beweisen. Wir müssen nur zeigen, wie konstruktiv sich die Arbeit mit ihnen auf Menschen auswirken kann. Bis hinein in mystische Bereiche, wenn man will. Denn das wäre ihre ureigentliche Botschaft.

WELCHE BEDEUTUNG HAT DAS HARA IM SHIATSU?

Die Arbeit aus und mit dem Hara ist ein zentraler Pfeiler asiatischer Körper-Geist-Systeme. Ohne Zentrum, ohne Zentrierung fehlt einfach die tragende und erdende Basis der Mitte. Zwei Aspekte sind dabei für mich in Bezug auf Shiatsu entscheidend: das Hara als koordinativer Dreh- und Angelpunkt aller Bewegungen sowie das Hara als energetisches Reservoir.

Im Westen tun wir uns generell schwer mit der Idee des Bauches als wichtiger Instanz in uns, sowohl was seine Rolle als stabiler Körperschwerpunkt betrifft als auch seine Funktion als eine zweite Form des Gehirns – das Bauchhirn –, das uns mit intuitivem Wissen versorgt. Wir müssen wieder lernen, mit dem Bauch zu fühlen, uns vom Bauch aus zu bewegen – wichtige Qualitäten, die in jeder Shiatsu-Ausbildung geschult werden sollten. Zum einen helfen uns dabei die Grundpositionen und deren stetiges Wiederholen, die dazu gedacht sind, den Fokus der Aufmerksamkeit vom Kopf in den Körper sinken zu lassen. Der Bauch liefert uns den Impuls für alle Bewegungen im Shiatsu, die Arme und die Beine sind lediglich die Verlängerungen, die diesen Impuls zum Ausdruck und zur Anwendung bringen. Das ist der koordinative Aspekt, der sich leicht üben lässt, auch wenn es Jahre dauert, bis sich die Verbindungen im Körper neu formatiert haben und das Agieren aus dem Zentrum heraus einen natürlichen Fluss erlangt.

Das Hara energetisch zu entwickeln ist komplexer. Diesbezüglich sorgt der Begriff Dan Tien für Hilfestellung. Tien bedeutet Feld. Tien vermittelt uns zwei Hinweise. Wer schon einmal ein Feld – oder einen Garten – kultiviert hat, wird nachvollziehen können, dass dies keine leichte Arbeit ist. Es braucht dazu physischen Einsatz und Kontinuität. Der Boden muss aufbereitet werden. Samen müssen gesät werden. Es muss gegossen werden, Unkraut gehört liebevoll aus dem Weg geräumt. Erst ab einem gewissen Zeitpunkt geschieht der Wachstumsprozess dann von selbst – wenn die Basis gegeben ist. So ist das auch mit dem Dan Tien. Wir haben zwar einen physischen Schwerpunkt, aber leider kein ausreichend starkes energetisches Feld im Unterbauch. Dieses müssen wir uns erarbeiten, durch Übung und Fokus.

Zum anderen bezieht sich der Begriff Feld auf die Yin-Energie. Wie im Abschnitt über das Ki dargelegt: Yin-Energie im Körper gleicht einem elektromagnetischen Feld. Dieses Feld kann die elektrische Yang-Energie anziehen und speichern – genauso, wie eine Batterie Energie speichern kann. Das Dan Tien kann also auch als eine Art innerer Batterie gesehen werden, die Yang-Qi speichert und im Bedarfsfall abgibt. Besitzen wir eine derartige Batterie nicht oder hat sie zu wenig Yang-Qi gespeichert, dann steht uns in der Behandlung kein wirklicher Überschuss an Qi zu Verfügung, was oft dazu führt, dass man sich nach mehreren Klient:innen müde und ausgelaugt fühlt oder gar nicht in der Lage ist, mehrere Personen hintereinander zu behandeln, die ganze Woche hindurch. Das ist jedoch etwas, das eine professionelle Shiatsu-Praxis auszeichnen sollte.

Ein Yin-Feld beginnt sich dann aufzubauen, wenn sich Physis (Jing) und Bewusstsein (Shen) an einer bestimmten Körperstelle über einen längeren Zeitraum ruhig verankern und durch ihr Zusammenwirken Qi aufbauen können. Übungssysteme, die diesen Prozess unterstützen, gibt es viele. Gänzlich ohne solche wird sich die Feldqualität des Dan Tien nicht ausreichend aufbauen lassen. Ist der Magnetismus des Feldes mit der Zeit stark genug geworden, kann es Yang-Qi absorbieren. Energie beginnt sich rund um die Körpermitte zu sammeln. Ein Reservoir an Qi baut sich auf und verleiht dem Hara nicht nur mehr physische, sondern vor allem auch psychische Stabilität, denn Gedanken und Gefühle haben ebenfalls eine starke Yang-Qualität. Dieses Yang wird ebenfalls in Richtung Feld gezogen, wenn es stark genug entwickelt ist. Das Bewusstsein verwurzelt sich im Bauch, mit dem Resultat, dass sich innere Ruhe und Klarheit von selbst einstellen. Und dass wir mehr mit dem Bauchhirn als mit dem Intellekt denken – die Basis einer jeden Behandlung.

Wir können erst dann wirklich von einer Arbeit aus und mit dem Hara sprechen, wenn beide Komponenten zusammenfließen – der koordinative und der energetische Aspekt. Dann erfolgen sowohl der physische als auch der energetische Impuls direkt aus dem Zentrum heraus. Shiatsu empfangende Personen können gut spüren, von welcher Körperregion aus Praktizierende ihre Berührung aufbauen. Spüren sie die Verbindung der Hände direkt zum Dan Tien, geht ihr eigenes Zentrum damit in Resonanz. Sie kommen dadurch ebenfalls mehr in ihre Mitte und für uns öffnet sich dadurch das Tor zu den tiefer liegenden Frequenzen in ihrem System, da sich ihr Qi im Inneren gesammelt hat und nicht zerstreut

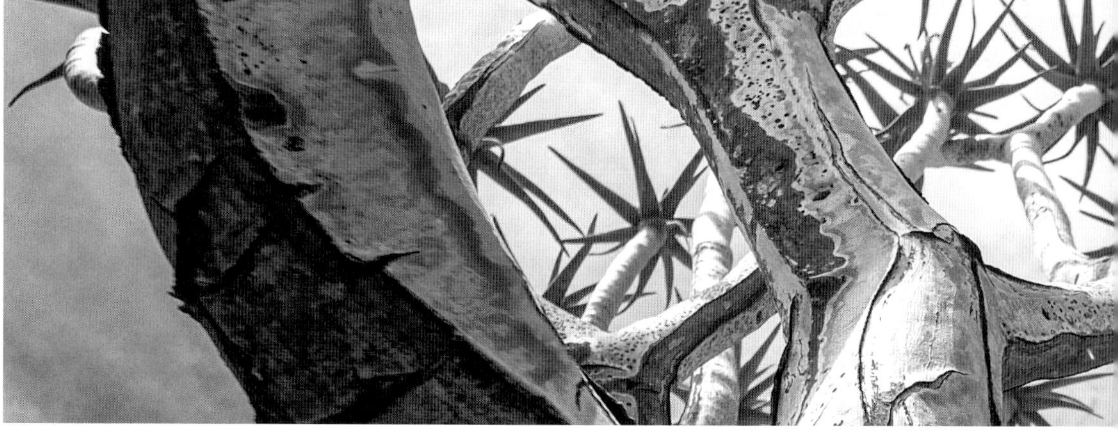

an der Oberfläche Wellen schlägt. Durch diese Synchronizität der energetischen Zentren entsteht weiters eine Form von Wir-Zustand, in dem sich nicht mehr die Frage stellt, wer wen behandelt, wer gibt, wer nimmt. Es wird getan, was zu tun ist. Von beiden Seiten. Immer wieder gerne diskutierte Themen wie Grenzziehung, therapeutisches Gefälle, Behandeln oder Nichtbehandeln haben meiner Meinung nach damit zu tun, dass im Shiatsu diese energetische Brücke zu selten zustande kommt, was wiederum damit zu tun hat, dass wir im Shiatsu zu wenig Wert auf die wirkliche Kultivierung des Hara legen. Ein Aspekt, der nicht überbetont werden kann und eines der wichtigsten Grundprinzipien der Methode Shiatsu sein sollte, vor allem auch zur eigenen Vor- und Fürsorge.

Täglich mit Menschen und deren Beschwerden in Resonanz zu gehen ist eine ebenso schöne wie herausfordernde Aufgabe. Ist unsere Yin-Energie in Form von stabilisierenden Feldern jedoch zu schwach, kann sich unsere Yang-Energie leicht zerstreuen. Das betrifft nicht nur den Bauchbereich. Ist das Tien im Kopfbereich schwach, können sich die Gedanken leicht zerstreuen. Ist das Tien im Herzbereich schwach, können sich die Gefühle leicht zerstreuen. Und ist das Tien im Bauch schwach, kann sich unsere Basisenergie leicht zerstreuen. In Summe können wir derart viel Energie und Fokus verlieren und werden wesentlich anfälliger für energetische Übertragungen, Müdigkeit und Störfaktoren. Shiatsu ist in diesem Sinne ein wirklicher Weg der Selbstkultivierung, auf dem wir unsere Position zwischen Himmel und Erde finden und stärken können – auf Basis einer stabilen, über einen langen Zeitraum kultivierten Mitte.

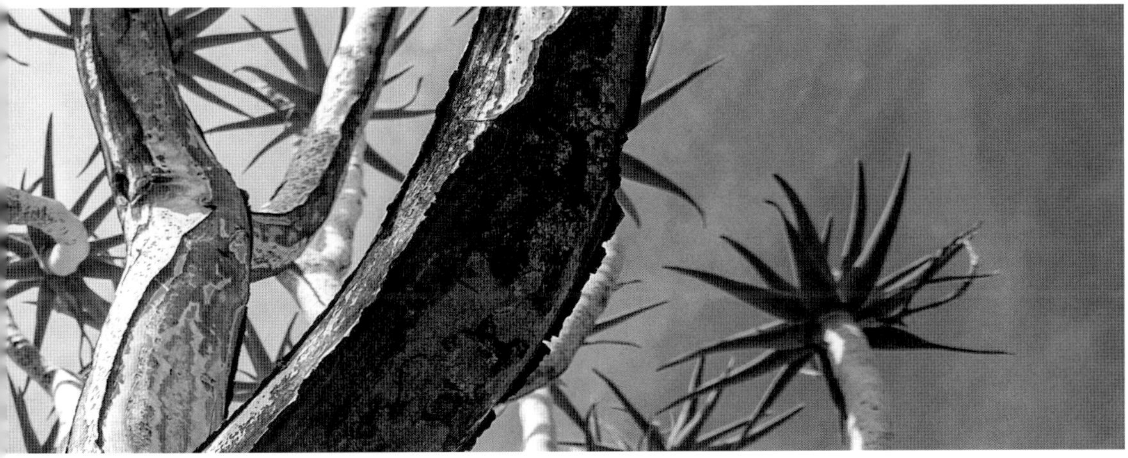

BRAUCHT SHIATSU EINE DIAGNOSE?

Fällt der Begriff Diagnose im Shiatsu, wird gerne Shizuto Masunaga zitiert: „Diagnose ist Behandlung, Behandlung ist Diagnose". Diese Aussage kann vielfältig interpretiert werden. Dass die Behandlung im Shiatsu zugleich eine kontinuierliche Diagnose ist, liegt auf der Hand: Durch die Verbindung mit der empfangenden Person erhalten wir einen ständigen Strom an Feedback auf vielen Ebenen und passen das, was wir tun, diesen Impulsen an. Insofern fließt die situative Diagnose unmittelbar in die Behandlung ein. Eine gute Diagnose ist jedoch auch für sich genommen wie eine umfassende Behandlung. Wenn wir einen Menschen auf einer sehr tiefen Ebene wahrnehmen, sehen und verstehen – was die Essenz einer ganzheitlichen Diagnose sein sollte –, dann beginnt bereits der Heilungsprozess, ob mit oder ohne Berührung. Heilung durch Erkenntnis – *dia* (durch) *gnosis* (Erkenntnis).

Meist wird beim Begriff Diagnose jedoch an deren Einsatz bei der Anwendung westlicher therapeutischer Methoden gedacht, in denen die Diagnose mehr der Feststellung eines spezifischen Problems dient. Diagnose im Shiatsu wird oft ähnlich ausgelegt und daher gerne abgelehnt. Das ist schade, denn das zeigt meiner Meinung nach ein sehr oberflächliches Verständnis des gesamten Prozesses. Eines Prozesses, der primär auf Resonanz und Wahrnehmung basiert. Durch Resonanz mit der anderen Person entsteht ein gemeinsamer Raum, in den man hineinlauschen kann. Was wir hören, sind Informationen für ein profundes Verständnis des Gegenübers, das uns dabei hilft, die entsprechende Person bestmöglich von ihrem aktuellen Zustand ausgehend in Richtung Ganzheit zu begleiten. Wichtig ist in diesem Kontext, das volle Spektrum der wahrnehmbaren Möglichkeiten in den Resonanzraum zu integrieren und nicht nur persönliche Präferenzen. Was ist damit gemeint?

Jegliches Wissen, das der jeweiligen Person hilft, ihre wahre Position zwischen Himmel und Erde selbstbestimmt und erfüllt einzunehmen bis hin zur Entfaltung ihres vollständigen Potenzials, ist dienlich. Als Menschen sind wir jedoch vielfältigen Einflüssen ausgesetzt und jeder einzelne davon kann zu einer Disharmonie oder einer Trennung führen. Wir sind Teil unserer Umgebung, des uns umgebenden Klimas, der Jahreszeiten. Wir sind Teil des Rhythmus von Werden, Sein und Vergehen. Täglich. Wöchentlich. Monatlich. Bis hin zu unseren großen Lebensphasen. Die Nahrung hat einen Einfluss auf uns. Berufliche Tätigkeiten haben einen Einfluss auf uns. Krankheiten. Beziehungen. Unser persönlicher Werdegang, mit all seinen Dramen, Traumen und Träumen, hat einen Einfluss auf uns. Das ergibt ein äußerst umfangreiches Spektrum an abrufbaren Informationen, die tiefgreifend auf die großen Unterwasserströme unserer energetischen Matrix einwirken und denen wir im diagnostischen Prozess begegnen können – von einem Übermaß an Kälte, Hitze, Zucker oder Salz über einen Mangel an Vitamin D oder anderen Hormonen bis hin zu sexueller Frustration, limitierenden Glaubenssätzen oder fehlender Spiritualität im Leben, um nur ein paar Beispiele zu nennen. Ist es da nicht etwas zu einfach, in unserer Arbeit mit Menschen alles auf ein bisschen Qi zu reduzieren und die Heilung zu einem diffusen Prozess werden zu lassen, der passiert oder nicht passiert oder so subtil passiert, dass er gar nicht wahrgenommen werden kann?

Ganzheit bedeutet, Yin und Yang zu einer großen Einheit zu verbinden. Erst wenn wir Wissen (Yang) und Intuition (Yin) fusionieren und schließlich transformieren, kann in Bezug auf den diagnostischen Prozess eine tiefe Erkenntnis entstehen. Wir können klar erkennen und verstehen, warum eine Person ist, wie sie ist. Wir können auf Basis dieser Erkenntnis gezielt und effektiv die entsprechenden Meridiane berühren und für ein Gleichgewicht zwischen Jing, Qi und Shen sorgen. Wir können begleitende und unterstützende Maßnahmen vorschlagen. Wissen ohne Intuition ist dabei eine genauso einseitige Herangehensweise wie Intuition ohne Wissen. Der Kopf ohne Bauch ist eine halbe Sache. Der Bauch ohne Kopf ist eine halbe Sache. Das ist keine Wertung. Das ist das Grundprinzip der Polarität und der Einheit durch die Integration der Polaritäten. Natürlich: Man kann schwerpunktmäßig wissensbasiert arbeiten. Man kann schwerpunktmäßig wahrnehmungsorientiert arbeiten. Yang oder Yin. Wenn wir aber hier bereits eine Trennlinie ziehen, wenn wir auf der Basis des einen oder des anderen getrennt agieren, dann verlieren wir selbst den Anschluss an die Essenz der Ganzheitlichkeit und werden uns dementsprechend schwertun, unser Wirken glaubwürdig und nachhaltig in diese Richtung umzusetzen, auch wenn es sich noch so verlockend anhört, dass Heilung einfach passiert.

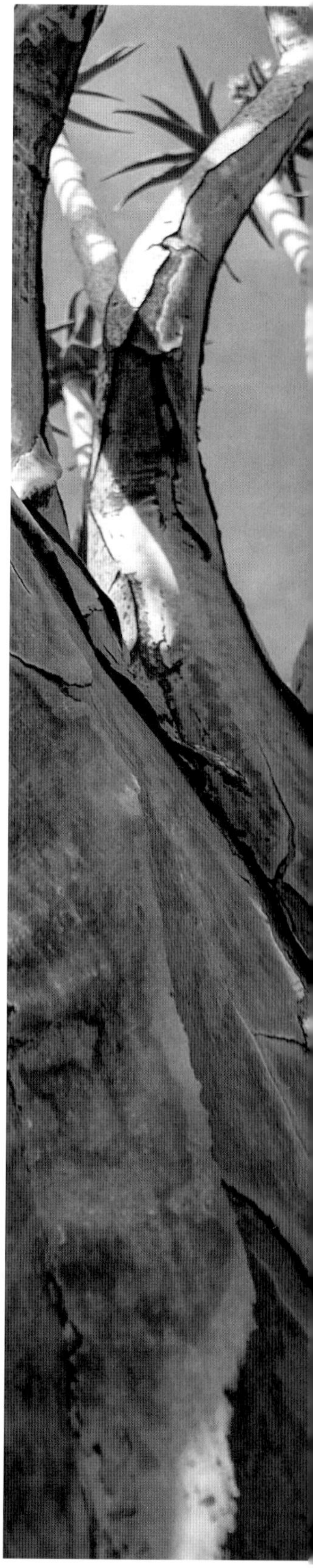

Lernen ist für den Prozess der Diagnose daher ein entscheidender Faktor und es ist mein Ansatz im Shiatsu – in der Praxis wie in der Lehre –, das Wissen genauso zu kultivieren, zu erweitern und zu pflegen wie die Wahrnehmung und die Intuition. Tägliches Lernen. Tägliches Praktizieren.

Sich Wissen um all die Einflussmöglichkeiten zu erwerben, die der Freisetzung unseres innersten Potenzials dienlich sein können, ist letztendlich ein unmittelbares Studium des Lebens selbst. Alle Phänomene – ob Krankheiten oder Verhaltensmuster – entfalten sich auf Basis zeitloser, universeller Grundprinzipien, die wiederum ins Shiatsu einfließen können oder sollten. Alle Phänomene sind Frequenzen auf Basis der Interaktion von Yin und Yang. Je mehr Wissen um das Spektrum dieser

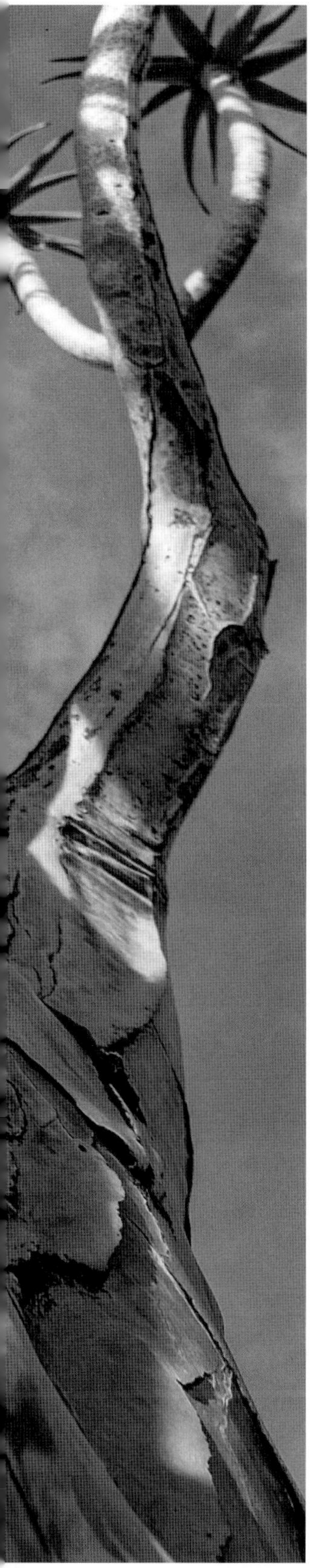

Frequenzen in unser Fleisch und Blut übergegangen ist, je mehr das gelernte Wissen zum organischen Wissen geworden ist, desto mehr Spielraum entsteht im diagnostischen Resonanzraum. Das ist ein kontinuierlicher Prozess, der seine Zeit braucht.

Manchmal ergibt es für die jeweilige Person einfach mehr Sinn, wärmende Nahrung oder Moxa zu empfehlen, um sie aus einem innerlich tiefgefrorenen Zustand herauszubegleiten, anstatt von wahrgenommenen Gefühlen oder Bildern zu sprechen, weil das Eis im Keller dadurch einfach nicht schmelzen wird und es nur eine Frage der Zeit ist, bis man dann doch wieder in alte Verhaltensmuster zurückfällt, egal wie profund eine eventuelle energetische Erfahrung gewesen sein mag. Das hat wenig mit Problemlösungsdenken zu tun, denn es geht um die Intention: Wohin soll die Reise gehen? Diagnose in diesem Sinn bedeutet, sich gezielt den Themen zu widmen, die der Reise im Weg stehen. Nachdem dies sehr viele Einflussfaktoren sein können, zählt es für mich zur Verantwortung einer praktizierenden Person, sich möglichst viel Wissen und Erfahrung um alle möglichen Faktoren anzueignen; erst dann können wir diesen im Resonanzraum genauso begegnen wie zum Beispiel Emotionen. Wenn wir von ganzem Herzen wirklich helfen und dienen wollen, zählt dies dazu.

Womit wir wieder bei den eingangs erwähnten drei medizinischen Ansätzen wären: Die Medizin der Erde beseitigt Krankheiten. Die Medizin des Menschen stärkt die Konstitution. Die Medizin des Himmels führt zur Bestimmung. Auf allen drei Ebenen spielt Diagnose eine entscheidende Rolle, auch wenn sich der Schwerpunkt je nach Ebene verlagert. In unserer Shiatsu-Praxis sollten wir meiner Meinung nach alle drei Ebenen berühren können. Vom profunden Erkennen von Disharmonien bis zum tiefstmöglichen Erkennen der Person an sich. Heilung durch Erkenntnis – *dia* (durch) *gnosis* (Erkenntnis). Das macht Shiatsu zu einer umfassenden Heilkunst.

WAS ZEICHNET EINEN GUTEN PRAKTIKER / EINE GUTE PRAKTIKERIN AUS?

Für mich ist eine der wichtigsten Eigenschaften guter Praktizierender: Humor. In dem Wort Humor finden wir die sprachlichen Wurzeln von Demut (humilitas), Menschlichkeit (homo), Erde (humus) und Feuchtigkeit (humor). Demut und Menschlichkeit sind unabdingbar in einem therapeutischen Beruf. Die Demut hilft mir, auch über mich selbst lachen zu können, weil ich mich nicht so wichtig nehme. Demut hebelt das Ego aus. Die Relativierung des Selbst und die damit einhergehende heitere Gelassenheit können wiederum zu einer offenen und liebevollen Bodenständigkeit führen, die es uns ermöglicht, aus den vielen Herausforderungen, die zum Leben nun einmal dazugehören – ob alltägliche Schwierigkeiten, gesundheitliche Probleme oder die große Krisen dieser Welt –, etwas sehr Fruchtbares zu machen: Humus. Dieser ist wiederum Treibstoff für Wachstum und Entfaltung: ein Kernaspekt des Heilungsprozesses.

Und der Humor im Sinne von Feuchtigkeit sorgt dafür, dass wir geschmeidig bleiben, im Fluss bleiben und die ganze Sache Shiatsu nicht über die Maßen ernst nehmen. Im Endeffekt ist es „nur" Shiatsu. Die Methode Shiatsu soll uns dienen. Sie soll uns etwas Gutes tun. Sie soll uns weder einengen noch zu einer allzu rigorosen Identifikationsplattform verkommen. Jede Interpretation von Shiatsu, jeder Zugang, jede Sitzung beinhaltet ein Geschenk und einen Wert in sich. Ist das nicht wunderbar? Braucht es wirklich mehr? Praktizierende mit Humor haben meiner Meinung nach das Wesen von Shiatsu erfasst. Können sie diesen Humor auf andere Menschen übertragen, passiert mehr, als wir vermeinen. Lachen hat etwas Erlösendes. Und diese Erlösung ist eine Heilung in sich.

Wer jedoch Shiatsu unterrichtet, sollte meiner Meinung nach einen anderen Anspruch verfolgen. Lehrende Personen dienen der Methode. Es ist ihre Aufgabe, von der Methode über die Grundprinzipien hin zur Essenz zu gelangen und ihr Leben dementsprechend auszurichten. Sie sollten die Medizin der Erde in sich verkörpern und ihre Gesundheit auch auf physischer Ebene pflegen und kultivieren. Sie sollten die Medizin des Menschen verkörpern und ihre Konstitution kontinuierlich verbessern, vor allem auch in energetischer Hinsicht. Und sie sollten sich auch intensiv mit der Medizin des Himmels beschäftigen, mit Spiritualität und der Entfaltung des vollen menschlichen Potenzials. Das ist in Summe ein Weg, und bei diesem Weg geht es weniger um das Erreichen von Zielen, sondern um die Hingabe, mit der er beschritten wird. Lehrende Personen bewahren die Integrität ganzheitlicher Heilkünste, und das ist etwas, das man weder in Büchern vermitteln noch konservieren kann. Gelingt es einem dann, diese ernstgemeinte Hingabe mit einer großen Prise Humor zu versehen, dann Vermählen sich Yin und Yang zu einer Einheit. Und wenn es für mich eine Essenz von Shiatsu gibt, dann ist sie das.

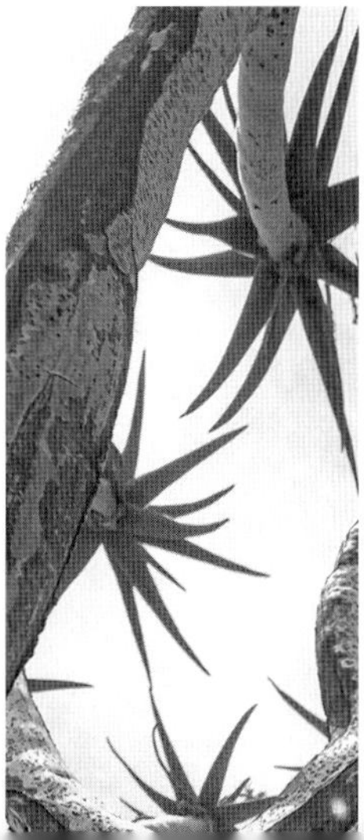

„Das Wesentliche an Shiatsu ist die wiederholte Möglichkeit, die Realität zu transzendieren.

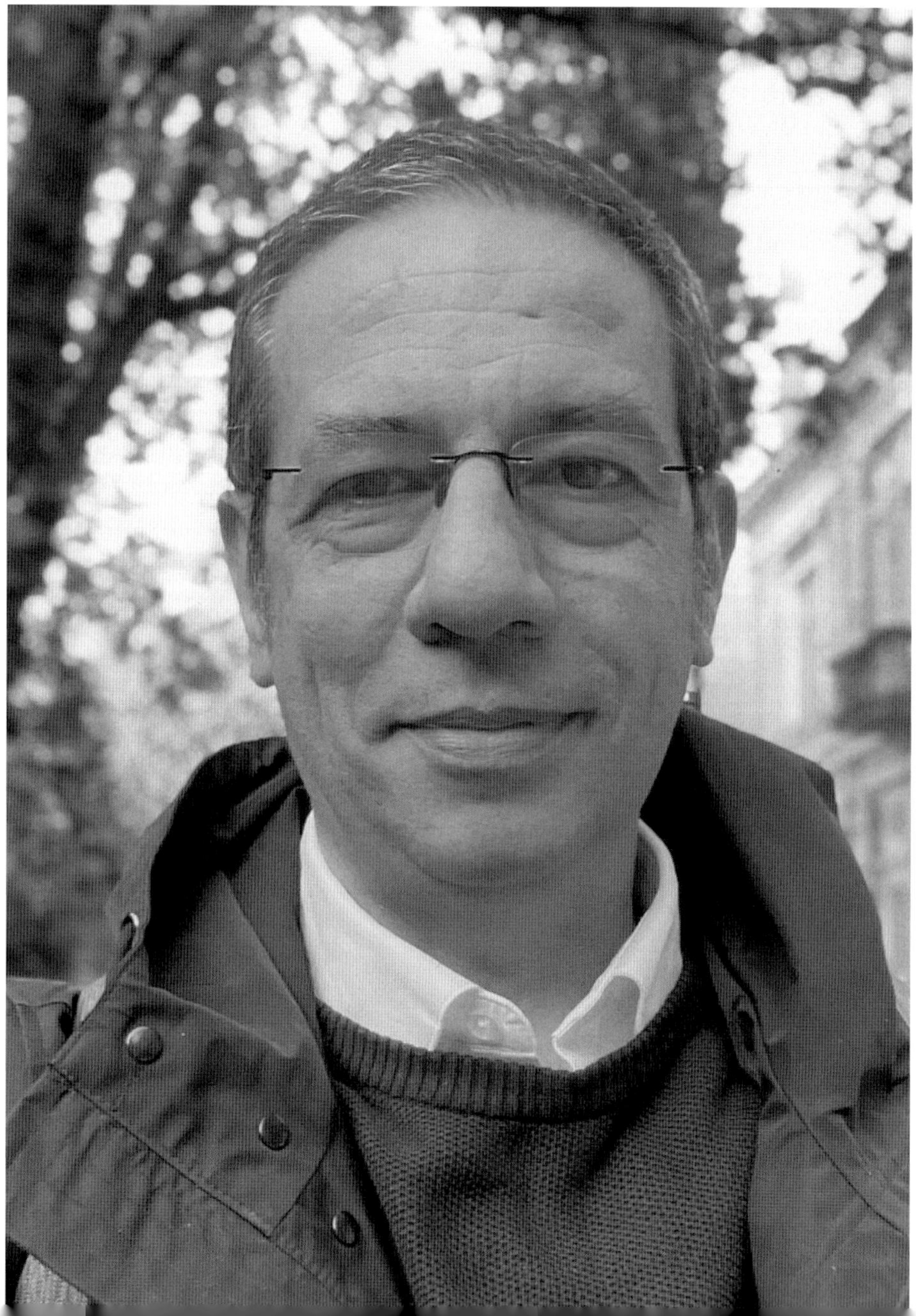

VIOREL MIHAI

Viorel Mihai ist in Pitești, Rumänien, geboren und aufgewachsen. Er interessierte sich schon immer für manuelle Therapie und absolvierte ein fünfjähriges Programm (1996–2001) in Physiotherapie an der Universität für Medizin und Pharmazie Carol Davilla, Sektion Fiziokinetoterapie (Physiokinetische Therapie), in Bukarest. Unmittelbar danach schloss Viorel ein sechsmonatiges Ausbildungsprogramm für Angehörige der Gesundheitsberufe in Focused Touch Shiatsu an der Shiatsu Clinic and School in Iowa City, IA, USA, ab. Von seinem Aufenthalt in den USA stark inspiriert, organisierte er vier internationale Seminare (2001, 2002, 2009, 2011) in Bukarest, die von seinen Mentoren von der Shiatsu Clinic and School abgehalten wurden.

Vergangenheitsflucht, Innovation und Neuinterpretation

In den letzten zwanzig Jahren hat Viorel verschiedene berufliche Interessen miteinander verbunden: Er leitet ein kleines Familienunternehmen – eine Holzwerkstatt, die auf die Herstellung von tragbaren und stationären Massagetischen spezialisiert ist – und interessiert sich leidenschaftlich für visuelle Kommunikation, Branding und digitales Marketing. In seiner Freizeit, wenn er nicht unterrichtet oder Shiatsu bei Freunden und in der Familie praktiziert, ist er Amateurhistoriker mit dem Spezialgebiet Geschichte des Shiatsu.

WAS IST DIE ESSENZ VON SHIATSU?

Eine historische Perspektive

Die Geschichte des Shiatsu ist die Geschichte, wie der Fingerdruck als therapeutische Methode entstand. Um dies umfassend darzustellen, müssen wir uns mit den unterschiedlichen Hintergründen befassen, von denen aus der theoretische Rahmen für die Anwendung von Fingerdruck entwickelt wurde. Jeder dieser Ansätze liefert uns einen Aspekt zur Frage nach dem Wesen des Shiatsu. Sobald wir jeden dieser Zugänge verstanden haben, werden wir versuchen, die Essenz des Shiatsu als Ganzes zu erfassen.

Teil 1: Die Essenz der Entstehung des Shiatsu

1.1 Der historische Hintergrund: Das frühneuzeitliche Japan

Shiatsu entstand vor dem Hintergrund des frühen modernen Japans, einer sehr komplizierten Periode in der Geschichte des Inselstaates. Zwei Worte beschreiben die Vorgänge am prägnantesten: Verwestlichung und Entasiatisierung. Ersteres umfasste eine massive landesweite Anstrengung, die westliche Zivilisation auf allen Ebenen und in allen Bereichen der japanischen Gesellschaft aktiv zu importieren. Dieses Projekt hat Japan völlig verändert. Die Entschlossenheit und die Geschwindigkeit, mit der die Verwestlichung Japans durchgeführt wurde, sind in der Geschichte anderer Nationen unerreicht. Die andere Seite der Medaille ist die Entasiatisierung, ein Begriff, der von dem berühmten japanischen Ideologen Fukuzawa Yukichi, dem „Benjamin Franklin Japans", geprägt wurde. Die Entasiatisierung Japans war ein zweischneidiges strategisches Unterfangen. Einerseits sollte Japan vor der Bedrohung durch den westlichen Imperialismus geschützt werden, der ganz Asien als unterentwickelte Region ansah, die von primitiven Kulturen beherrscht wurde. Laut Urs Matthias Zachmann stand „Asien" für „die chinesische Zivilisation, insbesondere den Konfuzianismus, und seine kosmologische Implikation, die sinozentrische Weltordnung" [1]. Rassistische Diskriminierung beruhte auf ideologischen Konstrukten wie der „überlegenen weißen Rasse"[2], die berechtigt sei, die Zivilisation in die primitiven Teile der Welt zu bringen und über verschiedene „Nicht-Weiße"[3] zu herrschen, zu denen offensichtlich alle asiatischen Rassen und Nationen gehörten. Andererseits versuchte Japan laut Ayelet Zohar, sich konzeptionell von Asien zu distanzieren, nur um einige Jahrzehnte später als Eroberer und imperiale Macht zurückzukehren[4]. Kurz gesagt entstand Shiatsu in einer Zeit drastischer Veränderungen, in der Japan sich neu erfand, seine eigene Vergangenheit verleugnete und eine fiktive Identität annahm. Es entstand eine tiefgreifende Identitätskrise, die bis heute nicht überwunden ist. Ein Zitat aus Fukuzawa Yukichis Artikel mit dem Titel „Leaving Asia"[5] fasst den ideologischen Trend des frühneuzeitlichen Japans zusammen: „So haben wir uns nicht nur von den alten Bräuchen Japans befreit, sondern auch einen neuen Trend in ganz Asien geschaffen. Unser Prinzip lässt sich in einem einzigen Wort ausdrücken: Entasiatisierung. Obwohl unser Land Japan am östlichen Rand Asiens liegt, hat der Geist seiner Menschen die Rückständigkeit Asiens bereits abgeschüttelt und die Zivilisation des Westens angenommen. (...) Wenn er feststellt, dass die Herren aus China und Korea zu sehr vernarrt sind, um zu wissen, was Wissenschaft ist, wird der westliche Gelehrte denken, dass auch Japan ein Land des Yin-Yang und der Fünf Elemente ist."[6]

1.2 Die Geschichte der Medizin im frühneuzeitlichen Japan

Die chinesische Medizin wurde in Japan zwischen dem 7. und 9. Jahrhundert durch die Kentōshi, die offiziellen japanischen Gesandten in China, aktiv übernommen.[7] Das aus China importierte medizinische Wissen durchlief in der Folge in Japan diverse Prozesse. Die medizinischen Lehren und die Behandlungsmethoden wurden sortiert, angepasst, verfeinert, regelmäßig aktualisiert, gelegentlich verbessert und manchmal sogar infrage gestellt. Im Zuge dieser Veränderungen wandelte sich auch die generelle Einstellung zur chinesischen Medizin mehrere Male – bis schließlich die Kontakte japanischer Mediziner zur niederländischen Medizin im 18. Jahrhundert einige der Unstimmigkeiten in den traditionellen Modellen in Bezug auf die innere Struktur des menschlichen Körpers aufdeckten. Dies legte den Grundstein für eine zuvor undenkbare neue Einstellung: die Ablehnung der chinesischen Medizin.

Im Jahr 1754 erhielten drei Antragsteller die erste offizielle Erlaubnis, eine Leiche zu sezieren. Einer von ihnen war der Arzt Yamawaki Tōyō (1706–1762) aus Kyoto.[8] Er veröffentlichte ihre Ergebnisse in einem Dokument mit dem Titel „Zōshi" („Über die Eingeweide"), das aus „sechs Seiten Erläuterungen und vier Seiten Skizzen" bestand. „Zōshi" löste einen Sezierboom aus, der 1774 mit der Veröffentlichung des „Kaitai Shinsho" („Neues Buch der Anatomie") seinen Höhepunkt fand, dem ersten japanisch-westlichen anatomischen medizinischen Text, der nach professionellen

Standards übersetzt wurde.[9] Die Tatsache, dass die Diagramme im „Kaitai Shinsho" präzise waren, wurde von japanischen Medizinern sofort erkannt; dies versetzte der traditionellen Medizin einen schweren Schlag. In der japanischen medizinischen Gemeinschaft wurde eine unmittelbare Kettenreaktion ausgelöst. Der Sezierboom wurde verstärkt, und der Eifer, niederländische medizinische Bücher zu studieren, führte zur Gründung von Ranpo, einer Schule der „niederländischen Medizin". Die japanischen Medizinwissenschaftler kamen zu zwei wesentlichen Schlussfolgerungen: „Die groben Abbildungen der Organe in den chinesischen Büchern waren unzuverlässig" und „die anatomischen Abbildungen in den niederländischen medizinischen Büchern waren genau und verdienten ein sorgfältiges Studium".[10]

Der frühe medizinische Synkretismus in Japan wurde offiziell vom Shogunat gebilligt, das die Gründung der Medizinischen Fakultät Kofu unter der Leitung des kaiserlichen Akupunkturarztes Ishizaka Sōtetsu (1770–1841) anordnete, der versuchte, „das theoretische System, das die Akupunktur- und Moxibustionsmedizin stützt, unter Bezugnahme auf sein Wissen über die westliche Medizin zu rekonstruieren".[11]

Ishizaka Sōtetsu war nicht der Meinung, dass die westliche Medizin im Widerspruch zur chinesischen Medizin stehe, sondern dass die westliche Medizin tatsächlich zu einem besseren Verständnis der chinesischen Medizin beitragen könne. Er war auch der Ansicht, dass die chinesischen Klassiker „komplett überarbeitet" werden müssten, da sie im Laufe der Zeit stark verfälscht worden seien. Ishizaka „verwarf traditionelle Konzepte wie die fünf Eingeweide und sechs Därme, Nährstoffe und Abwehrkräfte (栄気), Abwehrkräfte (衛気) und Ahnen-Qi (宋気). Er ersetzte Nährstoffe und Abwehrkräfte durch Arterien, Abwehrkräfte durch Venen und Ahnen-Qi durch Nerven."[12]

Die Rekonstruktion des theoretischen Systems bedeutet, dass die japanischen Gelehrten davon überzeugt waren, dass die Interventionsmodalitäten als klinisch wirksam anerkannt wurden, die theoretischen Systeme, die sie stützten, jedoch inkonsistent, veraltet, verfälscht usw. waren. Kurz gesagt bestand die unmittelbare Reaktion darin, den technischen Kern der traditionellen Medizin zu bewahren und ihn auf einen neuen theoretischen Rahmen zu übertragen, der eigentlich eine aktualisierte, umgestaltete Version der chinesischen Medizin war. Dieser ideologische Weg wurde als medizinischer Synkretismus oder Hybridisierung der traditionellen Medizin beschrieben. Obwohl die Zeit gezeigt hat, dass dies kein gangbarer Weg war, gibt es immer noch Enthusiasten, die glauben, dass traditionelle medizinische Lehren reformiert, neu interpretiert und modernisiert werden können.

In Japan wurde Kanpō, die Pflanzenheilkunde auf Basis der TCM, gründlich seziert, seine praktischen Bestandteile wurden von ihren ursprünglichen theoretischen Grundlagen getrennt, aus einer naturwissenschaftlich-medizinischen Perspektive untersucht und dann auf westliches medizinisches Wissen übertragen. Derart gelang die Entwicklung hybrider, verbesserter Therapien, die aus traditionellen Modalitäten auf der Grundlage modernen medizinischen Wissens aufgebaut wurden.

Shiatsu entwickelte sich etwa ein Jahrhundert nach dem Boom des Sezierens, der „die Unstimmigkeiten in den traditionellen Modellen der inneren Struktur des menschlichen Körpers" aufzeigte. In der Zwischenzeit war der medizinische Synkretismus offiziell aufgegeben worden zugunsten einer radikalen Reform des Gesundheitssektors. Mit Nachdruck ersetzte Japan bereits 1874 sein auf Kanpō basierendes medizinisches System durch ein modernes medizinisches System nach deutschem Vorbild, genau ein Jahrhundert nach der Veröffentlichung des „Kaitai Shinsho"; der Widerstand dagegen war gering. Die Elite der im Westen ausgebildeten Mediziner der Kaiserlichen Universität Tokio betrachtete Kanpō ohnedies bereits als „unwissenschaftlichen Überrest der feudalen Vergangenheit, der im modernen Japan keinen Platz hatte"[13] und hintertrieb die Abschaffung des traditionellen Medizinsystems. Der Niedergang des Kanpō erreichte 1895, am Ende des ersten Sino-Japanischen Krieges, seinen Höhepunkt, als „der Nationalrat eine Petition für das weitere Überleben des Kanpō ablehnte" und die Meiji-Regierung daraufhin die Politik der Abschaffung des Kanpō beschloss[14].

Im wirklichen Leben erwiesen sich die monopolistischen Ziele und die vollständige Unterdrückung von Kanpō als unrealistisch und nicht durchführbar, da selbst einige Praktiker der westlichen Medizin gelegentlich traditionelle Methoden oder Heilmittel in ihrer täglichen Praxis anwendeten. Große Teile der Bevölkerung, insbesondere in abgelegenen Gebieten, hatten zudem Schwierigkeiten, eine auf westlicher Medizin basierende Gesundheitsversorgung zu erhalten, sodass Kanpō-Praktiker weiterhin ihre Dienste anboten, während sie versuchten, modernere wissenschaftliche Erkenntnisse in ihre Praxis zu integrieren. Daher wurden medizinischer Synkretismus und hybride medizinische Praktiken, entgegen der Staatsdoktrin, zu einem vorherrschenden Trend im frühneuzeitlichen Japan.

1.3 Die Divergenz der manuellen Therapien

In einem langfristigen zweistufigen Prozess entstanden zwei Hauptzweige der manuellen Therapien, die sich technisch auf die Anwendung von Fingerdruck konzentrierten. Die theoretischen Grundlagen der beiden Herangehensweisen könnten dabei unterschiedlicher nicht sein: Während im einen Fall von einer übermäßigen Vereinfachung der theoretischen Rahmenbedingungen gesprochen werden kann, verfolgte der andere den genau gegenteiligen Ansatz und verkomplizierte die Dinge zu sehr.

1.3.1 Die Anma-Renaissance oder die Entstehung von Genko Anma

Beginnen wir mit der groben Vereinfachung, die zur Entstehung von Genko Anma führte. In der späten Edō-Zeit wurde die traditionelle Therapie, die auf der Anwendung von Fingerdruck basiert und als Anma bekannt ist, wiederbelebt und umgestaltet, um auf eine „Epidemie von Erstarrungsstörungen als Folge einer neuen Trägheit, die den Frieden und Wohlstand unter Tokugawa widerspiegelte“ zu reagieren (Kuriyama, 1997: 141). Kuriyama beschreibt den Kontext für die erste Phase: „Im Japan des 17. und 18. Jahrhunderts bildeten Bilder von Stagnation, Erstarrung und Anhäufung von Knoten den Kern des Denkens über und des Erlebens von Krankheit. (...) Anma reagierte offensichtlich auf die vorherrschenden Störungen der Zeit.“ (Kuriyama, 1997: 138). Um diese Epidemie von Erstarrungsstörungen zu bekämpfen, müsse man nicht die „komplexen Schemata von Yin-Yang“ oder die Fünf-Phasen-Lehre beherrschen. Diese Lehren galten als „zu überladen, zu abstrakt, zu weit von der tatsächlichen Erfahrung entfernt“. Stattdessen lag der Schwerpunkt bei der Übervereinfachung auf den „Behauptungen der Hand“: „greifbare Fakten, Knoten und Verhärtungen, schlicht, unbestreitbar, durch die Gewohnheit des Berührens“. Was von den medizinischen Lehren erhalten blieb und betont wurde, war ein geradezu zwanghaftes Beharren auf einer Pathologie der Stagnation.

Die Kehrseite der übermäßigen Vereinfachung der theoretischen Grundlagen der Anma war die Aushöhlung ihres therapeutischen Kerns, was zu einer drastischen Reduzierung der klinischen Anwendungen des Fingerdrucks führte. Erschwerend kam hinzu, dass das Shogunat eine Reihe von Erlässen herausgab, die die Ausübung der Anma ausschließlich den sehbehinderten Therapeuten vorbehielten. Allmählich wurde Anma mit schlecht ausgebildeten Therapeuten in Verbindung gebracht und zu einer Entspannungsmassage mit begrenztem therapeutischem Potenzial degradiert. Überraschenderweise beschreibt Kuriyama dies als eine Renaissance von Anma, obwohl das Endergebnis ein klarer Rückgang sowohl des beruflichen Status der Anwender als auch des öffentlichen Ansehens der Methode selbst war.

Wenn die von Shigehisa Kuriyama beschriebene Anma-Renaissance in einer zu starken Vereinfachung der theoretischen Grundlagen für die Anwendung von Fingerdruck bestand, folgte die Entstehung von Shiatsu einem radikal anderen Weg, der Überkomplizierung des Fingerdrucks.

1.3.2 Die Entstehung von Shiatsu

Um die Entstehung von Shiatsu zu analysieren, konzentrieren wir uns auf das Vermächtnis von Kazuma Fukunaga, der unter dem Pseudonym Tamai Tenpeki 1939 sein bahnbrechendes Buch „Shiatsu-hō“ („Shiatsu-Therapie“) veröffentlichte. Bis vor kurzem galt dieses Buch als ältestes Lehrbuch für Shiatsu, auch wenn der Begriff Shiatsu bereits in verschiedenen Publikationen vor 1939 erwähnt worden war (z.B. von Fukunaga selbst im Anhang seines 1928 erschienenen Buchs „Chikara ōyō ryōhō“ [etwa „Kraftanwendungstherapien“]). Vor etwas mehr als einem Monat tauchte jedoch wie aus dem Nichts ein „neues“ ältestes Lehrbuch für Shiatsu auf, Tanokura Kaisens „Muyaku Ijutsu Shiatsu Ryohō“ von 1930. Manuela Perardi übersetzte dies als „Drug-free Medical Treatment Shiatsu Therapy“ („nicht-medikamentöse medizinische Behandlung mit Shiatsu“). Nach einem kurzen Blick in das Buch spricht meiner Meinung nach viel dafür, dass sowohl Tamai Tenpeki als auch Tanokura Kaisen Pseudonyme von Kazuma Fukunaga sind. Es bleibt abzuwarten, was die sehr wichtige Arbeit der Übersetzer in Zukunft noch zutage fördern wird.

Kazuma Fukunagas Buch aus dem Jahr 1939 wurde nie vollständig in eine andere Sprache übersetzt, sodass wir seinen Inhalt erst vor einigen Jahren analysieren konnten. Dank einiger wunderbarer Übersetzungsprojekte erhielten wir Zugang zu den Anfängen des Shiatsu. Zunächst waren wir begeistert, dass wir nach langem Warten endlich dabei waren, aber dann enthüllte die Übersetzung einige unerwartete Dinge, die wir nicht erwartet hatten.

Stephen Brown veröffentlichte im NAJOM (North American Journal of Oriental Medicine) eine Reihe von zwölf Artikeln[15], die Teilübersetzungen zusammen mit seinen Kommentaren zu Kazuma Fukunagas Buch enthielten. Dies ist eine der Schlussfolgerungen, zu denen er gelangt ist: „Viele, vor allem im Westen, glauben, dass Shiatsu eine traditionelle Therapie ist, aber in Wirklichkeit ist es aus einer modernen Sichtweise des Körpers entstanden und basiert nicht auf dem alten chinesischen oder gar dem mittelalterlichen japanischen Konzept des Körpers. Erst in den 1960er-Jahren entstanden Shiatsu-Schulen, insbesondere mit Masunaga Shizuto, der den traditionellen Körper mit Qi und Meridianen wieder einführte.“ [16]

Dies muss für die im Westen ansässigen Shiatsu-Gemeinschaften, die offenbar davon überzeugt sind, dass es beim Shiatsu im Wesentlichen um die Arbeit mit Qi/Ki, Meridianen und Akupunkturpunkten, Hara-Diagnose, Yin-Yang, Fünf Elementen usw. geht, ein Schock gewesen sein. Aber all diese Lehren und Konzepte, die für Zen-Shiatsu und damit für die überwiegende Mehrheit der heute in Europa praktizierten und gelehrten Shiatsu-Stile von zentraler Bedeutung sind, fehlen vollständig in dem Lehrbuch, das als Grundlagenwerk für Shiatsu gilt! Für diejenigen, die mit dem soziohistorischen Kontext des frühneuzeitlichen Japan vertraut sind, den ich in diesem Kapitel sehr kurz beschrieben habe, ist dies jedoch kaum überraschend.

Es ist unmöglich, eine neue manuelle Methode auf der Grundlage traditioneller chinesischer medizinischer Lehren zu entwickeln, wenn die sino-japanischen Beziehungen auf einem historischen Tiefstand sind und die traditionelle Medizin von der medizinischen Fachwelt unterdrückt wird. Laut Urs Matthias Zachmann führten die Sino-Japanischen Kriege dazu, dass sich die japanische Haltung „fast augenblicklich von Respekt und Freundschaft für das frühere kulturelle Vorbild zu Verachtung und Geringschätzung für die Besiegten wandelte“.[17] Alles Chinesische galt als rückständig und überholt, und Fukunaga hätte auf keinen Fall eine neue Methode vorstellen können, die auf etwas anderem als der modernen Medizin basierte. Um diesen Punkt zu verdeutlichen, folgt die Entstehung von Shiatsu demselben Muster wie Japans Aufstieg zur Moderne durch Verwestlichung und Entasiatisierung.

Darüber hinaus lässt sich die Entstehung von Shiatsu am besten verstehen, wenn wir sie im Geiste des medizinischen Synkretismus analysieren. Nun ist es an der Zeit, sich an den bereits erwähnten

Ishizaka Sōtetsu zu erinnern, der versuchte, die traditionelle Medizin mithilfe der wissenschaftlichen Erkenntnisse aus westlicher Perspektive neu auszurichten. Fast ein Jahrhundert später zielt die Rekonstruktion der traditionellen Medizin darauf ab, den technischen Kern zu bewahren, verzichtet aber auf jeden Versuch, die traditionellen medizinischen Lehren zu aktualisieren oder umzugestalten. Der erhaltene technische Kern soll nicht auf eine umgestaltete Version der traditionellen Medizin aufgepfropft werden, sondern diesmal auf eine völlig moderne Sicht des Körpers.

Dies sollte deutlich machen, warum die traditionellen Lehren in Fukunagas Buch nirgends zu finden sind. Es gibt keine Erwähnung von Qi/Ki, keine Fünf-Phasen-Lehre, keine Pulse und so weiter. Es gibt nur eine Ausnahme von der Moderne: ein Kapitel über spirituelle Heilung, das hauptsächlich Heilgesänge und Mantras des Zen-Buddhismus enthält. Fukunaga muss gehofft haben, dass dieses Kapitel über religiöse Heilung akzeptabel sein würde, da es ein besonderes Merkmal Japans ist. Die Anwendung von Fingerdruck blieb aus technischer Sicht gleich, es gab nichts zu verbessern. Insgesamt bestand Fukunagas Strategie darin, eine Vielzahl westlicher medizinwissenschaftlicher Erkenntnisse, ein traditionelles technisches Repertoire und ein Kapitel über spirituelle Heilung miteinander zu verbinden. Wenn man den theoretischen Rahmen als Grundlage betrachtet, dann hat die Entstehung von Shiatsu ein erhebliches strukturelles Problem. Zu der Zeit, als die moderne Medizin die traditionellen medizinischen Lehren im theoretischen Rahmen für die Anwendung von Fingerdruck ersetzte, gab es nicht genug Verständnis dafür, inwieweit bzw. wie genau dieser Wandel des konzeptionellen Hintergrunds die traditionelle manuelle Technik in realen klinischen Situationen unterstützen würde. Dennoch war man ausgesprochen optimistisch, Fukunaga muss viel Vertrauen in das gehabt haben, was die moderne Medizin in Zukunft zeigen würde. Genau wie seine Vorgänger war Fukunaga von der klinischen Effizienz der traditionellen Medizin überzeugt. In seinem Fall war sich Fukunaga bewusst, dass Fingerdruck effektiv zur Behandlung von Erkrankungen der inneren Organe eingesetzt werden kann, und er versuchte, diesen Wirkmechanismus mithilfe moderner medizinischer Erkenntnisse zu erklären. Wenn die Anwendung von Fingerdruck auf traditionellen medizinischen Lehren beruhte, konnte er sowohl zur Behandlung von Erkrankungen der inneren Organe als auch von Erkrankungen des Bewegungsapparats und des Gelenksystems eingesetzt werden – für beides bildeten die Akupunkturpunkte und das Meridiansystem einen Rahmen. Was Fukunaga nicht zu wissen schien oder nicht

wahrhaben wollte, ist, dass die westliche Medizin keinen Rahmen für ein Einwirken auf innere Organe durch Drücken auf „verschiedene Punkte des Körpers" kennt. Fukunaga griff auf unbegründete Behauptungen wie diese zurück: „Die Shiatsu-Therapie nährt die wesentlichen Elemente des Körpers und korrigiert Anomalien in den Elektronen und (gleicht) die Elemente aus, aus denen die Zellen bestehen, sodass es weder einen Überschuss noch einen Mangel gibt und die Aktivität der Zellen gesund bleibt. Sie reguliert die physiologische Funktion der Nerven und passt die Stoffwechselaktivitäten verschiedener Organsysteme an, um die Gesundheit zu fördern." Ich könnte noch jahrelang Aussagen wie diese, die unbewusst genau das Vokabular eines Praktikers der traditionellen Medizin heraufbeschwören, im Detail analysieren: Pflege, Elemente, Überschuss, Mangel; vielleicht bei einer anderen Gelegenheit ... Jedenfalls bin ich sehr neugierig, wie man 1939 behaupten konnte, dass Shiatsu „Anomalien in den Elektronen" korrigiert? Welche Anomalien kann es auf Elektronenebene geben? Ich habe noch nie von solchen Anomalien gehört und auch nicht von jemand anderem, der solche Behauptungen aufstellt. Solche Behauptungen wären selbst heute, bei all dem medizinischen Fortschritt, den wir heute genießen, sehr schwer zu beweisen.

Stephen Brown bestätigt meine Hypothese, indem er Folgendes bemerkt: „Es ist interessant festzustellen, dass Tamai so viel Anatomie und Physiologie in seinen Text aufgenommen hat, obwohl dies keinen direkten Einfluss auf die Theorie oder Praxis des Shiatsu zu haben scheint. Wahrscheinlich wollte Tamai in einer Zeit, in der die westliche Wissenschaft auf dem Vormarsch war, die Menschen mit seinem Verständnis der modernen Sichtweise des Körpers beeindrucken."[18] Nicht nur, dass die westliche Wissenschaft auf dem Vormarsch war, die traditionelle Medizin war ein Gräuel!

Noch deutlicher wird dies, wenn wir die in Kazuma Fukunagas alias Tamai Tenpekis Buch eingebetteten Abbildungen analysieren. Da gibt es einerseits professionelle anatomische Illustrationen, die aus westlichen medizinischen Lehrbüchern importiert wurden, und andererseits naive schematische Zeichnungen, die wahrscheinlich von Kazuma Fukunaga selbst angefertigt wurden. Zwischen den beiden Arten von Darstellungen besteht ein starker Kontrast, der einmal mehr zeigt, dass das medizinische Wissen, das Fukunaga Kazuma in seine neue Methode einfließen lassen wollte, in der tatsächlichen Praxis des Shiatsu eigentlich „keine Rolle spielte".

Meiner Meinung nach war die neue Methode, die Kazuma Fukunaga angeblich erfunden hatte, eigentlich das gute alte Anma, gewürzt mit Elementen von Anpuku, hinzugefügt zu einer großen Schüssel westlicher medizinischer Wissenschaften und bestreut mit Mantras des Zen-Buddhismus. Genau wie Ishizaka Sōtetsu lehnte auch Fukunaga traditionelle medizinische Lehren ab und nahm sich einige kreative Freiheiten heraus. Fukunaga ersetzte die Meridianbahnen durch konventionelle Behandlungslinien, die „zufällig" an sehr ähnlichen Stellen des Körpers verlaufen, an denen sich auch die Meridianbahnen befinden, die Fukunaga in seiner neuen Methode weglassen wollte. Natürlich wird der Fingerdruck auf „bestimmte Punkte" am Körper ausgeübt, die wiederum sehr nahe oder direkt an derselben anatomischen Stelle liegen wie sehr beliebte Akupunkturpunkte ...

Im Grunde empfahl Fukunaga, dieselben Bahnen und dieselben Punkte zu behandeln, aber nicht auf der Grundlage traditioneller medizinischer Lehren. Dieses Mal soll Druck ausgeübt werden, um „Anomalien auf Elektronenebene" zu korrigieren, die „Funktionen der Zellen" auszugleichen und die „physiologischen Funktionen der Nerven" zu regulieren – eine Konsequenz des Vorhabens, der westlichen Medizin eine traditionelle manuelle Behandlungsmethode mit Nachdruck aufzuzwingen. Man tat, als ob, in der Hoffnung, dass die westliche Medizin eines Tages die Mechanismen liefern würde, die erklärten, warum die traditionellen chinesischen medizinischen Lehren funktionierten. Kazuma Fukunaga behauptete, seine Methode sei völlig neu, da er sie von Anma abgrenzen wollte, obwohl jedem, der auch nur ein Minimum an Objektivität besaß, klar war, dass sich seine Behauptungen nicht überprüfen ließen.

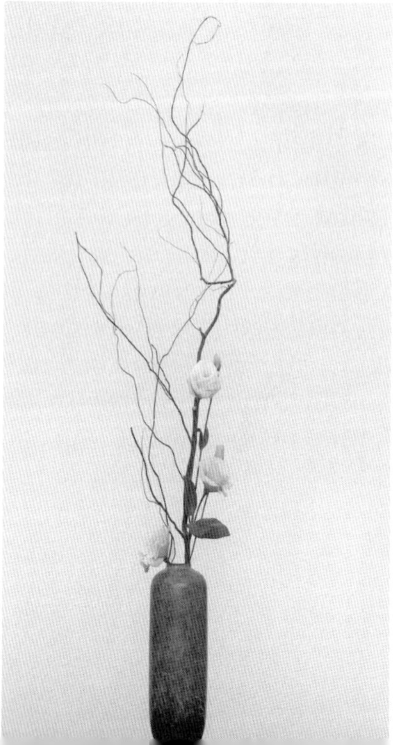

Teil 2: Die Verwissenschaftlichung von Shiatsu

2.1 Der historische Hintergrund: Das Nachkriegsjapan

Japan durchlebte nach dem Ende des Zweiten Weltkriegs eine der dunkelsten Perioden seiner Geschichte. Aus einer Kolonialmacht war ein durch Atombombenangriffe verwüsteten Land geworden. Von den Westmächten besiegt, sah Japan sich zum ersten Mal in seiner langen Geschichte von einer ausländischen Nation besetzt. Das zerstörte Land durchlitt eine tiefe Identitätskrise, aus der es sich durch eine radikale Neuerfindung seiner selbst zu befreien suchte. Japan brauchte neue Vorbilder, erkannte aber gleichzeitig das Ausmaß der Selbstzerstörung, das durch die Verwestlichungspolitik verursacht wurde. Die traditionellen chinesischen Ideologien galten immer noch als rückständig. Um den Geist einer gebrochenen Nation zu heben, waren neue Vorbilder erforderlich. Es gab eine wachsende Nachfrage nach japanischen Normen, japanischen Vorbildern, japanischem Handwerk, japanischem allem.

2.2 Die Geschichte der Medizin im Nachkriegsjapan

Diesmal gab es keine radikalen Entwicklungen in der Medizin. Die westliche Medizin blieb fest etabliert und unterlag der vollständigen, autoritären Kontrolle des medizinischen Bereichs. Die Unterdrückung traditioneller medizinischer Verfahren war nicht länger ein Ziel, sondern glich eher eine Managementherausforderung. Aus diesem Grund wurde die Forschung zur Sicherheit und Wirksamkeit traditioneller medizinischer Verfahren in akademischen Umgebungen gefördert. Auch die traditionelle japanische Körperarbeit erlebte eine schwierige Zeit, als die Alliierten unter dem Kommando von General MacArthur 1948 ihre Ausübung zusammen mit anderen traditionellen japanischen Praktiken vollständig verboten. Am stärksten betroffen war die Gemeinschaft der Blinden, die aufgrund des von General MacArthur verhängten Verbots der Traditionellen Japanischen Medizin und Körperarbeit daran gehindert wurden, ihren Lebensunterhalt zu verdienen. Das Verbot wurde schließlich aufgehoben, da es zu groß angelegten Protesten und internationalem Druck führte, unter anderem von der taubblinden amerikanischen Autorin, Dozentin und politischen Aktivistin Helen Keller, die sich bei der amerikanischen Regierung vehement für die Aufhebung des Verbots einsetzte.[19]

2.3 Die betrügerische Verwissenschaftlichung des Fingerdrucks

Ich bezeichne den gescheiterten Versuch, Shiatsu ausschließlich auf moderne medizinische Wissenschaften zu stützen, als „Verwissenschaftlichung des Fingerdrucks". Dies ist meine persönliche Entscheidung, die auf der Beobachtung von Ähnlichkeiten mit bestimmten Phasen des ebenfalls gescheiterten Versuchs der Modernisierung der chinesischen Medizin beruht, der in Leis Buch[20] beschrieben wird.

Fukunagas Bestreben, den Fingerdruck in einer seltsamen Mischung aus westlicher Medizin und religiöser Heilung zu verankern, legte den Grundstein, auf dem Tokujiro Namikoshi die vollständige Verwissenschaftlichung des Fingerdrucks unter diskreter Beteiligung des medizinischen Establishments vorantreiben würde. Im Nachkriegsjapan wird die Geschichte des Shiatsu von Tokujiro Namikoshi dominiert, der wohl die emblematischste Figur in der gesamten Geschichte des Shiatsu ist. Es wurden endlos Seiten gefüllt, um das enorme Erbe zu beschreiben, das Namikoshi in diesen Bereich eingebracht habe – aber keine einzige Seite, die seine Erzählung infrage stellt, hat das Tageslicht erblickt. Zumindest bis jetzt, denn hier setze ich als Nächstes an. Wenn die Erzählungen um Namikoshi wahr sind, dann werden sie sich bewähren, aber das können Sie selbst beurteilen.

Ein siebenjähriges Wunderkind behandelt die arthritischen Schmerzen seiner Mutter und entwickelt später in seinem Leben durch viel Ausprobieren einen vollständig wissenschaftlichen Stil, der als einziger Shiatsu-Stil die offizielle Anerkennung des japanischen Gesundheitsministeriums erhält. Dieser Mythos[21] wurde jahrzehntelang so oft wiederholt und war bis vor kurzem sogar auf der offiziellen Website des Japan Shiatsu College veröffentlicht. Als man erkannte, wie unrealistisch diese Geschichte war, wurde sie nach und nach von Shiatsu-bezogenen Websites entfernt und durch einfache Aussagen wie „Tokujiro Namikoshi ist der Begründer von Shiatsu ..." ersetzt. Wen interessiert das schon? Wer macht sich schon die Mühe, etwas zu recherchieren? Nun, ich habe etwas recherchiert und bin der Meinung, dass Namikoshi ein äußerst begabter Heiler war. Jeder, der ein wenig über seine beeindruckende Biografie weiß, hätte nichts gegen diese Aussage einzuwenden. Ich habe zahlreiche Berichte von Menschen gelesen, die Namikoshi persönlich kennenlernen durften. Alle diese Berichte haben zwei Dinge gemeinsam. Zunächst einmal bezeugen alle, die Namikoshi persönlich getroffen haben, dass sie in seiner Gegenwart als Erstes eine sehr starke Energie spürten, die von Namikoshi ausging. Seine Anwesenheit wurde als fast elektrisierend empfunden und hinterließ bei allen, die ihn persönlich kennenlernen durften, einen bleibenden Eindruck.

Ein wissenschaftlicher Betrug?

Zweitens hat niemand jemals ausgesagt, dass er von Namikoshis ausführlichen Vorträgen über die physiologischen Mechanismen, die durch die Anwendung von Fingerdruck ausgelöst würden, beeindruckt war. Ihr fragt euch vielleicht, worauf ich mit dieser Aussage hinauswill. Trotz fehlender medizinischer Ausbildung und wissenschaftlicher Veröffentlichungen wird Namikoshi immer noch die Entwicklung eines vollständig wissenschaftlichen Shiatsu zugeschrieben. Der Höhepunkt von Namikoshis Vermächtnis ist die offizielle Anerkennung seines wissenschaftlichen Stils und seiner Schule in den 1950er-Jahren. Im Gegensatz zu Fukunaga, quasi seinem Vorgänger, genoss Namikoshi ein sehr hohes öffentliches Ansehen. Er war für seine erstaunlichen klinischen Ergebnisse bekannt, nicht aber für von Experten begutachtete Veröffentlichungen über die von ihm im Bereich Shiatsu durchgeführten Forschungsarbeiten. Und dafür gibt es einen ganz einfachen Grund: Namikoshi hat keine Forschungsergebnisse veröffentlicht, weil er keinerlei Forschung betrieben hat. Meiner Meinung nach wird Tokujiro Namikoshi, sofern in Zukunft keine anderen überzeugenden Beweise auftauchen, nicht nur als der berühmteste Shiatsu-Praktiker, sondern auch als wissenschaftlicher Betrüger in Erinnerung bleiben.

Der Namikoshi-Stil ist dem Stil, den Kazuma Fukunaga in seinem Buch vorstellt, sehr ähnlich. Der wichtigste Unterschied besteht darin, dass im Namikoshi-Stil das Kapitel über religiöse Heilung offensichtlich entfernt wurde. Namikoshi trat in die Fußstapfen seines Vorgängers, indem er die Meridianbahnen und Akupunkturpunkte verwarf und sie durch konventionelle Behandlungslinien und die berühmten Namikoshi-Punkte ersetzte. Hier ist meine Frage: Wie ist es möglich, dass ein Therapeut ohne wissenschaftlichen Bildungshintergrund und ohne von Experten begutachtete Veröffentlichungen als Begründer einer Behandlungsmethode anerkannt wird, die auf modernen medizinischen Wissenschaften basiert? Die Fakten sind unbestreitbar: Namikoshis einzige Ausbildung war in traditioneller Körperarbeit, Anma, und seine klinische Karriere begann direkt nach seiner Zulassung. In den letzten zwanzig Jahren habe ich nachgeforscht, um den Bildungshintergrund von Namikoshi oder seine wissenschaftlichen Veröffentlichungen herauszufinden. Ergebnis: keine Ausbildung in Anatomie oder Physiologie, außer vielleicht dem, was er in seiner Anma-Ausbildung hätte lernen können; keine wissenschaftliche Veröffentlichung trägt seinen Namen. Daher wieder meine Frage: Wie konnte Namikoshi den Fingerdruck in den modernen Wissenschaften verankern, die er eigentlich nie studiert hatte? Der zentrale Fehler in der offiziellen Darstellung besteht darin, dass Namikoshi als Therapeut wahrscheinlich einer der größten Heiler in der Geschichte Japans war, meiner Meinung nach als medizinischer Wissenschaftler aber ein totaler Betrüger. Namikoshi hatte nicht die intellektuelle Kapazität, um medizinische Erklärungsmodelle für seine Fingerdrucktherapie zu entwerfen, die in eine moderne medizinische Terminologie eingebettet sind. Namikoshis unglaubliche Stärke lag in der Klinik. Und das hatte nichts mit einem Wissen über moderne medizinische Wissenschaften zu tun. Es gibt viele Diskurse, die meinen Standpunkt stützen würden, und sie verdienen detaillierte Analysen, die nicht in diesen Beitrag passen. Einer der Punkte, auf den ich hier jedoch bestehen möchte, ist die Beharrlichkeit, Namikoshi-Shiatsu als rein japanische Modalität zu beschreiben, in einer Zeit, in der, wie ich bereits erwähnte, eine Nachfrage nach allen japanischen Dingen bestand, um die japanische Würde wiederherzustellen und die Moral einer gebrochenen Nation zu heben. Es gibt ein YouTube-Video, in dem der große Namikoshi selbst erklärt: Anma kam aus China, die westliche Massage kam aus Europa und die Chiropraktik kam aus den Vereinigten Staaten, aber Shiatsu hat keine Verbindung zu einer dieser Modalitäten. Und Namikoshi machte diese Behauptungen mit ernstem Gesicht, wohl wissend, dass seine einzige Berufsausbildung in Anma bestand.

Teil 3: Die Traditionalisierung von Shiatsu

Bauman und Braid argumentieren, dass „Traditionalisierung die Schaffung von Verbindungen zu einer bedeutungsvollen Vergangenheit in der Gegenwart ist, die selbst im Akt der Performance konstruiert wird.“ [22] Dell Hymes scheint zu argumentieren, dass Traditionalisierung eine „Reaktion auf die Moderne ist, ein Versuch, sich in der Vergangenheit zu verankern, anstatt von der Gegenwart überrollt zu werden, als Antwort auf eine Welt der Technologie und der Vermischung der Kulturen“ [23]. Shizuto Masunaga nahm es auf sich, die zerbrochene Tradition des Fingerdrucks zu heilen. Er verband den Fingerdruck wieder mit traditionellen medizinischen Lehren und auch mit Elementen der religiösen Heilung des Zen-Buddhismus. Nach einem Knochenbruch wird die betroffene Körperstelle jedoch nie wieder so sein wie zuvor. Es wird immer eine beträchtliche Menge an Narbengewebe vorhanden sein. Masunaga nahm sich bei seinem Bestreben, diese Tradition zu heilen, einige große kreative Freiheiten. Gleichzeitig unterlag er unsichtbaren Zwängen, die ihn daran hinderten, auf die Ursprünge der Traditionellen Chinesischen Medizin zurückzugreifen. Genau wie Namikoshi bemühte sich Masunaga, sein Shiatsu so japanisch wie möglich zu gestalten, und scheute keine Mühen, um die traditionellen Lehren nicht in ihrer ursprünglichen Form zu verwenden. Am deutlichsten wird dies in seinem Meridiansystem. Wie seine Vorgänger weigerte sich Masunaga, mit dem ursprünglichen Meridiansystem zu arbeiten, erfand jedoch sein eigenes. Zumindest nannte er sie Meridiane und nicht konventionelle Behandlungslinien. Seine Ideen erreichten den Westen gegen Ende der Gegenkulturbewegung. Sein 1977 in den USA veröffentlichtes Buch „Zen Shiatsu“ brachte ihm eine große Anhängerschaft unter denjenigen ein, die von den Unzulänglichkeiten der Biomedizin enttäuscht waren und nach einer anderen Sichtweise auf Themen wie Krankheit und Heilung suchten. Es ist bekannt, dass Masunaga ein Schüler von Namikoshi war und später selbst Lehrer an dessen Schule wurde. Masunaga kündigte seine Lehrtätigkeit am Japan Shiatsu College, um sein eigenes Institut zu gründen, in dem er sich für den Rest seines Lebens der Entwicklung von Zen-Shiatsu widmete. Genau wie bei Namikoshi wurden auch über Masunagas Vermächtnis tausende Seiten gefüllt, und dieses Konvolut in seiner Gesamtheit zu beurteilen übersteigt meine Möglichkeiten. Eines möchte ich jedoch anmerken: Ich denke, dass Masunaga für einen großen Teil der Identitätskrise, die Shiatsu plagt, verantwortlich ist. Als er beschloss, den Fingerdruck wieder mit traditionellen medizinischen Lehren zu verbinden, nannte er seine Methode Shiatsu, obwohl sich sein Shiatsu aus ideologischer Sicht fast radikal von dem unterschied, was Shiatsu vor ihm war. Masunaga öffnete die Türen weit, sodass jeder das Shiatsu-Gebiet nach Belieben neu erfinden konnte.

Teil 4: Die Globalisierung von Shiatsu

Es wird davon ausgegangen, dass es drei große Shiatsu-Meister gibt, die den stärksten Einfluss auf die historische Entwicklung von Shiatsu hatten: Kazuma Fukunaga, Tokujiro Namikoshi und Shizuto Masunaga. Fukunaga konzentrierte sich darauf, Shiatsu in Japan zu fördern, und hätte wahrscheinlich nie gedacht, dass es möglich sein würde, seine Methode außerhalb des japanischen Archipels zu verbreiten. Kazuma Fukunagas Vermächtnis wurde eindeutig von seinen Nachfolgern überschattet, für die er den Grundstein legte und die es sich zur Aufgabe machten, Shiatsu im Ausland zu fördern. Tokujiro Namikoshi und Shizuto Masunaga waren sowohl im Inland als auch international sehr aktiv. Beide hielten Shiatsu-Seminare in Europa und in den Vereinigten Staaten ab, und hier kommt der interessante Teil. Sie haben ihre Stile, die auf unterschiedlichen theoretischen Grundlagen basieren, unter demselben Namen oder zumindest unter sehr ähnlichen Namen exportiert. Tokujiro Namikoshi bewarb seinen angeblich wissenschaftlich fundierten Stil, der natürlich Namikoshi-Shiatsu genannt wird, während Shizuto Masunaga natürlich sein Zen-Shiatsu oder Keiraku-Shiatsu bewarb, das, wie wir alle wissen, auf neu interpretierten traditionellen medizinischen Lehren basiert. Ihr ahnungsloses Publikum hat diese Stile lediglich als unterschiedliche Auffassungen derselben Praxis wahrgenommen. Ich denke, dass die westlichen Gemeinschaften nicht nur die signifikanten Unterschiede zwischen diesen Stilen stark unterschätzt haben, sondern auch die zugrunde liegende Rivalität zwischen diesen beiden einflussreichen Persönlichkeiten nicht verstanden haben. Allmählich sind wir in der westlichen Hemisphäre zu der Erkenntnis gelangt, dass wir mit diesem Ideen-Export der beiden Giganten unwissentlich deren ungelösten Konflikt geerbt haben. Die Spaltung in den Shiatsu-Gemeinschaften in der westlichen Hemisphäre ist manchmal deutlich zu spüren.

Als Tokujiro Namikoshi in den 1950er-Jahren vom japanischen Gesundheitsministerium die offizielle Anerkennung für seinen Stil und seine Schule erhielt, geriet der Bereich Shiatsu unter seine monopolistische Herrschaft. Dank dieser bevorzugten Position florierte Namikoshis Stil, während alle anderen Stile, einschließlich Masunagas Zen-Shiatsu, völlig an den Rand gedrängt wurden und in Japan ums Überleben kämpften. Die Globalisierung des Shiatsu leitete eine unerwartete Umkehrung der Bedeutung des Erbes der beiden Großmeister ein. In der westlichen Hemisphäre bestand eine hohe Nachfrage nach einer exotischeren, vielleicht sogar spirituelleren Interpretation von Gesundheit und Krankheit, die auf altem fernöstlichem Wissen beruht. Und Masunagas Stil erfüllte dieses Interesse perfekt! Infolgedessen gewannen Shiatsu-Stile, die vom Zen-Shiatsu abgeleitet wurden, erheblich an Zugkraft und dominieren nun das Feld im Westen, was in starkem Kontrast zu ihrer Marginalisierung in Japan steht.

Namikoshi-Shiatsu erlangte im Westen, insbesondere in den Vereinigten Staaten, in den 1960er- und 1970er-Jahren eine gewisse Popularität, war aber weit entfernt von dem Erfolg, den Masunaga in den folgenden Jahrzehnten hatte. Namikoshi-Shiatsu-Vertretern gelang es nicht, in irgendeinem Land außerhalb Japans von den medizinischen Behörden offiziell anerkannt zu werden, was wahrscheinlich auf die fragwürdige wissenschaftliche Glaubwürdigkeit seiner Anerkennung in Japan hindeutet. Schließlich muss Wissenschaft universell anwendbar und reproduzierbar sein, aber Namikoshi-Shiatsu erfüllte diese Standards nicht.

Shizuto Masunaga verließ diese Welt relativ jung und war noch immer tief in das Experimentieren mit seinem Zen-Shiatsu vertieft. Wahrscheinlich kann niemand Zen-Shiatsu als abgeschlossenes Unterfangen bezeichnen. Wieder einmal hat Masunaga die Türen für fortlaufende Innovationen und die Neuerfindung des Fingerdrucks weit geöffnet. Nach Masunagas Tod sahen sich seine Anhänger mit mehr Fragen als Antworten konfrontiert. Im Gegensatz zu Masunaga unterlagen Shiatsu-Meister im Westen nicht den üblichen Einschränkungen, unter denen Shiatsu in seiner Heimat entstanden war und sich entwickelt hatte. Es gab keine roten Linien mehr zu überschreiten, die einst verachteten Lehren der Traditionellen Chinesischen Medizin waren nicht mehr verfemt, sondern wurden herzlich aufgenommen. Der Fingerdruck konnte sich der Sinophobie und dem historischen Stigma entziehen, das in Japan fortbestand. Nun folgte die Shiatsu-Evolution einer beispiellosen und unerwarteten Richtung: Die überwiegende Mehrheit der Shiatsu-Meister im Westen vermischte den Fingerdruck mit den Lehren der Traditionellen Chinesischen Medizin. Und hier kommt der unglaublichste Teil: Dies ist zur akzeptierten Norm im Bereich Shiatsu geworden. Wenn Sie Google oder Wikipedia fragen, was Shiatsu ist, werden Sie erfahren, dass Shiatsu eine manuelle Therapie ist, die auf Qi und Meridianen basiert. Es ist, als hätten die Kapitel aus der Zeit vor und nach dem Zweiten Weltkrieg in der Geschichte des Shiatsu nie existiert, sie scheinen völlig übersehen worden zu sein. Es ist, als hätte es nie eine Ablehnung der traditionellen chinesischen medizinischen Lehren gegeben. Es scheint, als wären die Meridiane nie durch konventionelle Behandlungslinien ersetzt worden. Es ist alles verschwunden. Es ist, als wäre die Globalisierung des Fingerdrucks die Umsetzung einer weiteren Abweichung in seiner Geschichte. Das Auslöschen der eigenen Geschichte ist zum prägendsten Merkmal von Shiatsu geworden.

Das Shiatsu, das heute in der westlichen Hemisphäre praktiziert wird, ist wie ein Schlafwandeln auf einem Pfad, der in der Geschichte des Fingerdrucks noch nie zuvor beschritten wurde, angetrieben von der Fantasie selbsternannter Innovatoren. Wer ist schließlich in der Lage, sie zu beurteilen? Bei Shiatsu ging es schon immer um die Flucht vor der Vergangenheit, um Innovation und Neuinterpretation.

Abschließende Gedanken: Was ist also die Essenz von Shiatsu?

Für mich ist die Essenz von Shiatsu eine offene Tür, um mit der Heilkraft zu experimentieren, die wir bereits in unseren Händen halten. Die Geschichte von Shiatsu ist der lebende Beweis dafür, dass der Fingerdruck unabhängig von den theoretischen Rahmenbedingungen funktioniert, die wir ihm zuordnen wollen. Wir beginnen auf verschiedenen Wegen, die von unterschiedlichen theoretischen Rahmenbedingungen unterstützt werden. Schließlich kommen wir an ähnliche Punkte, an denen wir uns nicht mehr auf irgendeine Theorie stützen. Und es wäre unmöglich, sich auf irgendeine Theorie zu stützen, weil wir in diesen Momenten nicht mehr mit unserem Verstand arbeiten. Wir sind einfach nur im Moment.

Das Wesentliche an Shiatsu ist die wiederholte Möglichkeit, die Realität zu transzendieren.

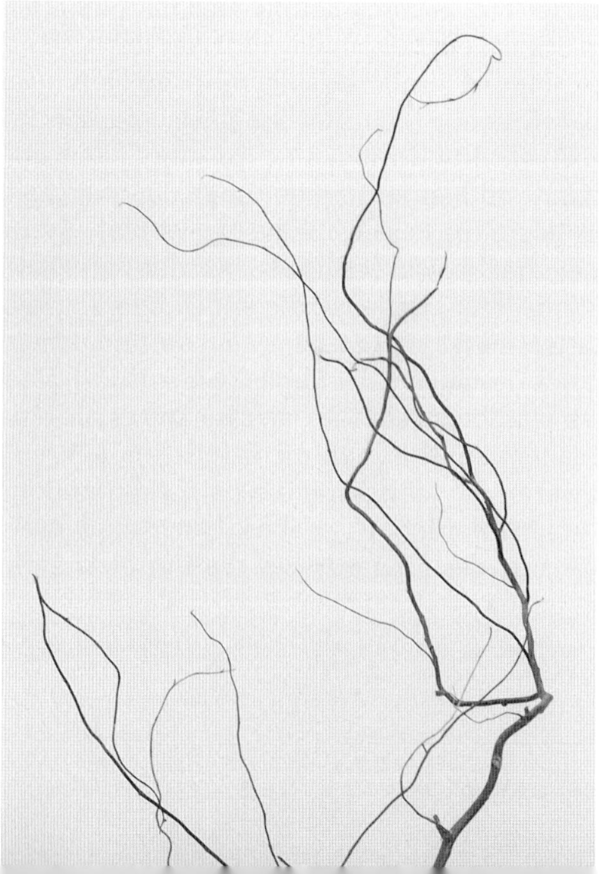

Quellen:

[1], [2], [3], [17]: China und Japan in der späten Meiji-Zeit, Urs Matthias Zachmann

[4] Einführung: Rasse und Imperium im Japan der Meiji-Zeit, veröffentlicht von Ayelet Zohar im The Asia-Pacific Journal, Band 18, Ausgabe 20, Nummer 2, Artikel-ID 5496, 15. Oktober 2020].

[5], [6] „On De-Asianization“ von Fukuzawa Yukichi, veröffentlicht in der Zeitung Jijishimpo am 16. März 1885. Der Originaltitel lautet „Datsu-A Ron“ und wurde auch mit „Leaving Asia“, „Shedding Asia“ oder „Good-bye Asia“ übersetzt.

[7] Die japanischen Missionen in Tang-China und der maritime Austausch in Ostasien, 7.–9. Jahrhundert. Autor: Douglas Sherwin Fuqua

[8], [9], [10] Masayoshi Sugimoto, David L. Swain, Science and Culture in Traditional Japan. Herausgeber Tuttle Publishing, 2016. S. 144, 318, 381.

[11], [12] Toshihiro Togo, Lehrbuch der traditionellen japanischen Medizin. Von der Antike bis Edo, S. 15

[13], [14] Bay, Alexander R. „Beriberi, Militärmedizin und medizinische Autorität im Japan der Vorkriegszeit.“ Japan Review, Nr. 20, 2008, S. 111–156. JSTOR.

Kuriyama Shigehisa, The Historical Origins of Katakori, Nichibunken Japan Review: Bulletin of the International Research Center for Japanese Studies, 1997

[15], [16], [18] Stephen Brown, The Roots of Shiatsu. In: NAJOM, Band 27, Nummer 80, November 2020, S. 37

[19] Helen Selsdon, Helen on Helen: Helen Keller's Travels Through Japan

[20] Sean Hsiang-lin Lei, „Neither Donkey nor Horse: Medicine in the Struggle over China's Modernity“. University of Chicago Press, 2014.

[21] Kiyoshi Ikenaga, Website des Canadian College of Shiatsu Therapy.

[22], [23] Mould, Tom. „The paradox of traditionalization: negotiating the past in Choctaw prophetic discourse.“ Journal of Folklore Research.

MIKE MANDL

Lebt und arbeitet als Shiatsu- und TCM-Praktiker in Wien. Er ist Leiter der International Academy for Hara Shiasu; Geschäftsführer der Online-Plattform Das Zentrum, Vater von drei Kindern und begeisterter Snowboarder.

- www.mikemandl.eu
- www.hara-shiatsu.com
- www.das-zentrum.com

LEKTORAT

Helmuth Santler lebt und arbeitet als Buchautor, freier Journalist, Texter und Lektor in Mistelbach und Wien. Er ist Vater einer Tochter, hat mit 60 die Liebe seines Lebens geheiratet und spielt leidenschaftlich gerne Badminton.

- www.textmaker.at
- www.korrektur.co.at

GRAFIK & LAYOUT

Dinah Hoppenstedt lebt und arbeitet als selbstständige Designerin und Shiatsu-Praktikerin in Radevormwald. Sie verbringt ihre freie Zeit am liebsten mit ihren Pferden.

- www.warum-diju.de
- www.enso-shiatsu.de

WEITERE PUBLIKATIONEN VON MIKE MANDL IM BACOPA VERLAG

Du bist, was du isst: Karma à la Carte - Die Ernährungsformel der TCM für deinen Typ.

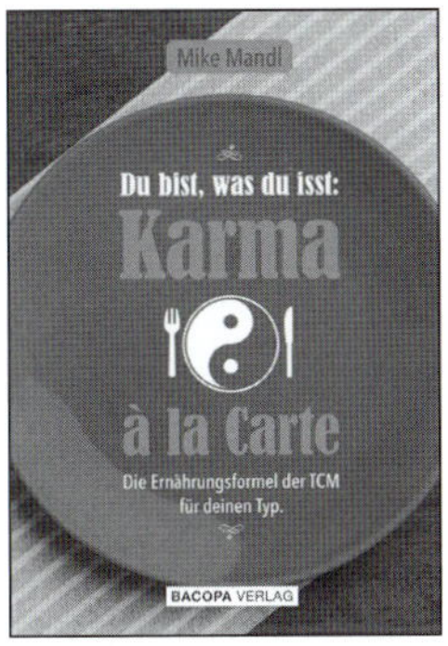

Verlag: Bacopa Verlag
ISBN: 9783991140764
Sprache(n): Deutsch
Seitenzahl: 192
Erscheinungsdatum: 2025
2. Auflage
Ausführung: Gebundene Ausgabe
€ 24,80

Karma à la carte: Das ist die bewusste Entscheidung, sich in der eigenen Küche genau jene Gerichte zuzubereiten, die nicht nur dem Körper, sondern auch dem Geist und der Seele guttun. Die nicht nur für Gesundheit und Vitalität, sondern auch für ein ausgeglichenes Gemüt, Klarheit und Fokus sorgen.

Dazu müssen wir verstehen, welche Ursachen welche Wirkungen haben. Das praxisorientierte Ernährungswissen der Traditionellen Chinesischen Medizin liefert uns genau dieses Verständnis. Und noch nie wurde es so leicht nachvollziehbar, humorvoll und tiefgründig dargestellt wie in diesem Buch von Mike Mandl, inklusive Ernährungsempfehlungen für Deinen Typ, für spezifische Symptome oder für persönliche Zielsetzungen. Denn: Du bist, was Du isst!

Die Leber und die Laus –
Was unsere Organe zu sagen haben

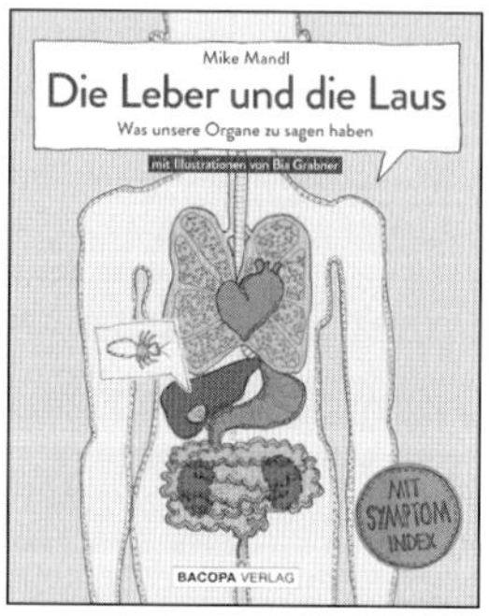

Verlag: Bacopa Verlag
ISBN: 9783991140351
Sprache(n): Deutsch
Seitenzahl: 164
Erscheinungsdatum: 2022
4. Auflage
Ausführung: Gebundene Ausgabe
€ 24,80

Hand aufs Herz: Manche Herausforderungen des Lebens liegen wie ein Stein im Magen. Andere gehen bevorzugt an die Nieren. Ab und an läuft uns auch munter eine Laus über die Leber. Kein Wunder, wenn da hin und wieder die Galle hochkommt. Unsere Organe sind weit mehr als physiologische Funktionseinheiten. Sie fühlen, sie sprechen, sie haben klare Botschaften an uns.

Verstehen wir diese, dann haben wir den Schlüssel zu mehr Gesundheit, Vitalität und Lebensfreude in der Hand. Dieses Buch versteht sich als inspirierender Dolmetscher der Körpersprache und als humorvoller Reisebegleiter in die faszinierende Welt der Organe. Mit Illustrationen von Bia Grabner.

Meridiane. Landkarten der Seele

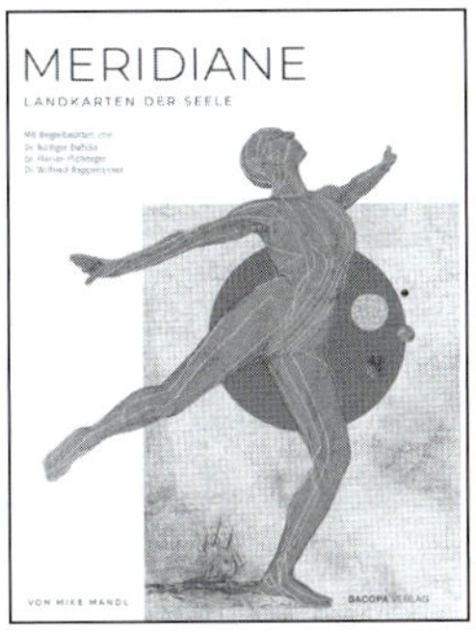

Verlag: Bacopa Verlag
ISBN: 9783903071759
Sprache(n): Deutsch
Seitenzahl: 272
Erscheinungsdatum: 2020
11. Auflage
Ausführung: Gebundene Ausgabe
€ 29,00

Meridiane sind wie Landkarten der Seele, die ein tiefes Verständnis unserer Person und unserer Verhaltensweisen ermöglichen. Jeder der zwölf Hauptmeridiane steht dabei für ein fundamentales Lebensprinzip. Die Auseinandersetzung mit diesen Lebensprinzipen ist eine Reise, die zu mehr Gesundheit, Freiheit und Glück führen kann. Wer sich noch nie mit der Traditionellen Chinesischen Medizin und den Meridianen auseinandergesetzt hat, wird sich auf spannendes Neuland begeben. Therapeuten jeglicher Stilrichtung ist dieses Buch eine wertvolle Ergänzung und Inspiration für ihr Tun.

„In diesem grundlegenden Buch gelingt es dem Autor, Mike Mandl, wundervoll, den tieferen ursprünglichen Sinn von Medizin verständlich und nachvollziehbar zu machen. Es war mir wirklich eine Freude, es zu lesen und die wünsche ich möglichst vielen.“ *Dr. Rüdiger Dahlke*

„Es freut mich, dass es Mike Mandl, den ich persönlich sehr schätze, und in seiner Funktion als Shiatsu-Therapeuten immer wieder mit großer Dankbarkeit aufsuche, gelungen ist, neben seinen zahlreichen weiteren Tätigkeiten, mit viel Engagement, Freude sowie Liebe zum Detail nun dieses Buches zu publizieren. Es ist überaus anregend geschrieben, mit vielen Metaphern und Weisheiten versehen, hat Tiefgang und ist gleichzeitig wunderbar leicht zu lesen.“ *Univ.-Lektor Dr. med. Florian Ploberger, B. Ac., MA*

Ich Yin, Du Yang –
Der Dolmetscher für das Beziehungschinesisch

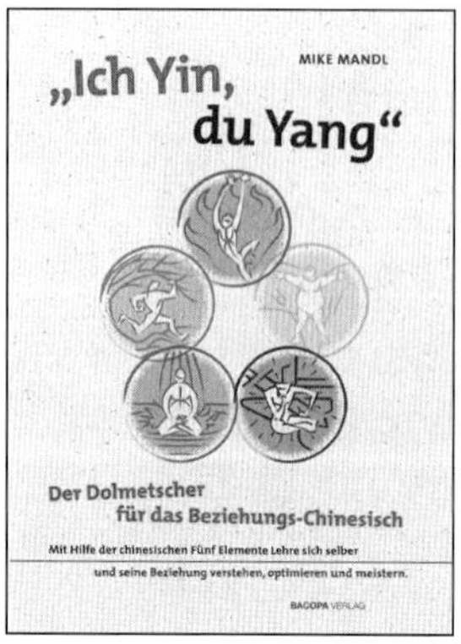

Verlag: Bacopa Verlag
ISBN: 9783901618888
Illustrationen Anzahl: 30
Sprache(n): Deutsch
Seitenzahl: 288
Erscheinungsdatum: 2010
11. Auflage
Ausführung: Gebundene Ausgabe
€ 14,80

Basierend auf den Erkenntnissen der traditionellen chinesischen Medizin hat sich dieses Buch in aller Bescheidenheit folgende Ziele gesetzt: Es möchte sich als Dolmetscher anbieten, damit sie die Grundprinzipien, welche die treibende Kraft hinter ihrem Beziehungsnetzwerk darstellen, deutlich erkennen und diese Grundprinzipien auf positive und aufbauende Art und Weise für ihre persönliche Weiterentwicklung und ihr persönliches Wachstum nützen können.

Dieses Buch möchte Sie zu einer Entdeckungsreise einladen. Entdecken Sie, welches Element in ihnen am stärksten zur Geltung kommt und wie dieses Element ihre Beziehungen - sei es nun zu sich selber, zum Partner, zum Job oder zur Freizeit bisher unbewusst beeinflusst hat. Entdecken Sie, was Sie tun können, damit Sie die Kraft ihres Elements voll entfalten können. Entdecken Sie, welche Beziehungen für Sie förderlich sind und welche Sie tendenziell meiden sollten.

Die Fünf Elemente – Das beliebte chinesische Analogie System verstehen

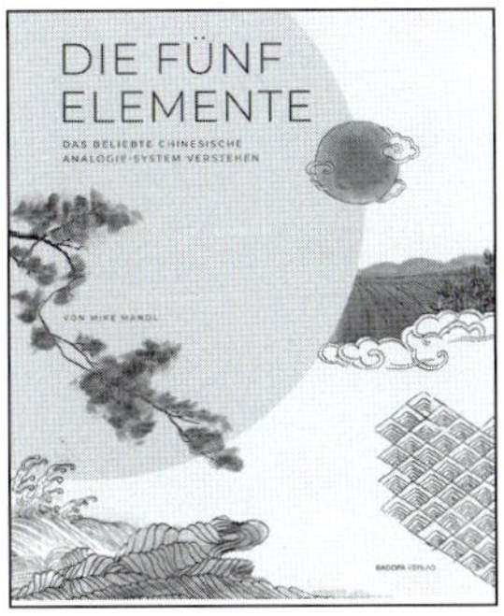

Verlag: Bacopa Verlag
ISBN: 9783903071988
Sprache(n): Deutsch
Seitenzahl: 168
Erscheinungsdatum: 2020
3. Auflage
Ausführung: Gebundene Ausgabe
€ 29,00

Was haben der Frühling, die Leber, die Jugend und das Morgengrauen gemeinsam? Warum beginnt der Herbst eigentlich schon im August? Und wieso sollte man im Winter mehr salzig und im Sommer mehr bitter essen? Dieses kompakte Grundlagenwerk lädt Sie auf eine Entdeckungsreise ein: Natürliche Rhythmen und Dynamiken sind die Grundlage für die harmonische Entfaltung des Lebens.

Das System der Fünf Elemente beschreibt nachvollziehbare Zusammenhänge, die sich in uns und unserem Alltag leicht erfahren lassen. Das Wissen darum hilft, ein fruchtbares Gleichgewicht im Inneren und Äußeren zu finden. Das Resultat: Mehr Gesundheit, mehr Energie, mehr Lebensfreude. Mike Mandl hat jahrzehntelange Erfahrung mit der Materie und tausenden von Menschen die Tür zu der Welt der Fünf Elemente geöffnet.

Die 1. Meridian-Familie

Lunge, Dickdarm, Magen, Milz

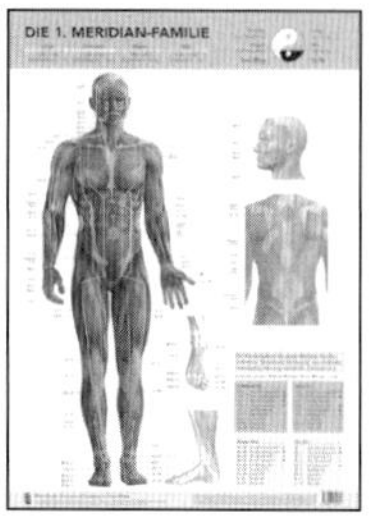

A3 Lehr- und Lerntafel, vierfarbig
ISBN: 9783903071889
3. Auflage
€ 12,00

Die 2. Meridian-Familie

Herz, Dünndarm, Blase, Niere

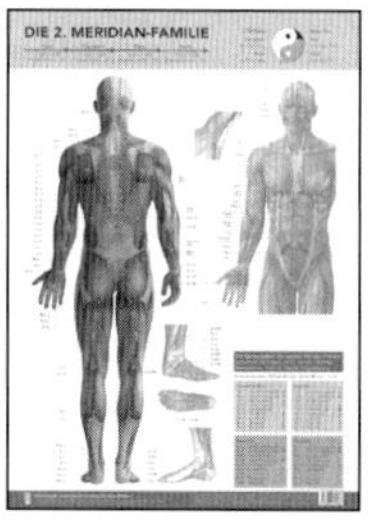

A3 Lehr- und Lerntafel, vierfarbig
ISBN: 9783903071896
3. Auflage
€ 12,00

Die 3. Meridian-Familie

Perikard, Dreifach-Erwärmer, Gallenblase, Leber

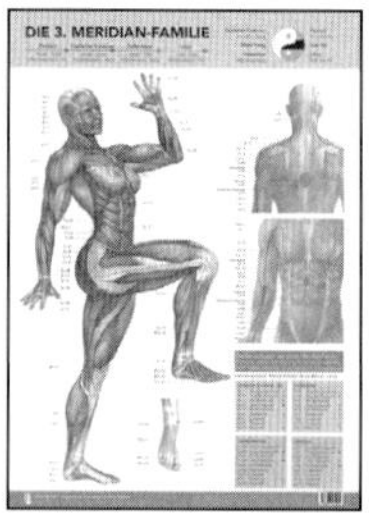

A3 Lehr- und Lerntafel, vierfarbig
ISBN: 9783903071902
3. Auflage
€ 12,00

Die drei Meridian-Familien im Set

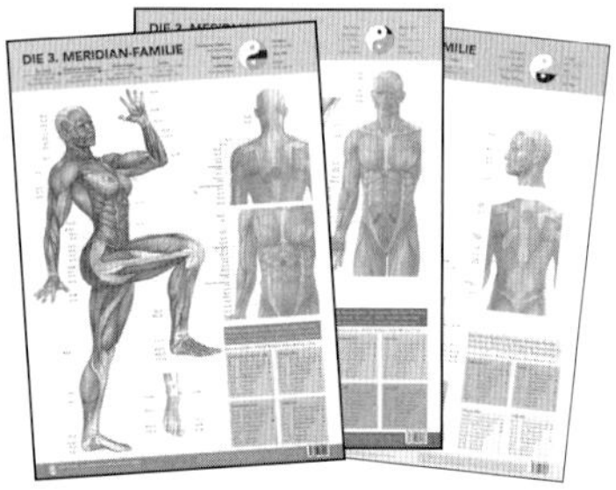

Drei A3 Lehr- und Lerntafel, vierfarbig
ISBN: 9783903071919
3. Auflage
€ 29,00

Das Wasserelement.
5 Elemente Kochschule
Mike Mandl / Manuela Taudes

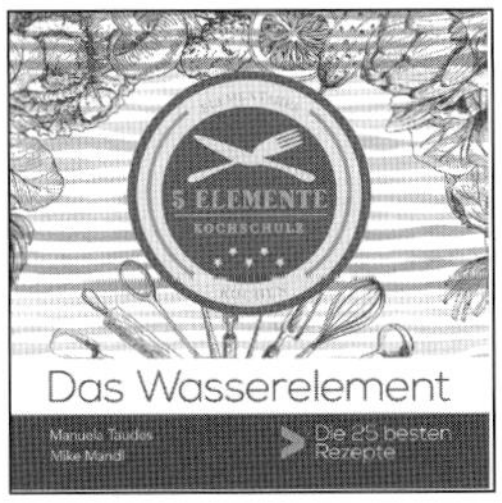

Die 25 besten Rezepte
76 Seiten, Fotos, brosch.
ISBN: 9783903071537
€ 6,90

Das Holzelement.
5 Elemente Kochschule
Mike Mandl / Manuela Taudes

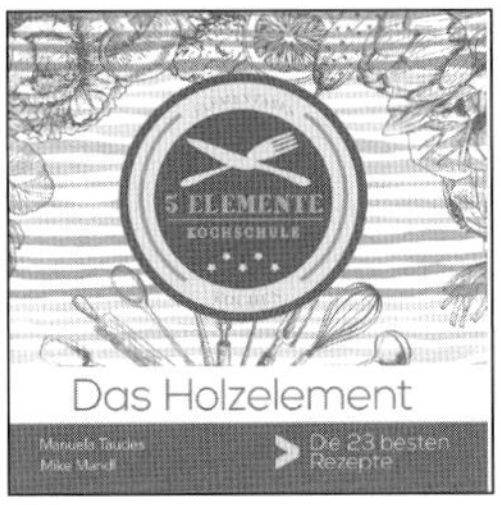

Die 25 besten Rezepte
76 Seiten, Fotos, brosch.
ISBN: 9783903071735
€ 6,90

Alle Titel können beim BACOPA Verlag unter
versand@bacopa.at
oder in jeder gut sortierten Buchhandlung bestellt werden.